现代医学检验技术新进展

张宗华 [等] ◎著

李宝玉

上海科学普及出版社

图书在版编目（CIP）数据

现代医学检验技术新进展 / 张宗华等著. —— 上海：上海科学普及出版社，2023.9
ISBN 978-7-5427-8554-1

Ⅰ.①现… Ⅱ.①张… Ⅲ.①医学检验 Ⅳ.①R446
中国国家版本馆 CIP 数据核字（2023）第 172995 号

策划统筹　张善涛
责任编辑　陈星星　黄　鑫
装帧设计　王培琴
技术服务　曹　震

现代医学检验技术新进展

张宗华等著

上海科学普及出版社出版发行

（上海中山北路 832 号　邮政编码 200070）

http://www.pspsh.com

各地新华书店经销　　北京四海锦城印刷技术有限公司印刷

开本 787×1092　1/16　　印张 23　　字数 532 000

2023 年 9 月第 1 版　　2023 年 9 月第 1 次印刷

ISBN 978-7-5427-8554-1

定价：108.00

本书如有缺页、错装或坏损等严重质量问题

请向工厂联系调换

联系电话：010-60349960

编 委 会

主 编

张宗华（枣庄市皮肤病性病防治院）

徐　健（天津市肝病医学研究所）

宋清玲（联勤保障部队临潼康复疗养中心）

杨小星（深圳市宝安区中心医院）

齐　霞（沂源县疾病预防控制中心）

冯建中（菏泽市牡丹人民医院）

前　言

　　医学检验主要通过现代实验室技术，利用检测仪器为疾病诊断，疗效评价及预后判断提供全面、快速、准确的实验室数据，是临床诊断不可缺少的一部分，在现代医学中的地位和作用日渐重要。

　　医学检验是运用现代物理化学方法、手段进行医学诊断的一门学科，主要研究如何通过实验室技术、医疗仪器设备为临床诊断、治疗提供依据。医学检验在临床医学中有着不可替代的作用。近年来，随着科学和医疗卫生事业的发展，人们对疾病的认识越来越深入。为了准确诊断疾病，为临床治疗提供科学依据，检验工作者必须在实践过程中不断探索出更准确、实用的检验方法，从而更有效地协助临床诊断和鉴别诊断，为人类的健康事业作贡献。医学检验技术飞速发展，同时产生了许多新理论和新技术，专业人员应当努力学习，把握机遇，推动医学检验事业的发展。因此，有必要使专业人员了解医学检验相关学科的前沿理论和技术的发展动态，了解医学检验国内外发展趋势，使之具备较强的创造性思维、开拓创新精神及创业实践能力。

　　医学检验的目的，就是研究人体血液、体液、分泌物和排泄物中的致病因子，通过这些因子及活性物质的量和活性的变化从而推断疾病的发生发展阶段，以辅助临床医师准确判断疾病。检验范围十分广泛，本书在广泛吸纳检验医学最新基础研究和临床检验成果的基础上，结合长期丰富的临床检验经验，详细全面地介绍了血液检验、体液检验、微生物检验及感染性疾病分子生物学检验等内容。本书内容新颖、翔实，科学性、指导性、实用性强，是医学检验研究人员、临床检验工作人员的重要参考书籍。

　　尽管在本书写作过程中，做出了巨大的努力，对稿件进行了多次认真的修改，但由于撰写经验不足，加之编写时间有限，书中难免存在遗漏或不足之处，敬请广大读者提出宝贵的修改建议，以期再版时修正完善！

目 录

第一章 现代医学检验概述

第一节 临床医学检验基本概念

一、临床医学

临床医学是研究疾病的病因、诊断、治疗和预后，提高临床治疗水平，促进人体健康的科学。"临床"即"亲临病床"之意，它根据病人的临床表现，从整体出发结合研究疾病的病因、发病机理和病理过程，进而确定诊断，通过预防和治疗以最大程度上减弱疾病、减轻病人痛苦、恢复病人健康、保护劳动力。临床医学是直接面对疾病、病人，对病人直接实施治疗的科学。

16世纪文艺复兴时期，医学陈规被打破，产生了人体解剖学。17世纪，生理学建立。18世纪，病理解剖学建立。19世纪，细胞学、细菌学获得长足发展。基础医学和临床医学逐渐成为两个独立学科，数学、生物学、物理学、化学等方面的巨大进步为现代临床医学的产生奠定了坚实基础。

（一）临床医学的发展历程

1. 古代

早在史前时期，人类就开始积累治疗疾病的经验，形成了临床医学的雏形。

古代中国在漫长的历史中形成了独特的传统医学临床体系，即中医学。

古埃及的埃伯斯纸草书文中记载了205种疾病，介绍了外科学的脓肿切开、浅表肿块切除、包皮环切等手术，内科学的发汗、吐、泄、利尿、灌肠等疗法。木乃伊的制作也涉及高超的外科学知识。古印度的阿输吠陀中记载了相当多的药物和治疗经验，首次将医学分为8科，《阇罗加集》和《妙闻集》分别是阿输吠陀医学的内科学和外科学名著。古希腊《希波克拉底文集》中记载了外科学关于骨折、脱臼、头部损伤的治疗方法。古罗马的盖伦在药物治疗方面也有成就。

在古代，基础医学与临床医学的分野并不明确，受客观条件的限制，大多以经验积累为主，缺乏科学、系统的整理。

2. 近代

17世纪的医生西登哈姆（sydenham）提出：与医生最有直接关系的既非解剖学之实习，也非生理学之实验，乃是被疾病所苦之患者，故医生的任务首先要正确探明痛苦之本质，也就是应多观察患者的情况，然后再研究解剖、生理等知识，以导出疾病之解释和疗法。西登哈姆的呼吁获得了人们的支持，医生开始回到病人身边，从事临床观察和研究。西登哈姆也被称为"临床医学之父"。

18世纪，临床教学兴起。莱顿大学在医院设立了临床教学专用病床。临床医学家布尔哈夫充分利用教学病床展开床边教学，开创了临床病理讨论会（CPC）的先河。

这一时期逐渐形成了生物医学模式。这一模式将健康看作宿主、环境和病因三者的平衡。每一种疾病都能从器官、细胞、生物大分子上找到可测量的形态和（或）化学变化，确定生物的和（或）物理的病因，从而进行治疗。

3. 现代

在第三次科技革命的影响下，20世纪医学先后发生了三次革命，产生了现代临床医学。

第一次革命发生在20世纪30年代到50年代，标志为磺胺类药物的发现、抗生素的发现和青霉素的大规模生产。

第二次革命发生在20世纪70年代，标志为电子计算机X线断层扫描机（CT）和磁共振检查（MRI）的发明与应用。

第三次革命发生在20世纪70年代后期，标志为利用遗传工程生产生物制品（如生长抑素、胰岛素、生长激素、干扰素、乙肝疫苗）。

伴随着药物学、治疗学、分子生物学、免疫学、医学遗传学、器官移植技术、传染病学、医学影像学等学科的发展，生物医学模式在20世纪70年代逐渐过渡到生物—心理—社会医学模式，从生物学、心理和社会三个因素综合地看待健康与疾病，从多个方面实施综合治疗。

现代临床医学已经形成了分科专业化、发展国际化、技术现代化、学科相互渗透交叉等鲜明特点，与社会医学、全科医学的关系日益紧密，成为人类与疾病抗争的最重要武器。

4．未来

作为与疾病直接对抗的科学，临床医学在未来将发挥更重要的作用，具体发展趋势有四个：应用分子生物学改造临床医学、临床医学与各种学科交叉融合、临床医学与预防医学相结合以及老年医学成为临床医学的重要研究课题。

（二）基本观点与方法

1．临床诊断基本过程

（1）诊

对患者进行病史检查、体格检查和有选择地进行辅助检查，尽可能真实全面的搜集临床资料。

（2）断

对已经获得的资料进行综合分析，形成结论。

（3）验证诊断

用治疗或其他手段检验结论。

2．基本问题

（1）就医者是否为病人？

（2）疾病是器质性的还是功能性的？

（3）疾病的病因是否明确，是单个还是多个？

（4）疾病是否有并发症？

（5）疾病是急性的还是慢性的？

（6）是否有危及生命的症状与体征？

（7）病人的功能状况如何？

（8）疾病是良性的还是恶性的？

（9）辅助检查是否必要可行？

（10）检查结果与临床印象是否矛盾？

（11）治疗结果是否支持诊断？

3．基本形式

（1）病因诊断

根据致病原因所提出的诊断。

（2）病理解剖学诊断

研究疾病发生的原因，发病机制，以及疾病过程中患病机体的形态结构，功能代谢改变与疾病的转归，从而为疾病的诊断、治疗、预防提供必要的理论基础和实践依据。

病理解剖学诊断是对手术切下或尸体解剖取下之肿瘤标本，固定染色后，在显微镜下进行组织学检查，以诊断疾病，更多的是在活人身上，在治疗前，用钳取、切除或切取方法取得肿瘤组织，固定染色后，在显微镜下进行病理诊断。尽管各种影像学技术飞速发展，但是病理诊断仍然是肿瘤各种检查方法中最可靠的，病理诊断被喻为"金标准"，也是疾病的最终诊断。

（3）病理生理学诊断

根据病变的部位、范围、器官和组织以至细胞水平的病变性质。

（4）综合诊断

通过综合考虑有关诊断的全部要素，使系统的诊断能力达到最佳状态的设计和管理过程。这个过程包括确定设计、工程活动、测试性、可靠性、维修性、人机工程和保障性分析之间的接口。其目标是以最少的费用，最有效的检测，隔离系统及设备内已知和预期发生的所有故障，以满足系统任务要求。

（5）临时诊断

暂时难以诊断的可以进行印象性的临时诊断。

4．思维方法

（1）程序诊断法。

（2）归缩诊断法。

（3）目录诊断法。

（4）除外诊断法。

（三）方法与技术

1．采集病史

主要是问诊和查阅病历。

2．体格检查

主要是望诊、触诊、扣诊、闻诊、听诊。

3．必要的辅助检查

主要是实验室检查、影像学检查、内镜检查、病理检查。

二、医学检验

（一）医学检验定义

医学检验是运用现代物理化学方法、手段进行医学诊断的一门学科，主要研究如何通过实验室技术、医疗仪器设备为临床诊断、治疗提供依据。

（二）从医学检验到检验医学

检验医学是随着医学的进步逐步形成、建立和发展起来的。

随着检验方法学的发展，"化验室"变成了"检验科"，检验业务从基础检查、临床检查、免疫检查、微生物检查，一直发展到如今的分子诊断。现在很多医院叫"检验中心"，是"检验科"的升级版。

检验医学正在向分子量小、浓度低的检验以及高通量检验方向发展，目标更多，内容也更多。以后的检验工作肯定会越来越艰苦，进展也可能更缓慢。

在临床上，检验的热点是集中化和分散化。集中化是指，检验设备、流水线的发展提升了检验的产能，可以同时进行很多样本的检验操作。而急诊的即时检验需求、POCT 的出现让检验变得可以随时进行，更加分散。

高科技在检验上的应用是技术上的热点。基础医学发展到了组学阶段，把这些技术应用推广到检验上，是检验的热点。比如质谱技术在细菌分类上的应用，大大提升了工作效率。

第三个热点是服务对象和需求范围的变化。之前检验只是针对患者，随着人们对自身健康关注的提升，对健康评价的需求越来越多，健康人也成为体检的重要人群。

第四个热点是以 POCT 为介导的网上医疗和通过物流网、信息网、智能网结合在一起的移动穿戴式检测系统。

随着大量自动化仪器的出现以及检验技术本身的发展，检验项目越来越多，基于患者的临床情况、病史或遗传因素"量身定做"检验项目也会越来越多。在此背景下，医学检验工作者不再是被告知要做哪些检验项目，而是要与临床医师有更多的沟通，建议其选择更能精准配合临床诊断的检验项目。这就是被动的医学检验转换成为主动的检验医学。

从国外的独立实验室发展历史和市场规模来看，国内的实验室也会向集约化方向发展，即检验业务从各个医院慢慢剥离出来，成为独立的医学检验公司，承担一个区域各型医疗机构的医疗检验业务。或许短期内并不一定有明显的改变，但这是一个发展趋势。

（三）检验信息化的发展

很多三级以上医院的检验都已经实现了全流程的信息化管理。首先是病房医生开具检验医嘱，护士在自己的电脑上看到医嘱后，用条码机把生成的条码打印出来，条码上会包含项目、试管类别、患者信息、送到什么科室等等，条码打印出来后由护士贴在试管上（或由包管机自动操作）。然后去抽血，抽完血通过物流系统由管道传送到检验科。

检验科签收标本之后，分别分到各个组。比如生化组，就直接把大量标本混在一起放到生化流水线上，由机器自己完成离心。然后经过扫描条码，区分血清多少、有没有溶血等。如果是正常的标本，机械手会自动开盖进入不同的生化仪或免疫分析仪。

做完之后，数据会传到 LIS 里，工作人员经过审核判断确认数据准确后，就把数据传到病房，医生就能看到检验结果，整个流程全部结束。

（四）检验走向区域

近年来，区域医疗发展迅猛，医联体更是成为政府明确倡导的方向，这给区域检验的发展带来了空前的机遇。

乡镇医院做样本的收集能产生收益，而县医院中心实验室由于检验量的增加也会产生收益，患者则节省了路途奔波的时间和费用，总之，这是一个多方共赢的业务模式，所以才会成功。

区域检验所带来的收益不止在经济层面，它对提高基层医疗机构的诊疗水平也有重要意义。

目前区域检验有四种模式。最简单的是总院/分院模式，分院把样本拿过来给总院做，这是比较普遍的。有第三方实验室模式，做医院不能做的或者不愿做的检验项目，大部分以非常规项目为主，第三方实验室市场发展很快，但是市场规模还很小。还有分包模式，一个仪器厂商把几个医院的检验项目承包了，也就变成了一个区域模式。最后是上面提到的以县级医院为中心的区域检验模式，由于是在当前业务现状的延伸，实现起来困难最小，也是他最推崇的模式。

在移动方面，便携式无线打印机将被纳入系统，其他护理设备也可以连接到系统，因此，采血完全不受时间和地点的限制，实现移动化。

三、临床医学与检验医学的关系

（一）检验医学的涵盖内容和扩展更加广泛

现在，医院检验早已经告别了手工操作时代，目前各种类型的自动化化学分析仪已经取代了以前的手工操作，而医院实验室从原来手工作坊式的工作模式，逐步发展成为具有良好组织和工作条件的现代化实验室。其技术含量得到大幅度的提升。

例如：在临床生物化学的检测技术方面，原先所用的化学检测方法逐步为灵敏度更高的酶偶联比色法所替代，同时引入酶偶联连续监测的免疫学方法。在试剂的应用上，也由原来的冻干试剂发展到液体双试剂，从而使临床标本的检测结果更具精确性和准确性。在临床免疫学方面，随着单克隆抗体的问世，标记免疫学的发展以及各种光化学免疫分析方法的应用，也使得抗原抗体检测的灵敏度大大地提高。在临床微生物学检验方面，各种试剂的标准化、商品化，使得各种培养基的质量得到保证。尤其在应用了核素 $14C$ 标记技术和特殊的 CO_2 感受器以及利用荧光淬灭的原理来判断血培养的结果，并采用微生物数字分类鉴定和计算机专家分析系统进行结果分析，不仅使整修检测时间大大缩短，结果更加详细准确，而且整修流程更显得标准化。在血液和体液的检测方面，由于全自动多分类血球计数仪和凝血仪进入实验室，淘汰了凝血时间的手工测试，同时扩展了白细胞表面分子标记物的检测，从而使得 DIC 诊断及临床抗凝疗法的监测更为可靠。白血病的分类从原来单纯性的形态学分类发展到目前及将来的染色体、遗传学、免疫学和分子生物学的综合分类，大大提高了白血病诊疗的准确性。

在这种情势之下，传统医学检验本身已经不能完全涵盖，因此而给检验带来的巨大变化。而这正是检验医学产生并得以迅速发展的缘由。

（二）检验医学已发展成一门学科

随着医学检验的不断发展，其不仅与传统医学检验的差别越来越巨大，它区别于其他医学专业的特点也开始表露出来：

1. 它比其他医学专业更加强调整体协作

现在的检验医学，早已突破了过去以血、尿、便三大常规为主的检验。面对琳琅满目的诸多检验项目和越来越准确的检验要求，非常需要整体协同运作。仅就检测结果准确性要求而言，不仅涉及标本采集时间、部位、方法的确定，还包括对检验方法的选择，以尽量减少不同方法检测同一目标时的干扰、尽量减少不同试剂检测同一目标时的差异、尽量减少不同仪器检测同一目标时的差异、尽量减少个体操作间的差异、尽量减少不同实验室间的差异，如果这其中有一个环节出现失误，就会导致最终检测结果的不客观。

2. 检验医学对新技术的应用比其他专业更为敏锐

以分子生物学技术为例，对于检验医学来讲，分子生物学使检验医学的工作范围得到了极大的拓展，不仅使检验可以从事后性判断向前瞻性转变，而且其应用范围也可以扩展到诊断、治疗效果的评价、预后的评估、预测个体发生疾病的趋向、流行病学、健康状态的评价、药敏靶点的选择。

3. 自动化的融入使检验更迅速

这一点对于治疗至关重要。在不久的将来，临床医学实验室将面临一个质的变化：首先是临床生物化学、免疫学、微生物学和血液学之间将不再存在一个明显的学科分界线，检测手段将更加自动化、一体化和智能化。大量的生物技术如：基因克隆技术、生物芯片技术、核酸杂交技术和生物传感技术以及各种 PCR 等技术的应用和引进，将使得临床实验室的科技水平更高、学术氛围更浓、人员素质更好。

（三）检验医学在现代医学中的作用

检验医学在现代医学中的作用愈发的明显，它不仅与病人、医生息息相关，还跟整个医院的医疗水平密切相关。准确的检验指标不仅可以评价治疗效果，而且可以指导医生临床用药，这就为提高医药的整体医疗水平提供了相当的可能。例如：当败血症血培养阳性时，既可明确疾病的病原诊断，进一步的药敏试验又为患者的治疗提出明确的办法。这就避免了医生根据自己的用药习惯，对患同一种疾病的不同患者，使用同样的医疗方法和药品问题。

另外，它在疾病的预防中的作用也非常显著，这是因为疾病早期往往缺乏明显症状和体征，患者一般不加以注意，往往是通过实验室检查得到确诊，并接受及时的治疗。今天检验医学在现代医学中的角色已经悄然发生了变化，已经从医疗辅助角色转变为现代医疗中的重要组成部分。

（四）检验医学与临床医学紧密结合的重要性和必要性

检验医学与临床医学的关系密不可分，临床实验室工作的核心是检验质量问题，为此检验科负责人应主动与临床科室交流、沟通、对话、协作。

医学检验的分析前、中、后全过程的管理。在分析后质控中，要求检验人员对所得结果进行合理解释，并收集临床科室（或病人）的反馈意见、接受合理建议、要求、改进检验科工作，或开展新业务，满足临床需求。在交流、对话中，检验科人员还可以宣传、讲解、新技术新项目的临床意义，合理及如何有效地利用它帮助临床医生对疾病进行诊断。如厌氧菌培养，虽然不是新项目，但很多医院，甚至较大医院临床科对其使用并不够多，其中有对该培养回报结果未生长细菌时，医生则认为检验科技术欠佳。实际上很可能是厌氧菌感染而医生未申请做厌氧菌培养所致。

在医院的全面质量管理方案中，检验科负责人参加临床会诊，病例讨论等，有利于双方沟通和提高。而检验医师更应主动走出去，到临床科查看病人或病例，对检验过程中的可疑结果，进行调查核实。

由检验医学的地位与作用，说明检验医学的任务绝不仅是被动地提供数据或结果。过去很长时期，检验科被定位于"辅助科室"。即检验科只能向临床医生提供所需求的检验结果，一旦检验科提供了未受指定的检验结果，就被认为"越位"，这种片面、消极的，落后于时代的偏见应予纠正。

检验医学是现代实验室科学技术与临床在高层次上的结合，是一门多学科交叉，相互渗透的新兴学科。目前正朝着高理论、高科技、高水平方向发展。由于检验科开展项目的增多，新技术的应用及方法学上的革命性变革，使检验质量和水平显著提高，使越来越多的临床医生依靠检验信息综合分析，进行诊断、治疗和预后判断，故实验室的工作在临床诊疗工作中发挥着重要作用。总之，检验医学与临床医学必须紧密结合，互相渗透、沟通，相互学习，才能使以病人为中心的共同目标真正落实，才能更完美地实现检验医学与临床医学的共同发展。

第二节　医学检验及其行业发展

一、我国医学检验的发展趋势

医学检验是现代科学实验技术与生物医学渗透结合，我国在近 20 年内形成和发展迅速的一门多学科交叉的医学应用技术学科。它涉及临床医学、基础医学、医学物理学、化学、生物学、管理学、经济学、经营学等多学科内容。它的目标和任务是：为疾病的诊断、疗效及病程的监测和预后判断提供准确、及时的实验数据和检测手段，并能结合临床提供咨询和对数据的综合分析与评价，使之转化为临床诊断信息。随着医学科学的飞速发展和高技术在医学领域的广泛应用，临床医学对该学科的依赖和需求日益增强。医学检验必然在未来的医疗工作中发挥越来越重要的作用，医学检验必须进一步得到发展。

人类迈入 21 世纪的同时，也迎来了崭新的知识经济时代。与传统的农业、工业经济形式不同，知识经济是强调知识作为创造社会财富诸要素中的最基本的生产要素，以知识资源的占有、配置、生产、分配、消费为重要因素的新经济形式。知识经济的来临为我们提供了重要的发展机遇。医学检验必须随着时代的进步，加以提高和发展。

（一）加强信息化和科学化

发展信息技术是 21 世纪发展趋向，集成电路、光导纤维、电子计算机，人工智能以及国内、国际的互联网络将实现实验室之间，实验室与临床、医院间、图书馆之间，市内、国内、国际的信息交流，远程多媒体教育，远程实验室诊断系统会得到广泛的利用。因此，在临床检验领域，建立以收集加工信息，实现信息共享为目的的信息系统已是必然趋势。实验室的产品就是信息，未来的检验医学将向信息检验医学发展，因此，及时可靠的信息技术、信息的综合分析，完善的信息服务将是我们面临的主要任务。表现在实验室将采用更多的自动化方式执行和传递结果，通过计算机网络、国际互联网实现实验室与临床，实验室间，市、省乃至国际的信息交流，资源共享。促进行业间的交流与合作：实现室间质评电子化，包括网上报表发送，网上质评结果回报，历次质评结果查询等，每个病人的各项检验结果也可被收集、索引，存入数据卡由病人随身携带或存入联网的保健机构的特定数据库内，便于系统随访和病人了解自己的健康状况。临床咨询，检验人员不再仅仅从事分析工作，而要将实验数据有效地转化为更高层次的临床信息，提供临床咨询服务。实验室信息管理系统的应用，将使实验室管理步入科学化、系统化和法制化的轨道。显然，检验信息系统的建立，将对推动我国检验医学的发展有着重大的意义。

（二）建立临床病理科

临床病理科是一组分支学科的总称，它相当于目前我国的检验科和病理科，人员配置上包括临床病理医师和技师，前者必须为具有高等医学院校本科学历并经过几年专业学习或进修，通过资格考试后才能具备临床病理医师资格。医学检验不应局限于检验技术，应有两翼，即左翼的技师，要求具备扎实的实验理论基础和高超的技术水平，主要负责检验结果真实性和可靠性，右翼的医师要有扎实的医学理论和实践经验，能正确地对各种检验结果做出合理和恰当的解释，同时为临床提供咨询服务，帮助临床医生将这些数据正确地应用于诊断治疗和预防工作中去。临床病理科医师与病区医师在查房，会诊时应经常交流，及时了解和解决存在的问题，互相协调和配合。如讨论实验室如何更好地为患者服务，病区医师与护士应如何配合实验室工作等。为了更好地解释检验结果的临床意义，本科医师会要求技师提供可靠的检验结果，随时观察各项检验的质量，控制数据，如患者很可能为细菌感染，但培养结果是阴性，本科医师应与细菌技师共同讨论培养阴性的可能原因，设法改进细菌分离培养技术，以便提高检出率。异常检验报告单需经本科医师审阅后方可发出，可在微机中调出既往的检验结果做比较，去病区观察该患者，或与病区医师讨论后再签发报告单，这不仅能防止差错，还有利于做出可靠的疾病诊断。

（三）向自动化和集中化发展

目前国内医院检验科各类自动化分析仪器一般都是单机的自动化，国外检验仪器发展的趋势是将几台相关的自动化仪器串联起来，构成流水作业形成大规模的全实验室自动化，即标本采集后由传送带或机器人送到检验科，通过条形码分类，自动送到各检测仪器分析，结果经仪器的接口送到本科的电脑（储存）并进入全院的电脑网络，提供给临床科室。随着计算机技术和现代检验学的发展，临床及科研部门对临床实验室的要求进一步提高，许多以往依靠人工进行检验的项目逐渐被自动化仪器代替，无论检验的速度或检验项目的数量均比以往大大提高，如果仍然采用人工方法进行检验结果的登录、计算、报告，就不能适应实验室的正常运作，解决的途径是采用电脑技术特别是电脑网络技术。同时，由于芯片技术、干化学测定技术的发展，各种微型便携式分析仪器也会不断增多，给长期随访病人和家庭使用带来极大方便。

（四）提高检验人才素质

未来的检验医学向着自动化、信息化发展，应根据社会和检验医学发展的需要，培养适应新时代的高素质检验人才。立足专业需要，转变教育模式现代医学检验，靠的是先进的技术和仪器设备，检验人员不仅要熟练利用自动化仪器提供可靠的实验数据，更重要的是能对实验结果做出相应的分析解释，正确有效地将实验资源转化为更高层次的临床信息。因此，培养现代检验人才，必须改变现有的基础教育观为大基础教育观，培养基础扎实而宽广的检验人才。增加基础医学和临床医学知识的学习，改变医学检验教育模式，可采取与临床医学专业前期趋同后期分化的模式，其目的是使检验人才不但要精通检验操作，而且要会对实验结果进行分析，明白什么样的疾病需要作什么项目的检验，可能会出现什么样的结果以及各种检验结果的临床意义。这样检验人员才可能成为为医学提供"侦察信息"的"高级参谋"，而不单纯是会出检验结果的"高级机器"。加强或增设生物医学工程、计算机语言及应用、专业英语、现代检验仪器的应用及实验室管理等知识培训，特别应加强人文社会科学的教学力度，拓宽专业口径，改变现有专业口径过于狭窄，知识面过于狭窄的人才培养模式，以增强检验人员的创新能力和适应能力，从根本上促进检验医学的发展，适应现代化检验发展和挑战。

二、我国第三方医学检验行业发展现状及市场规模

（一）行业介绍

第三方医学检验业务，主要由独立医学实验室提供。独立医学实验室是指在卫生行政部门许可下，具有独立法人资格，独立于医疗机构之外、从事医学检验或病理诊断服务，能独立承担相应医疗责任的医疗机构。独立医学实验室利用其成本控制、专业化等优势为各类医疗机构提供医学检验及病理诊断服务。近年来，部分大型独立医学实验室亦大力扩展常规医学检验业务以外的实验室相关业务。

独立医学实验室产生于医疗服务的专业化分工并主要专注医学检验服务。早期的医学检验业务均由医院的检验科及病理科完成，随着社会经济和检验技术的不断发展，检验服务需求不断上升、检验项目日益增多，医院作为医学检验业务的唯一实现主体已无法满足检验及诊断业务发展的实际情况。于是医学检验业务成为医疗服务领域专业化分工的先行者，行业分工演化为医院专注于诊疗服务，独立医学实验室将原本属于医院检验科、病理科的检验业务外包进行集中检验，具有显著的规模效应，通过规模化经营、专业化分工提升了检验效率及检验水平。

相对于其他医疗机构，第三方医学检验及病理诊断机构的以下特征促进了其进一步发展：

1. 通过集约化经营控制成本

第三方医学检验机构通过为各类医疗机构提供医学检验外包服务，将原本分散于各医疗机构完成的同类检验集中完成，同时通过上游试剂与设备的集中采购提高了议价权从而降低采购价格，实现了医学检验的规模效应。与同类医疗机构检验科相比，通过集约化经营有效控制了试剂成本及单次检验成本。第三方医学检验机构一般与检验设备及检验试剂生产商建立直接的合作关系，通过集中采购检验试剂、检验设备，可以有效降低采购成本。

随医学研究的不断深入，医学检验技术发展越来越快，检验项目种类非常多，部分测试的检验频度较低，如在医院开展需要耗费较多的资源，且检验结果不易控制。另外一些

中小医疗机构即使开展某些项目检验，如果标本数量较少，管理不规范则可能产生一定的医疗风险。第三方医学检验机构满足了医疗机构规范化管理和降低整体医疗成本的需求，通过将同类检验标本汇总进行集中检验，有效降低了单次检验成本，在提高检验效率的同时也避免了资源重复投资而产生的浪费。

2. 通过专业化提升检验水平

第三方医学检验机构实现了医学检验领域的专业化分工。为保证检验结果的准确性与权威性，该类机构常配备专业的医学检验人员、病理诊断医生以及各类先进的实验室技术平台，可应对常规性以及高端复杂性检验，可检验项目种类远超于各类医疗机构检验科。

作为技术驱动型行业，我国第三方医学检验行业的竞争不断推动行业的规范化、标准化发展，技术水平持续提高甚至已与国际水平接轨。近年来，我国大型第三方医学检验机构逐步实行连锁化、标准化管理，检验仪器集中采购、人员统一培训，因而可为临床医生、患者提供更具可靠性、一致性和及时性的检验结果。部分机构亦通过严格的质量体系认可，其检验报告可被境外多个国家和地区承认。检验结果的可靠性、及时性亦可有效的节约检验成本，避免重复检验。

（二）行业技术水平及技术特点

医学检验是现代科学实验技术与生物医学渗透结合的产物，具备技术驱动、研发驱动、人才密集、多学科交叉的特点，属技术含量较高的医学技术应用学科。

随着医学模式的转变，医学检验已由从属于临床医疗辅助性学科，发展成为现代医学领域中一门独立的技术应用学科。医学检验方法学经历了百余年的发展，灵敏度和特异性大幅提高，同时应用范围迅速扩大。生化检验、免疫学检验、微生物检验等中的部分检验项目已实现了全自动或半自动化，为临床诊断提供了及时、准确的判断依据。分子生物学的不断发展，还可以为临床疾病的早期诊断、早期治疗提供了更丰富、更直接的信息，从而推动临床医学和预防医学的发展。医学检验技术的不断成熟，拓展了医学检验的深度和广度，使临床医学对该学科的依赖和需求日益增强。

检验技术按临床应用频率及应用范围划分，可分为常规检验和高端检验两类。常规检验应用范围较广，无论在大型三甲医院还是基层医疗机构均有广泛的应用；高端检验更偏重于个性化设计，多需要结合多种检验技术手段，对检验设备、试剂和检验人员的经验、操作技术水平都提出了较高的要求。在医学检验技术发展较为成熟的美国市场，常规检验项目的竞争已经非常激烈，因此高端检验项目的增长已成为成熟医学检验市场发展的驱动力之一。

（三） 医学检验技术应用分类

目前国内通常所讲的医学检验业务实际上是包括了医学检验与病理诊断两大类。医学检验技术主要利用微生物学、生物化学、免疫学、分子生物学等学科检验技术对血液、体液、分泌物、组织、毛发等机体成分及附属物进行检测，为临床医生提供客观的检验结果。临床医生需根据患者的临床表现结合检验结果确定临床诊断并给予患者治疗。然而与医学检验技术不同的是，病理诊断主要是利用一定的制片方法，对机体器官、组织或者细胞中的病理改变进行病理形态学的分析，分析结果需由病理医生根据切片成像做出主观判断，对病理医生的临床诊断能力提出了较高要求。

第三节 临床医学检验技术及其质量控制

一、临床医学检验技术的提高

随着医学技术的不断发展与完善，临床医学检验技术也朝着智能化、自动化、多元化的方向渐渐演进。在现代疾病的诊断与治疗当中，临床医学检验技术也已经成为帮助临床医生诊断与治疗疾病的一种重要手段。但是，临床医学检验技术在长期的实践过程中，也发现一些弊端，而怎样采取有效的加强措施促进临床检验技术的提高，也已成为医学界所关注的重点。

（一） 临床医学检验技术的概述

临床医学检验技术主要是指对临床标本进行正确地收集与测定，并通过及时与准确的报告，为临床疾病的诊断、治疗与预防提供依据。临床医学检验技术包括对微生物、生物、血清、细胞、抗原、抗体以及其他体液的检验。在临床医学检验技术应用的基础上，再配合其他的检查技术，可方便医生对患者的临床诊断与治疗。随着科技的迅速发展，临床医学检验技术也越来越完善，其特有的准确、可靠、快速等性质，在临床应用中也为更多的患者争取了治疗的时间，并大幅度地提高了其临床治疗的效果。

（二） 临床医学检验技术应用问题

虽然临床医学检验技术的应用对疾病的诊断与治疗提供了很大的帮助，但是其在具体的实践过程中，还有存在一些细节性的问题，这些问题主要体现在以下几个方法。

1. 临床医学与检验医学之间的不和谐

近年来，随着疾病种类的越来越多，使得检验科所要检验的项目也越来越多，这也增加了临床检验的工作量，加之临床检验应用还具备一定的复杂性，加上一些医院临床科对检验科之间对相互工作内容与方法不了解。在这些因素的作用下，使得检验与临床之间的关系也越来越微妙，若检验医师长期与临床医生处于对立的、不和谐的状态当中，因此也会给临床医学检验工作的有效开展带来阻碍。

2. 临床医学检验技术与发展的了解度不够

从我国医院的现状来看，一些医院还不能够合理、有效地应用新的检验技术，加之部分临床医生对检验医学的进展不太了解，从而使得检验项目的申请也不太合理。在以上前提的作用下，有可能会导致检验结果与临床不符合，从而也会增加临床医生与检验医师之间的矛盾，甚至还会导致患者及患者家属对诊治方法的怀疑，因此也会增加医患纠纷的产生。

3. 临床检验标本采集的不合理

在临床工作当中，有些护理人员对待本职工作存在不认真、责任心的现象，这也间接地导致了其在临床医学检验中对标本采集的不合理性。例如，护理人员采集标本的方法不正确、对标本送检不及时等等原因，都有可能导致临床检验结果的不准确，这也给临床医生的诊治工作带来严重影响。

（三）临床医学检验技术的提高措施

根据目前临床医学检验存在的问题，可通过以下几点措施来加强，以提高临床医学检验技术，使其在临床工作中的应用更加科学与合理。

1. 加强临床医学与检验的整体协作性

临床医学与临床检验两者之间属于相辅相成、相互作用的关系，因此，也必须要求临床医学与检验的整体协作性。临床检验的精准性离不开临床医学的配合，而临床医生诊断与治疗的有效性也与临床检验结果有着密切的关系。基于此些考虑，检验科与临床科在提高素质，规范工作的同时，也需加强对新技术、新仪器、新知识的了解与掌握。另外，临床科与检验科的人员也需加强沟通与交流，熟悉双方的工作环境与工作内容，进而在充分理解的基础上，共同促进临床医学检验质量的提高。

2. 合理应用先进的临床医学检验技术

随着医学技术的发展，新型、先进的方法与技术也越来越多地被用到了疾病的诊断与治疗当中，当下的检验技术也有效地促进了医学的进步。因此，医院在临床医学检验中，合理地应用各种先进的技术也已成为必然的趋势。例如，将自动化技术融入临床医学检验技术中，通过智能、自动、一体的特点，使检验过程更加快速，结果更加准确、直观与全面。另外，先进的临床医学检验技术的应用，也有效地综合了传统检验技术中微生物学、生物化学、免疫学、血液学等之间的分界情况，使各种检验项目可以一起进行检验。这也有效地保障了患者所患疾病的确诊率，并为患者进一步的治疗争取了时间。

3. 规范临床检验标本的取样操作流程

（1）取样时，一定要保证取样容器的干净，需加强对取样所用器具的消毒措施，针对要求较高的样品，还需严格执行无菌操作。

（2）护理人员在取样时，一定要采用标准化的操作。例如，在血液取样后送至检验科检查时，需严格按照规范加入抗凝剂，以避免血液凝固对检验结果的影响；而在尿液收集中，也需根据不同的测试要求，以不同方法在不同时段对患者的尿液进行收集，尿液标本的收集包括 1h 尿、2h 尿、24h 尿与随机尿等等，护理人员一定要严格按照要求进行收集，以确保检验结果的准确性；采集大便样本时，需对试样尺寸规范操作，采集时一般取大豆大小样本即可，也可以采用多点取样法，以确保检验样本的准确性。

（3）医院也可对临床医护人员开展定期的讲座，对样品的采集、存放、送检等工作的规范化流程进行详细讲解，使其能够意识到检验样本的重要性，并通过对本职工作的规范，有效地促进临床医学检验样质量的提高。

综上所述，临床医学检验技术的提高属于一个漫长的过程，我国的各医院应该针对临床医学检验技术应用问题进行详细分析，并采取有效地措施加强临床医学检验工作，从而提高临床医学检验技术，进而为医学事业的发展起到有效地促进作用。

二、临床医学检验技术质量管理中存在的问题及对策

（一）临床医学检验技术质量管理中存在的问题

1. 医疗机构检验条件与技术配备不合理

医院里表现床位时常面临紧缺之势，房间设计格局不合理，患者不能及时得到检验结果，易引起病人及家属的焦躁与暴怒。部分实验室布局不符合安全防护要求，缺乏长远计

划。检验硬件设备跟不上技术发展的脚步，仪器设备长时间得不到更新和添置而有趋于老化之势。

2. 实验室室前检查不合理

临床医师为患者开具检查申请单，病人按医嘱要求留取标本送检。部分临床医师对没有针对患者的病情申请送检，而且不少检查项目的临床意义不是十分明了，检查的目的性不强。更有部分医师因为诊断不出问题，而随便让病人进行抽血与进行其他无意义的形式检验，让病人及其家属费时费力，同时又增加病人的经济负担。而病情确又得不到缓解，从而失去了对医院的信心而选择不就医。

此外，临床科室标本抽取时间迟早不一，导致待检标本时间过长而影响检验结果。部分护士抽取标本的操作不规范，致使检验结果与理论结果出现较大差异，给临床医师的判定造成了极大的误导。医师无法对症下药，也是导致患者再不肯就医的重要原因。部分质量控制管理人员理论知识薄弱、知识更新迟缓。质控管理人员运用旧理论知识进行检验操作，不可避免地造成系统的误差判断。

3. 文件管理无序，有失规范

文件管理是检验科开展和进行各项工作的基本准则，科学规范的文件管理模式与制度才能保证检验科工作的规范化、标准化及其可靠性。部分检验人员对文件管理的概念及其意义不熟悉，在编写和建立程序档案文件时分类不合理、书写不规范，检验原始记录不完整，达不到档案保存的基本要求。检验科管理人员没有对实验室进行不定期的质量检查，致使错误无法得到及时纠正与修改。另外，管理人员对仪器使用、维护、校准等账目不够健全，质控品与校准品存在混淆的问题，以致使用不正确，极大地影响着检验结果。

4. 检验人员与临床医师之间的关系不甚和谐

当前医院检验人员与临床医师的矛盾问题日益突出，极大地影响着医疗合作关系。临床医师希望检验人员能帮助寻找患者的病源，但缺乏对检验知识的深入理解，容易出现混淆检测项目的现象。而检验人员又总是希望临床医师理解检验技术的一些高度专业化的难度，彼此之间又缺乏沟通与交流，日积月累，从而在检验人员与临床医师之间树起了一道交流屏障，导致关系的彼此不协调。

（二）针对临床检验工作中的问题提出措施与对策

1. 加强设备管理，改善检验环境

根据技术要求，配备适合的检测仪器。时刻紧跟国际技术发展的脚步，引进测试领域广、精度高的仪器设备。完善各项仪器和管理，实行"一对一"或"二对一"专人专队管理与护理。检验室对检验人员严格操作规程，对仪器设备的购进、建档、使用操作管理、人员职责均作出明确规定，以提高仪器的护理质量，保证仪器的完整性和设备检测的准确率。

2. 完善实验室前检查制度，提高质控质量

要求临床医师及检验人员提高自身素质，对临床医师要求提高与扩展初诊知识，对检验人员加强业务知识培训，提高检验人员素质。增强工作职员应对医疗突发事件的应急能力，对新知识、新测定办法、新仪器的操作原理和步骤应实行重点培训并严格考核。强化标本采集，检验科要做到严格的质量控制措施，规范化、标准化、系统化检验工作，严格认真做好室内、室间质控，确保测定结果的精确度和精密度，减少试验操作经过中批间和日间标本检测结果的误差，使检验质量显著提升。

3. 制订文件管理规范，并严格执行

实行科主任负责制、健全文件管理系统。要求检验单由具有处方权的医师逐项填写，检验人员需经检验科主任审批报告权后方能签发报告，检验结束，检验单及报告均应备份存档。制订检验仪器操作手册，并定期进行修订。检验负责管理人员定期向科主任申请检查各种试剂的质量和所用仪器的灵敏度，精密度，定期进行校正。健全登记统计制度，对各项工作的数量和质量进行登记和统计，要填写完整、准确，妥善保管，并实行归档存档。同时加强仪器、试剂的管理，建立大型仪器档案。建立岗位责任制，实行专人负责。

4. 促进检验人员与临床医师之间的交流

检验科要加强和临床科室的互动合作与交流，医院开展各科室的交流活动，要求各科室的人报告自己科室的最新发展。检验科人员要求理解临床常见病例和高发病例的相关医学知识，不断学习和积累临床知识和临床工作经验，提升专业检验能力。临床医师要求理解检验技术的一些高度专业化的难度，随时跟进检验科的技术发展。

三、临床医学检验质量控制

（一）提升整体检验结果的精确性

1. 检验科要按照医院医疗质量管理的需求创立和改善检验管理质量

确保机制条件允许的要建设实验室信息系统（LIS），严格实验室标准化操作程序，编写 SOP 文件，为实验室的规范化管理和质量确保机制的创立供应文件依据，使检验经过标

准化、程序化。科室质量管理小组要按照医院医疗质量管理的需求和检验质量管理的需求对科室的工作执行全经过的质量监控，重点监控室内质控记录和室间质评成绩，对发觉的缺陷和事故隐患及时提出改进意见，及时改进，防备医疗缺陷。

2. 增强对机制落实状况的管理和考核

科室管理职员按照医院和检验科质量考核方案对管理机制的落实状况施行考核，考核时要非常器重终末质量的控制，又要注重阶段质量。

3. 增强和临床的联系，如虎添翼工作，互相提升、互相推动

检验科的重要工作任务是为临床一线决定诊断、判定疗效、查明病因、施行临床医学钻研供应科学的数据。因此，临床科室的意见就成为检验科改进工作办法、提升服务质量的依据。要通常积极和临床科室的联系，编写检验信息通讯，畅通讯息沟通渠道，传递最新信息，在每一月召开质量分析会时要邀请临床医师代表参加，积极听取临床医师对检验工作的意见和需求，及时对临床医师提出的建议施行可行性钻研，提升检验工作质量。

（二）增强阶段质量控制是确保医疗服务质量提升的核心

要做好分析前的质量控制工作裁减多种干扰要素对检测结果的影响，重点对标本的采集和处理施行监控。

要认真掌握分析中的质量控制工作常规查看项目要开展室内质控，同一时间一定参加本省及临床检验核心机关的室间质评行为。工作前要对运用的仪器施行查看和日维护，把试验中的仪器误差降到最低。

要做好分析后的质量控制，把好出口关认真执行检验结果的查看核对机制，查看考核职员要对检验结果的考核签字后方可发出报告。如果出现检测值异常，及时复检，并和临床医师联系，认真分析缘故，决定无误后方可发出报告。

检验人员与临床医师之间缺乏沟通，而互相产生矛盾，检验人员总指望临床医师能及时跟上检验科推出新试验的步伐并体会试验技术中一点高度专业化的难点，不能合调，导致这样不良场面的根源是缺乏互相的合作及沟通。

（三）提升临床检验质量控制对策

1. 完成资本同享，提升工作功效

检验仪器自动化、网络化的试验室运用，使传统的手工检验分析试验办法变成严格的质量控制措施，使检验质量显著提升，产品化试剂盒的规范化运用和检验者系统化、通常

化的业务知识培训，使检验工作的规范化、标准化、系统化、同一化日益改善。现代化的全自动分析仪器可同一时间施行数十项乃至上百项的常规和非常检验分析任务，因此要更新观点，调整传统的管理模式。要资本同享，以开放和运用现代化仪器的功能用途为基本，调整相应专业学组，规范化各临床科室的小试验室，尽快完成检验报告一单通。将仪器装备集合管理可充分施展已有仪器装备的工作功效，有效地下降综合分析本钱，使患者的标本周转及检验分析时间显著缩短，为患者的及时医治和康复和提升医院床位周转率供应有效保障。

2. 增强质量控制，提升检验质量

严格认真做好室内、室间质控，确保测定结果的精确度和精浓度，裁减试验操作经过中批间和日间标本检测结果差别。对试验全经过施行全方位的陆续监测管理，如出现失控要认真分析失控缘故，提出整改措施方案，填写失控报告，观测整改成效，改进工作办法，提升检验质量。

3. 增强仪器运用管理，保障仪器正常运行

检验科自动化地步的提升，要运用经国内有关行政部门认证注册并检测及格的医疗仪器。要创立、健全检验仪器管理运用案卷，对仪器登记注册、责任到人。按照操作指导书规范化运用，做好仪器日、周、月、年内运用保养记录，定期维护，以确保检验仪器的正常运行。

4. 增强三基训练，提升专业地步

检验科要认真开展"三基""三严"的学习，并定期考核。应结合检验工作的本色，增强急救医学、急救技术知识的训练学习。提升工作职员应对突发公同事件的应急能力和地步，尤其要围绕新知识、新测定办法、新仪器的操作原理和步骤施行学习，不断增强基本医学知识的学习。检验科要增强和临床科室的联系，熟悉不相同疾病的试验室查看本色和疾病的诊断标准，理解临床常见病和高发病的医学知识，不断学习和积累临床知识和临床工作经验，提升专业业务地步。

第二章 核酸扩增技术

第一节 聚合酶链式反应

聚合酶链式反应（PCR）技术是 20 世纪 80 年代中期发展起来的体外核酸扩增技术。它是在试管内酶促合成特异 DNA 片段的一种技术。利用 PCR 技术可在 2~3h 将所研究的目的基因或 DNA 片段扩增至数十万乃至百万倍，具有高效、敏感、特异等一系列优点。由于这种方法操作简单、实用性强、灵敏度高并可自动化，因而在分子生物学、基因工程研究以及对遗传病、传染性疾病和恶性肿瘤等基因诊断和研究中得到广泛应用。

一、PCR 技术基本原理

PCR 是聚合酶链式反应的简称，指利用针对目的基因所设计的特异寡核苷酸引物，以目的基因为模板，在体外特异性扩增 DNA 片段的一种技术。该技术基本原理类似于 DNA 的天然复制过程，也可以说是在试管内模拟细胞内 DNA 的复制过程，是在引物、四种脱氧核糖核苷酸（dNTP）和模板 DNA 存在下，由 DNA 聚合酶催化的 DNA 合成反应。DNA 聚合酶以单链 DNA 为模板，通过人工合成的寡核苷酸引物与单链 DNA 模板中的一段互补序列结合，形成双链。在一定的条件下，DNA 聚合酶将脱氧单核苷酸加到引物 3Z-OH 末端，沿模板 5′f 3′方向延伸，合成一条新的 DNA 互补链。

PCR 反应包括变性、退火、延伸三个基本步骤，这三个步骤组成一个循环，经过反复循环，目的基因得到迅速扩增。

（一）变性

即模板 DNA 的变性。将模板 DNA 加热至 95℃左右，一段时间后，模板 DNA 双链或经 PCR 扩增形成的 DNA 双链发生解离，形成单链，以便单链与引物结合，为下轮反应作准备。

（二）退火

即单链模板 DNA 与引物的退火（复性）。将温度降至 55℃ 左右，反应体系中的引物会与单链 DNA 中的互补序列配对结合，形成引物—模板的局部双链。一般要求引物的浓度大大高于模板 DNA 的浓度，并由于引物的长度显著短于模板的长度，因此在退火时，引物与模板中的互补序列的配对速度比模板之间重新配对成双链的速度要快得多，有效地抑制了变性后模板 DNA 单链之间的互补结合。

（三）延伸

即引物的延伸。将温度上升至 70℃ 左右，DNA 模板–引物结合物在 DNA 聚合酶的作用下，以四种脱氧核糖核苷酸为反应原料，以靶序列为模板，按照碱基互补配对原则与半保留复制原理，合成一条与模板链互补的新 DNA 链。

重复变性—退火—延伸三过程，就可获得更多的"半保留复制链"，而且这种新链又可成为下次循环的模板。经过约 30 个循环将待扩增的目的 DNA 片段扩增放大几百万倍。

PCR 其特异性依赖于与靶序列两端互补的寡核苷酸引物。PCR 的首次循环：引物从 3′端开始延伸，延伸片段的 5′端为人工合成引物，是特定的，3′端没有固定的终止点，长短不一。第二个循环：引物与新链结合，由于后者 5′端序列是固定的末端，意味着 5′端的序列就成为此次延伸片段 3′端的终止点。N 个循环后：由于多数扩增产物受到所加引物 5′端的限定，产物的序列是介于两种引物 5′端之间的区域。引物本身也是新生 DNA 链的一部分。引物具有定位（一对引物设计时，分别与一条模板结合，并且与靶序列 3′端侧翼碱基互补，引物只能结合在所识别链的靶序列 3′端）、定向（由于 DNA 聚合酶的 5′→3′合成特点，引物的 3′端得以延伸，两引物延伸方向相对并均指向靶序列中央）、定范围（引物之间的距离决定了扩增靶序列的大小及特定范围：引物 A+引物 B+AB 间序列）三大作用。

二、反应体系和反应条件

（一）反应体系及其优化

PCR 反应体系主要包括五种成分：模板、引物、dNTP、DNA 聚合酶及缓冲溶液（Mg^{2+}）。

1. 模板

模板是指 PCR 反应中待扩增的核酸片段。PCR 反应模板可以是来源于任何生物的

DNA（如基因组 DNA、质粒 DNA 等）或 RNA（总 RNA、mRNA、tRNA、rRNA、病毒 RNA 等）。但 RNA 需经逆转录反应生成 cDNA，以 cDNA 作为 PCR 反应的模板进行扩增反应。核酸标本来源广泛，可以从培养的细胞或微生物中直接提取，也可以从临床标本（血、尿、便、痰、体腔积液、漱口水等）、犯罪现场标本（血斑、精斑、毛发等）、病理标本（新鲜或固定石蜡包埋标本）以及木乃伊标本中提取。无论标本来源如何，待扩增核酸都需进行纯化，使核酸样品中不混有蛋白酶、核酸酶、Taq DNA 聚合酶抑制剂以及能结合 DNA 的蛋白质。PCR 可以仅用微量样品，但为保证反应的特异性，宜用纳克级（ng）的克隆 DNA、微克级的染色体 DNA 或 $10^2 \sim 10^5$ 拷贝的待扩增 DNA 片段做起始材料。

2. 引物

引物是人工合成的一对能与两条模板 DNA 互补结合的寡核苷酸序列，一条为上游引物，另一条为下游引物。引物是 PCR 特异性反应的关键，PCR 产物的特异性取决于引物与模板 DNA 互补的程度。理论上，只要知道任何一段模板 DNA 序列，就能按其序列设计互补的寡核苷酸链做引物，利用 PCR 就可将模板 DNA 在体外大量扩增。对某一 DNA 片段来说，由于同源序列的存在，随意设计的两条引物链，其 PCR 可能会出现非特异性扩增。因此，在引物的设计过程中要考虑引物链的特异性。设计引物应遵循以下原则。

（1）引物长度以 15~30 个碱基为宜，最佳 18~24 个碱基；扩增长度以 200~500 个碱基为宜，特定条件下可扩增至 10kb 的片段；引物过短会影响 PCR 反应的特异性，引物过长会要求提高退火温度。

（2）引物的 GC 含量以 40%~60% 为宜，GC 含量太低导致退火温度较低，不利于提高 PCR 的特异性，扩增效果不佳；GC 含量过多易出现非特异性扩增。碱基最好随机分布，避免 5 个以上的嘌呤或嘧啶核苷酸的成串排列。

（3）避免引物内部出现二级结构，避免两条引物间互补，特别是 3′ 端的互补；引物 3′ 端的碱基，特别是最末及倒数第二个碱基，应严格要求配对，以避免因末端碱基不配对而导致 PCR 失败。

（4）引物的 5′ 端可以根据需要加入修饰成分。如加入酶切位点、突变位点、启动子序列、蛋白质结合的 DNA 序列等。

（5）引物应与核酸序列数据库的其他序列无明显同源性。

PCR 反应中每条引物的浓度为 0. 1~1μmol 或 10~100pmol。引物浓度不宜过高，浓度过高易形成引物二聚体，容易产生非特异性产物。一般来说，用低浓度引物不仅经济，反应特异性也较好。

3. Taq DNA 聚合酶

Taq DNA 聚合酶是从一种生活在热泉水中的水栖嗜热菌中提取出来的，有很高的耐热稳定性。在 92.5℃、95℃、97.5℃时，半衰期分别为 130min、40min、5~6min。实验表明 PCR 反应时变性条件为温度 95℃、20s，50 个循环后，TaqDNA 聚合酶仍有 65% 的活性。其生物学活性在 75~80℃时最高。每个酶分子每秒钟可延伸约 150 个核苷酸，70℃延伸率大于每秒 60 个核苷酸，55℃时为每秒 24 个核苷酸。温度过高（90℃以上）或过低（22℃）都可影响 Taq DNA 聚合酶的活性。

纯化的 Taq 酶在体外无 $3'\rightarrow5'$ 外切酶活性，因而缺乏校正功能，在扩增过程中可引起错配。错配碱基的数量受温度、Mg^{2+} 浓度和循环次数的影响。通常，30 次循环 Taq 酶的错配率约为 0.25%，高于 Klenow 酶的错配率。Taq 酶在每一次循环中产生的移码突变率为 1/30000，碱基替换率为 1/8000。应用低浓度的 dNTP（各 20μmol/L）、1.5mmol/L 的 Mg^{2+} 浓度、高于 55℃的复性温度，可提高 Taq 酶的忠实性。对于 PCR 的忠实性要求很高时，可以使用一些具有 $3'\rightarrow5'$ 外切酶活性的 DNA 聚合酶，如 Vent. pfu 等聚合酶。

反应体系中 DNA 聚合酶浓度太高，会出现非特异性扩增；而 DNA 聚合酶浓度过低时，则扩增产量太低。在其他参数最佳时，每 100ML 反应液中含 1~2.5U TaqDNA 酶。然而酶的需要量可以根据不同的模板分子或引物而变化，当优化一种 PCR 反应体系时，最好在每 100μl 体积中加入 0.5~5U 酶的范围内试验最佳酶浓度。不同来源的 Taq DNA 酶、测定条件和单位定义的不同、生产厂家产品品质的优劣，这些都是使用 Taq 酶时需要考虑的因素。

4. Mg^{2+} 浓度

Mg^{2+} 浓度对 PCR 扩增反应的特异性和产量有着显著影响。TaqDNA 聚合酶是 Mg^{2+} 依赖性酶，该酶的催化活性对 Mg^{2+} 浓度非常敏感。以活性程度很低的鲤鱼精子 DNA 为模板，dNTP 的浓度为 0.7~0.8mmol/L 时，用不同浓度 Mg^{2+} 进行 PCR 反应 10min，测定结果为 $MgCl_2$ 浓度在 2.0mmol/L 时该酶催化活性最高，此浓度能最大限度地激活 TaqDNA 聚合酶的活性。

Mg^{2+} 浓度过高，反应特异性降低，出现非特异性扩增，浓度过低会降低 Taq DNA 聚合酶的活性，使反应产物减少。由于 Mg^{2+} 能与负离子或负离子基团（如磷酸根）结合，而 DNA 模板、引物、dNTP 等都含有磷酸根，尤其是 dNTP 含磷酸根更多，因此反应体系 Mg^{2+} 浓度很大程度上受 dNTP 浓度影响，因而 Mg^{2+} 的浓度在不同的反应体系中应适当调整、优化浓度。一般反应中 Mg^{2+} 浓度至少应比 dNTP 总浓度高 0.5~1.0mmol/L。在一般的

PCR 反应中，各种 dNTP 浓度为 200μmol/L 时，Mg^{2+}浓度为 1.5~2.0mmol/L 为宜。

为了获得 Mg^{2+}的最佳浓度，也可用下面的优化法。首先在 PCR 缓冲溶液中不加入 Mg^{2+}，从配制的 10mmol/L 的 Mg^{2+}储存液中取一定量加入到各反应管中，开始以 0.5mmol/L 的浓度梯度递增（0.5，1.0，1.5，2.0，2.5，……，5.0mmol/L），由 PCR 反应后的电泳结果可确定 Mg^{2+}大概浓度范围，再在该浓度的上下以 0.2mmol/L 递增与递减几个浓度来精确确定 Mg^{2+}最适浓度。

5. dNTPs

dNTPs 为 PCR 反应合成原料，dNTPs 的质量与浓度和 PCR 扩增效率有密切关系，dNTPs 粉呈颗粒状，如保存不当易变性失去生物学活性。dNTPs 溶液呈酸性，使用时应配成高浓度后，以 1mol/L NaOH 或 1mol/L Tris-HCl 的缓冲溶液将其 pH 值调节到 7.0~7.5，小量分装，-20℃冰冻保存。多次冻融会使 dNTP 降解。尤其是注意 4 种 dNTP 的浓度要相等（等物质的量配制），如其中任何一种浓度不同于其他几种时（偏高或偏低），就会引起错配。在 PCR 反应中，每种 dNTP 的终浓度为 50~200μmol/L，在此范围内，扩增产物量、特异性与合成忠实性之间的平衡最佳，dNTPs 浓度过低必然影响扩增产量，过高则会导致错误掺入，其浓度不能低于 10~15μmol/L。dNTP 能与 Mg^{2+}结合，使游离的 Mg^{2+}浓度降低。由于 dNTPs 的量还受其他因素的影响，所以不同反应体系中 dNTPs 的最佳浓度不尽相同。

（二）反应条件及优化

1. 变性温度与时间

PCR 反应中变性这一步很重要，若不能使模板 DNA 和 PCR 产物完全变性，PCR 反应就不能成功，DNA 分子中 G+C 含量越多，要求的变性温度越高。太高的变性温度和时间又会影响 Taq 酶的活性，通常的变性温度和时间分别为 93~95℃、30~60s，有时用 97℃、15s。虽然 DNA 链在变性温度时两链分离只需几秒钟，但反应管内部达到所需温度还需要一定的时间，因此要适当延长时间。为了保证模板 DNA 能彻底变性，最好设置预变性为 95℃、5~10min。

2. 退火温度与时间

退火温度是影响 PCR 特异性的较重要因素。变性后快速冷却至 40~60℃，可使引物和模板发生结合。由于模板 DNA 比引物复杂得多，且引物的浓度远远超过模板的浓度，引物和模板之间的碰撞结合概率远远高于模板互补链之间的碰撞。

退火温度取决于引物的长度、碱基组成及其浓度，还有靶序列的长度。可通过以下公式选择合适的引物复性温度：$T_m = 4$（G+C）$+2$（A+T），复性温度 $= T_m = $（5~10C）。在 T_m 值允许范围内，选择较高的复性温度可大大减少引物和模板间的非特异性结合，提高 PCR 反应的特异性。复性时间一般为 30~60s，足以使引物与模板之间完全结合。

3. 延伸温度与时间

PCR 反应的延伸温度一般选择在 70~75℃，常用温度为 72℃，过高的延伸温度不利于引物和模板的结合。在 72℃ 条件下，Taq DNA 聚合酶催化的合成速度为每秒 40~60 个碱基。PCR 延伸反应的时间，可根据待扩增片段的长度而定，一般 1kb 以内的 DNA 片段，延伸时间 1min 是足够的。3~4kb 的靶序列需 3~4min；扩增 10kb 需延伸至 15min。延伸时间过长会导致非特异性扩增带的出现。对低浓度模板的扩增，延伸时间要稍长些。

4. 循环次数

循环次数主要取决于最初靶分子的浓度，过多的循环次数会增加非特异性产物量及碱基错配数。

理论上 PCR 的扩增产物呈指数上升，但实际反应中，只有在反应初期靶序列 DNA 片段的增加呈指数形式，随着 PCR 产物的逐渐积累，被扩增的 DNA 片段不再呈指数增加，而进入线性增长期直至出现平台效应。

（三）提高 PCR 扩增特异性的方法

1. 热启动 PCR

热启动 PCR 是除了设计特异性高的引物之外，提高 PCR 特异性最重要的方法之一。尽管 Taq DNA 聚合酶的最佳延伸温度在 72℃，但 Taq DNA 聚合酶在低于此温度时仍有活性。因此，在热循环刚开始，以及 PCR 反应配置过程中，保温温度低于退火温度时，引物与模板可以非特异性配对而产生非特异性产物，这些非特异性产物一旦形成，就会被有效扩增。常用的热启动方法有几种：一是在 PCR 系统中加入抗 Taq 酶抗体。抗体与 Taq 酶结合，使 Taq 酶活性受抑制。因此在开始时，虽然温度低，引物可以与模板错配，但因 Taq 酶没有活性，不会引起非特异性扩增；当进行热变性时，抗体在高温时失活，Taq 酶被释放，就可发挥作用，在以后的延伸步骤进行特异的 DNA 聚合反应。二是用石蜡将 Taq 酶与 PCR 反应系统分隔，因此一开始在室温条件下也没有非特异性扩增。当升温到热变性温度下，石蜡熔化，Taq 酶与 PCR 反应系统混合，从而在以后的步骤中发挥作用。三是通过抑制一种基本成分延迟 DNA 合成，直到 PCR 仪达到变性温度。例如延缓加入 Taq

DNA 聚合酶、模板 DNA、Mg^{2+}、引物等。

因此，用于引物设计的位点因为遗传元件的定位而受限时，如定点突变、表达克隆或用于 DNA 工程的遗传元件的构建和操作，利用热启动 PCR 尤为有效。并且，热启动在很大程度上可以防止引物二聚体的发生。

2. 递减 PCR

递减 PCR 又称为降落 PCR，也是增加 PCR 特异性的重要方法之一。提高退火温度可以增加 PCR 的特异性，但会降低 PCR 扩增效率，PCR 产物减少，反之，较低的退火温度虽然可以增加 PCR 扩增效率，但会导致非特异性扩增。因此递减 PCR 的基本原理是先以较高的退火温度进行 1~5 个循环扩增，之后逐步降低退火温度（每个温度 1~5 个循环扩增）直至 Tm 值，并最终低于这个水平，在低退火温度下以较高的反应循环数扩增（15~20 个循环）。这样在最初的几个循环中，特异性最高的目的基因会被优先扩增，尽管退火温度最终会降到非特异性杂交的值，但此时特异性扩增产物的数量远比非特异性产物多，占有绝对优势，因此反应仍以特异性扩增为主。递减 PCR 的程序设置是要设计一系列退火温度越来越低的循环，退火温度的范围应该跨越 15℃左右，从高于估计 Tm 值至少几度到低于它 10℃左右。例如：如果一对引物的计算 Tm 值为 63℃，可将 PCR 仪的退火温度 66℃降到 50℃，每个循环降低 1~2℃（当然，也可以每几个循环降 1~2℃），直到 50℃退火温度下做 15 个循环。如果在递减 PCR 中，持续出现假象带表明起始退火温度太低，或者目的扩增产物和非目的产物的 Tm 值相差无几，和（或）非目的产物以更高的效率扩增。把退火温度每降低 1℃时所需要的循环数增加到 3 或 4，有可能在非目的产物开始扩增以前增加目的产物的竞争优势。这时，应从程序的末尾去掉相应的循环数，以避免过度循环导致扩增产物的降解和产生高分子质量成片产物。

3. 促进 PCR 的添加剂和助溶剂

退火温度，引物设计和镁离子浓度的优化足以对大多数模板进行高特异性的扩增，但是，某些模板，例如高 GC 含量的模板，为获得最好的结果需要模板的完全变性，另外，二级结构会阻止引物结合和酶的延伸，需要通过其他的措施提高模板的扩增效率。向 PCR 反应体系中加入添加剂和助溶剂，是提高产物特异性和产量的另外一种方法。PCR 添加剂，包括氯化四甲基铵、谷氨酸钾、硫酸铵、离子化和非离子化的表面活性剂等；助溶剂包括甲酰胺、DMSO、甘油等。它们的机理目前尚不清楚，可能是通过消除引物和模板的二级结构，降低了变性温度使双链完全变性，同时还可提高复性的特异性和 DNA 聚合酶的稳定性，进而提高扩增效率。

第二节　PCR 产物的不同检测技术

PCR 扩增反应完成之后，必须对扩增产物进行分析才能最终达到实验的目的。PCR 产物的分析包括判断 PCR 反应的有效性和正确性、对产物进行定量分析和序列分析。前者可以通过电泳分离 PCR 产物，观察扩增条带的有无和扩增片段的大小而实现。而了解 PCR 扩增产物的序列，则需进一步的分析。本节主要介绍几种 PCR 产物的检测技术。

一、电泳

凝胶电泳是检测 PCR 产物常用和最简便的方法，能判断有无预期大小的扩增产物及初步判断产物的特异性。凝胶电泳常用的有琼脂糖凝胶电泳和聚丙烯酰胺凝胶电泳。

（一）琼脂糖凝胶电泳

琼脂糖凝胶电泳是分离、纯化、鉴定 DNA 片段的常用方法，琼脂糖凝胶分离度不如聚丙烯酰胺凝胶，但分离范围广，适用于分离 100bp～60kb 的 DNA 分子，且操作简便。DNA 琼脂糖凝胶电泳的原理与蛋白质的电泳原理基本相同，DNA 分子在高于其等电点的溶液中带负电荷，在电场中由负极向正极移动，不同长度的 DNA 片段会表现出不同的迁移率。在电泳过程中，凝胶中溴化乙锭（EB）可以嵌入 DNA 分子，在紫外光照射下 EB-DNA 复合物发出橙红色荧光，可确定 DNA 在凝胶中的位置。而发射的荧光强度正比于 DNA 的含量，如将已知浓度的标准样品作电泳对照，就可估计出待测样品的浓度。溴化乙锭是一种强诱变剂，有毒性，使用含有该染料的溶液时必须戴手套，注意防护。可以使用无污染染料 SYBR Green，经 SYBR Green 染色的凝胶几乎不呈现背景荧光，在 300nm 紫外线照射透视下，与双链 DNA 结合的 SYBR Green 呈现绿色荧光，单链 DNA 为橘黄色。

（二）聚丙烯酰胺凝胶电泳

聚丙烯酰胺凝胶采用垂直装置进行电泳。聚丙烯酰胺分离小片段 DNA（5～500bp）效果较好，具有分子筛和电泳的双重作用，其分辨率极高，甚至相差 1bp 的 DNA 片段就能分开。除此之外，与琼脂糖电泳相比，聚丙烯酰胺凝胶电泳还具有装载的样品量大、回收 DNA 纯度高、其银染法的灵敏度较琼脂糖中 EB 染色法高 2～5 倍等优点，但其制备和操作比琼脂糖凝胶电泳复杂。

聚丙烯酰胺凝胶是由丙烯酰胺单体，在催化剂 TEMED（N，N，N，N′-四甲基乙二胺）和过硫酸铵的作用下，丙烯酰胺聚合形成长链，聚丙烯酰胺链在交联剂 N，N′-亚甲基双丙烯酰胺参与下，聚丙烯酰胺链与链之间交叉连接而形成凝胶。

二、PCR-RFLP

限制性片段长度多态性（RFLP）指用同一种限制性核酸内切酶消化不同个体的 DNA 时，会得到长度各不相同的限制性片段类型。聚合酶链式反应-限制性片段长度多态（PCR-RFLP）分析技术是在 PCR 技术基础上发展起来的 RFLP 技术，是根据突变序列是否位于限制性核酸内切酶的酶切位点内而设计的对 PCR 产物作限制性片段长度多态性分析的技术。不同个体基因组在同一段 DNA 是否有同样的酶切位点，决定了酶切后是否会产生同样大小的片段。当碱基组成的变化改变了限制性核酸内切酶识别位点（位点消失、产生新的位点、位点移位等多态性位点时），就会得到长度各不相同的限制性片段类型。应用 PCR-RFLP 可检测某一致病基因已知的点突变，进行直接基因诊断，也可以此为遗传标记进行连锁分析，进行间接基因诊断。其基本原理是由于点突变位于某限制性核酸内切酶的酶切位点序列内，使酶切位点增加或者消失，利用这一酶切性质的改变，PCR 特异性扩增包含点突变的这段 DNA，经相应的内切酶切割 PCR 产物并作电泳分离，PCR 产物能（或不能）被酶水解而产生不同长度的片段，根据水解片段的大小和电泳位置可区分野生型和突变型靶基因片段。

三、PCR-SSCP

单链 DNA 片段呈复杂的空间折叠构象，这种立体结构主要是由其内部碱基配对等分子内相互作用力来维持的，当有一个碱基发生改变时，会或多或少地影响其空间构象，使构象发生改变，空间构象有差异的单链 DNA 分子在聚丙烯酰胺凝胶中受排阻大小不同，因此通过非变性聚丙烯酰胺凝胶电泳，可以非常敏锐地将构象上有差异的分子分离开，该方法称为单链构象多态性（SSCP）分析。在随后的研究中，SSCP 可用于检查 PCR 扩增产物的基因突变，从而建立了 PCR-SSCP 技术。PCR-SSCP 作为检测基因突变的方法，经不断地改进和完善，更加简便、快速、灵敏，不但用于检测基因点突变和短序列的缺失和插入，而且还被用于 DNA 定量分析，监测 PCR 诊断实验中的交叉污染情况，以及传染源的调查等。其基本过程是：PCR 扩增靶 DNA；将特异的 PCR 扩增产物变性，使之成为具有一定空间结构的单链 DNA 分子；将适量的单链 DNA 进行非变性聚丙烯酰胺凝胶电泳；最后通过放射性自显影、银染或溴化乙锭显色分析结果。若发现单链 DNA 迁移率与正常对照的相比发生改变，就可以判定该链构象发生改变，进而推断该 DNA 片段中有碱基突变。该法的局限性包括：需进一步测序才能确定突变的位置和类型；电泳条件要求较严格；另外，由于 SSCP 是依据点突变引起单链 DNA 分子立体构象的改变来实现电泳分离的，这样当某些位置的点突变对单链 DNA 分子立体构象的改变不起作用或作用很小时，再加上其他条件的影响，就可能使聚丙烯酰胺凝胶电泳无法分辨造成漏检。尽管如此，该方法和其他方法相比仍有较高的检测率。首先，它可以发现靶 DNA 片段中未知位置的碱基突变，实验证明小于 300bp 的 DNA 片段中的单碱基突变，SSCP 的检出率可达 90%。除此以外，SSCP 经改进后将 DNA-SSCP 分析改为 RNA-SSCP 分析，该方法是在 PCR 扩增后，增加了一个转录的过程使 PCR 产物转录生成 RNA，因此 PCR 扩增时需要一个较长的引物，内含有启动 RNA 聚合酶的启动序列，从而相对地增加了该方法的难度。但与 DNA 相比，RNA 有着更多精细的二级构象和三级构象，这些构象对单个碱基的突变很敏感，从而提高了检出率，其突变检出率可达 90% 以上。另外，RNA 不易结合成双链，因此可以较大量的进行电泳，有利于用溴化乙锭染色。为了进一步提高 SSCP 的检出率，可将 SSCP 分析与其他突变检测方法相结合，其中与杂交双链分析（Het）法结合可以大大提高检出率。Het 法是用探针与要检测的单链 DNA 或 RNA 进行杂交，含有一对碱基对错配的杂交链可以和完全互补的杂交链在非变性 PAGE 凝胶上通过电泳被分离开。对同一靶序列分别进行 SS-CP 和 Het 分析可以使点突变的检出率接近 100%，而且实验简便。

四、高温变性的熔解曲线分析

利用 DNA 熔解曲线进行核苷酸突变和多态性检测是 20 世纪 90 年代后期发展的新技术，是根据正常序列和突变序列因不同 T_m 而产生不同的熔解曲线而设计的。T_m 值的大小取决于 DNA 分子的长度和序列中 G+C 碱基含量，当被检片段中存在突变位点，就会有不同于正常序列的 T_m 值而出现不同的波峰，如果一个被检片段中存在一个以上的突变时，可以出现一个以上的波峰，从而可以将突变序列检测出来。在 20 世纪 70 年代人们通过紫外吸收来绘制熔解曲线，这种方法在检测精密度上相比现在的研究手段要大打折扣。随着仪器的改良和荧光定量 PCR 技术的出现，人们开始用 Sybr Green Ⅰ 荧光染料在定量 PCR 仪上监测熔解曲线的变化，这也是现今使用最多的熔解曲线研究工具。Sybr Green Ⅰ 这类染料属于非饱和性染料，由于染料对 PCR 反应的抑制作用，在实验中的使用浓度很低，远低于将 DNA 双螺旋结构中的小沟饱和的浓度，使用浓度未达到饱和，加之染料本身的特性，在 DNA 双链解链的过程中，Sybr Green Ⅰ 分子发生重排，那些从已经解链的 DNA 片段上脱离下来的染料分子又与尚未解链的双链 DNA 结合，造成结果失真，无法真实反映 DNA 熔解的情况，影响了检测的分辨率。限于分辨率的关系，Sybr Green I 熔解曲线一般用于区分在片段大小和 GC 含量上差别较显著的 DNA 序列，例如用于检查 PCR 扩增产物中是否存在引物二聚体及其他非特异性的扩增。后来，人们发现了一类新型的染料，称为饱和染料，如 LC Green、LC Green Plus、Syto9 和 Eva Green 等。这类染料有着更强的 DNA 结合能力和很低的抑制作用，在 DNA 解链过程中不会发生重排，这使得用这些染料的熔解曲线有了更高的分辨率。在仪器精密度提高的基础上，配合这类饱和染料就出现了高分辨率熔解（HRM）曲线。

高分辨率熔解曲线分析是通过实时监测升温过程中双链 DNA 荧光染料与 PCR 扩增产物的结合情况。在 PCR 反应前加入 LC Green 饱和荧光染料（LC Green 荧光染料只结合 DNA 双链，对 PCR 不会有任何抑制作用），荧光染料与 DNA 双链结合，荧光最强，变性时，DNA 双链逐渐解链，此时 LC Green 荧光染料分子逐渐从 DNA 双链上脱落，荧光信号下降形成熔解曲线。如果某个体是杂合突变，则在其 PCR 产物中会有杂合异源双链的存在，在杂合异源双链中有不配对的碱基对，因此该样品在温度逐渐升高的时候会首先发生解链，其荧光信号首先开始下降，而此时的纯合个体的样品由于解链温度较高，荧光信号没有下降或者下降较慢，仪器的光学检测系统采集密集的荧光信号并绘制温度熔解曲线，根据曲线准确区分野生型、杂合突变、纯合突变。

五、PCR 产物测序

PCR 产物测序是检测 PCR 产物特异性最可靠的方法，主要见于对目的基因片段的序列鉴定和对致病基因中点突变的位置和性质的鉴定。PCR 产物可以直接测序，也可以克隆入载体后再测序，后者测序的效果更好。PCR 产物需经切胶回收纯化后进行测序。测序常用的方法为双脱氧核苷酸链末端终止法和化学裂解法。

第三节 衍生的 PCR 技术

一、逆转录 PCR（RT-PCR）

RT-PCR 是将 RNA 的逆转录（RT）和 cDNA 的聚合酶链式反应（PCR）相结合的技术。首先经逆转录酶的作用从 RNA 合成 cDNA，再以 cDNA 为模板，扩增合成目的片段。RT-PCR 技术灵敏而且用途广泛，可用于检测细胞中基因表达水平、细胞中 RNA 病毒的含量和直接克隆特定基因的 cDNA 序列。RT-PCR 主要用于对表达信息进行检测或定量，分析基因的转录水平。另外，这项技术还可以用来检测基因表达差异或克隆 cDNA 而不必构建 cDNA 文库。RT-PCR 比其他包括 Northern 印迹杂交、RNase 保护分析、原位杂交及 S1 核酸酶分析在内的 RNA 分析技术更灵敏，更易于操作。

（一）RT-PCR 体系

1. 模板

作为模板的 RNA 可以是总 RNA、mRNA 或体外转录的 RNA 产物。无论使用何种 RNA，关键是确保 RNA 不降解并且无基因组 DNA 的污染。

2. 引物

用于逆转录的引物可视实验的具体情况选择随机引物，Oligo dT 及基因特异性引物中的一种。对于短的不具有发夹结构的真核细胞 mRNA，三种都可以。

（1）随机引物

随机引物适用于长的或具有发夹结构的 RNA，特异性最低。经常用于获取 5′末端序列或从带有二级结构区域的模板获得 cDNA。为了获得最长的 cDNA，需要按经验确定每个 RNA 样品中引物与 RNA 的比例。起始浓度范围为 20μl 体系 50~250μg。

（2）Oligo dT

Oligo dT 适用于具有 PolyA 尾巴的 RNA（原核生物的 RNA、真核生物的 Oligo dT rRNA 和 tRNA 不具有 PolyA 尾巴）。由于 Oligo dT 要结合到 PolyA 尾巴上，所以对 RNA 样品的质量要求较高，即使有少量降解也会使 cDNA 合成量大大减少。起始浓度范围为 20ML 体系 0.2~0.5μg。

（3）基因特异性引物

该引物是与目的序列互补的引物，是反义寡聚核苷酸，适用于目的序列已知的情况。如果目的 RNA 有二级结构，为避免二级结构阻止引物结合，应该设计多于一个的反义引物。建议在 20ML 的第一链合成反应体系中使用 1pmol 的基因特异性引物。

3. 逆转录酶

（1）Money 鼠白血病病毒（M-MLV）逆转录酶，有强的聚合酶活性，RNase H 活性相对较弱。最适作用温度为 37℃。

（2）禽成髓细胞瘤病毒（AMV）逆转录酶，有强的聚合酶活性和 RNase H 活性。最适作用温度为 42℃。

（3）Thermus thermophilus、Thermus flavsu 等嗜热微生物的热稳定性逆转录酶在 Mn^{2+} 存在下，允许高温逆转录 RNA，以消除 RNA 模板的二级结构。

（4）M-MLV 逆转录酶的 RNase H-突变体，商品名为 SuperScript 和 SuperScript Ⅱ。此种酶较其他酶能使更多的 RNA 转换成 cDNA，这一特性允许从含二级结构的、低温逆转录很困难的 mRNA 模板合成较长 cDNA。

（二）一步法 RT-PCR 和两步法 RT-PCR

RT-PCR 可以通过一步法和两步法的形式进行。

1. 一步法

即逆转录和 PCR 扩增在同一管内完成，cDNA 第一链合成和随后的 PCR 扩增之间不需要打开管盖，有助于减少污染。而且由于得到的所有 cDNA 样品都用来扩增，所以灵敏度更高，最低可以达到 0.01pg 总 RNA。一步法 RT-PCR 一般使用基因特异性引物起始 cD-NA 合成。

2. 两步法

即逆转录和 PCR 扩增分两步进行，首先从 RNA 模板逆转录得到 cDNA，再以 cDNA 为模板进行 PCR 扩增。两步法可以使用随机引物，Oligo dT 和基因特异性引物引导 cDNA 第一链合成，因此，可以从一个特定的样品中逆转录出所有的 mRNA 的信息。

总之，一步法方便，可适用于大量样品分析或定量 PCR。两步法在选择聚合酶和引物时具有更大的灵活性。

二、实时荧光定量 PCR

1996 年推出了成熟的实时荧光定量 PCR（RFQ-PCR）技术。所谓实时荧光定量 PCR 技术，是指在 PCR 反应体系中加入荧光基团，利用荧光信号积累实时监测整个 PCR 进程，最后通过标准曲线和 Ct 值对初始模板进行定量分析的方法。该技术实现了 PCR 从定性到定量的飞跃，与常规 PCR 相比，它具有特异性更强、灵敏度高、重复性好、定量准确、自动化程度高、全封闭反应等优点，成为分子生物学研究中的重要工具，目前已得到广泛应用。

（一）荧光定量 PCR 的化学原理

荧光定量 PCR 技术是在常规 PCR 基础上加入荧光化合物来实现其定量功能。这些荧光化合物广义上可分为嵌入型荧光染料和特异性荧光探针两大类。

1. 嵌入型荧光染料

可与双链 DNA 结合的嵌入型荧光染料，包括溴化乙锭、YO-PRO、YOYO、SYBR Green Ⅰ及 SYBR Golcl。利用嵌入型荧光染料检测只简单反映 PCR 反应体系中总的核酸量，是一种非特异性的检测方法。荧光染料与双链 DNA 结合后，其荧光大大增强。如最常用的荧光染料 SYBR Green Ⅰ，可嵌入双链 DNA 的小沟部位，SYBR Green Ⅰ与双链 DNA 结合后可发射出绿色荧光，其最大吸收波长约为 497nm，发射波长最大约为 520nm。在 PCR 反应体系中，加入 SYBR 荧光染料，其特异性地掺入 DNA 双链后，发射荧光信号，而不掺入链中的 SYBR 染料分子不会发射任何荧光信号，从而保证荧光信号的增加与 PCR 产物的增加完全同步。SYBR Green Ⅰ在核酸的实时监测方面有很多优点，因为它可与所有的双链 DNA 相结合，不必因为模板不同而特别定制，因此设计的程序通用性好，且价格相对较低。由于一个 PCR 产物可以与多分子的染料结合，因此 SYBR Green Ⅰ的灵敏度很高。由于 SYBR Green Ⅰ与所有的双链 DNA 结合，由引物二聚体、单链二级结构以及非特异性扩增产物引起的假阳性会影响定量结果的可靠性与重复性。要避免这种不利因素，需对扩增产物进行熔解曲线分析，并优化 PCR 反应条件以消除非特异性产物的影响。

2. 特异性荧光探针

探针类荧光定量 PCR 技术是利用探针与靶序列特异杂交来指示扩增产物的增加。实时荧光定量 PCR 技术中，所使用的探针有以下几种。

（1）TaqMan 探针

TaqMan 探针是一种水解型寡核苷酸探针，它的应用归功于两个重要发现：Taq DNA 聚合酶的 5'→3'外切酶活性和荧光共振能量传递特性。TaqMan 探针的荧光强度与目的序列的扩增相关。它与靶序列上游引物和下游引物之间的序列配对。当一个荧光基团的发射谱与另一个荧光基团的吸收光谱重叠时，能量可以从短波长（高能量）的荧光基团传递到长波长（低能量）的荧光基团，相当于短波长的荧光基团释放的荧光被屏蔽，这种现象便是荧光共振能量传递（FRET）特性。FRET 现象的发生与供、受体分子的空间距离紧密相关，一般为 7~10nm 时即可发生。当完整的 TaqMan 探针与靶序列配对时，5'端荧光基团发射的荧光因与 3'端的淬灭剂接近而被淬灭。在进行延伸反应时，Taq DNA 聚合酶的 5'→3'外切酶活性将探针切断，使得荧光基团与淬灭剂分离而发射荧光。每扩增一条 DNA 链就伴随着一分子的荧光信号的产生，随着扩增循环数的增加，释放出来的荧光基团不断积累。因此，TaqMan 探针检测的是积累荧光。荧光强度与扩增产物的数量成正比关系。常用的 5'端标记荧光报告基团有 FAM、HEX、JOE、TET、VIC。常用的 3'端标记淬灭基团为 TAMRA 或 DABCYL。由于 TaqMan 使用杂交对定量分子进行甄别，准确性高。同时靶序列由引物和探针双重控制特异性好，假阳性率低。定量的线性关系好：由于荧光信号的产生和每次扩增产物呈对应关系，通过荧光信号的检测可直接对产物进行定量。且使用 Taq-Man 定量扩增和检测可在同一管内，不需开盖，不易污染。同时扩增和检测一步完成，操作简单，易于实现自动化。但 TaqMan 探针的线性结构导致了较高的背景荧光。如果荧光基团和淬灭基团的距离太近，在 PCR 扩增过程中，探针在它们之间降解的可能性将大为降低，从而起不到探针的作用。相反，如果荧光基团和淬灭基团分别置于探针两端，荧光背景信号加强，影响其检测的灵敏度。且 TaqMan 探针的特异性也决定了其只适合一个特定的目的基因。

（2）TaqMan MGB 探针

TaqMan MGB 探针的 3'端标记的荧光淬灭基团是一种基本无荧光本底的小沟结合物，取代了常规可发光的 TAMRA 荧光标记，使得荧光本底大大降低，从而提高了分辨率。探针 3'端结合了 MGB 结合物，使得探针的 T_m 值有近 10℃ 的提高，也就提高了配对序列与非配对序列的差异，从而使探针的杂交稳定性和特异性显著增强。探针长度缩短（一般在 13~18 个碱基内），淬灭基团与报告基团在空间位置上更加接近，实验结果更精确。对于一些无法设计常规 TaqMan 探针的目的基因片段也可以很容易地设计出 TaqMan MGB 探针，从而可提高方法的可行性。

（3）分子信标

分子信标是一种在靶 DNA 不存在时形成茎环结构的双标记寡核苷酸探针。环形部分设计为与靶核酸序列（靶序列）互补的探针，茎形部分由探针两端连接的 2 条核酸序列互补的短臂退火形成。两臂的末端，分别共价结合 1 个荧光基团和 1 个淬灭基团。茎的这种结构，使荧光基团和淬灭基团紧挨，导致荧光能量被吸收，而不发荧光。当探针遇到靶核酸时，因形成的探针和靶核酸杂交体比茎杂交体更长、更稳定，迫使茎端的荧光和淬灭基团相互分离，从而恢复了荧光。常用的荧光基团为 FAM、Texas Red。分子信标的优点：特异性高；靶序列即使仅含 1 个错配或缺失的核苷酸也不能使荧光恢复，该特异性适合 SNP 的检测；荧光背景低，与 TaqMan 探针相比，分子信标的突出优点是检测过程中不必将探针和靶杂交体与过量探针分离开，有效解决了淬灭效率问题；但其高特异性决定了它只能适用于 1 个特定目标。

（4）TaqMan-分子信标（TaqMan-MB）

TaqMan-MB 是在分子信标及 TaqMan 探针的基础上设计的一种均相荧光检测探针。该探针保留了分子信标的茎环结构，保证荧光基团与淬灭基团紧密接触，有效解决了背景荧光的问题。它与常规分子信标不同的是，除环部序列外，其5′端的臂序列也设计为探针的基因识别部位。在 PCR 扩增的退火或延伸阶段，探针与模板上相应的靶基因位点特异性结合。同时 Taq 酶随着引物的延伸沿 DNA 模板移动，当移动到探针结合位置时，发挥其 5′→3′外切酶活性，将探针切断，从而使荧光基团与淬灭基团彻底远离，荧光基团荧光复原。TaqMan-MB 的设计同样具有较高的特异性。

（5）FRET 探针

又称双杂交探针、杂交探针。FRET 探针由两条相邻探针组成，其中上游探针的3′端标记供体荧光素，下游探针的5′端标记受体荧光素。在 PCR 中模板退火阶段，两探针同时与扩增产物杂交，形成头尾结合的形式，使供体和受体荧光素距离非常接近，两者产生荧光共振能量传递（FRET，这里与 TaqMan 作用方式相反），使受体荧光基团发出荧光。而当两条探针处于游离状态时，无荧光产生。由于 FRET 探针是靠近后发光，所以检测信号是实时信号，非累积信号。常用的荧光基团是 LC-Red640 和 LC-Red705。

（6）荧光标记引物

建立在分子信标基础之上。荧光标记引物是把荧光基团标记的发夹结构的序列直接与 PCR 引物相结合，从而使荧光标记基团直接掺入 PCR 扩增产物中。目前主要有 Ampliflu-or、Sunrise、Amplisensor、Scorpion、LUX 等。在没有单链模板的情况下，该引物自身配对，形成发夹结构，使荧光淬灭。在模板存在的情况下，引物与模板配对，发夹结构打开，产生荧光信号。与 TaqMan 探针和分子信标相比，荧光标记引物通过二级结构实现淬灭，不需要荧光淬灭基团，也不需要设计特异的探针序列，荧光标记引物能更快地发射荧光且信号更为强烈。由于没有探针控制特异性，因此特异性要弱于探针技术，但非特异性扩增或引物二聚体没有影响，所以其特异性要强于 SYBR Green Ⅰ。

（二）荧光定量 PCR 技术的重要概念

在掌握荧光定量 PCR 技术时，有几个很重要的概念需要了解，它们分别是基线、荧光阈值、Ct 值、扩增曲线和标准曲线等。

1. 基线

在 PCR 反应最初几个循环，产物激发的荧光信号与背景荧光没有明显区别。随着产物量的增加，产物荧光信号不断积累增强，一般在 PCR 反应处于指数期的某一点上就可区别并检测到产物积累的荧光强弱，这一点对应的曲线称为基线，即产物积累的荧光信号能被仪器检测到的最下限。

2. 荧光阈值

为便于检测比较，在 PCR 反应的指数期，需设定一个荧光信号的阈值，如果检测的荧光强度超过该阈值，才可被认为是真正的信号，然后用该阈值来定义模板 DNA 的阈值循环数（Ct）。一般以 PCR 反应的前 15 个循环的荧光信号作为本底信号，荧光阈值的缺省设置是 3~15 个循环的荧光信号标准偏差的 10 倍。

3. Ct 值

Ct 值中的 C 代表 Cycle，t 代表 threshold，Ct 值是指进行实时荧光定量 PCR 反应时，每个反应管内的荧光信号到达设定阈值时所经历的循环数。研究表明，每个模板的 Ct 值与该模板的起始拷贝数的对数存在线性关系，起始拷贝数越多，Ct 值越小。

4. 扩增曲线

PCR 在循环若干次后，由于原料 dNTPs 的分解、酶的活性减小等因素的影响，扩增产物的量会进入一个恒定的平台期，使循环数和扩增产物量之间呈现出 S 形曲线，就是扩增曲线。扩增曲线进入平台期的退早与起始模板量呈正相关。

5. 标准曲线

由于每个模板的 Ct 值与该模板的起始拷贝数的对数存在线性关系，因此对标准品通过梯度稀释后，就可作出 DNA 模板与对应 Ct 值之间的线性关系直线，这就是标准曲线。在试验中只要获得未知样品的 Ct 值，即可从标准曲线得到的线性方程式中计算出该样品的起始拷贝数，从而对其进行定量分析。

6. 熔解曲线

熔解曲线是用来检测 PCR 扩增的特异性和重复性的曲线。一般熔解峰值在 80~85℃，熔解曲线峰值单一，表示目标产物的特异性扩增，且重复性好。

（三）荧光定量 PCR 的数学定量原理及其结果分析

1. 数学定量原理

应用实时定量 PCR 时，实验结果需要通过数学计算来对待测目标 DNA 模板进行定量分析，因此在应用该技术时，对该试验技术结果分析的数学原理及其计算方法要清楚掌握，才可得到正确、精准的检测结果。

理想的 PCR 扩增产物量：

$$X_n = X_0 2^n \tag{2-1}$$

实际的 PCR 扩增产物量：

$$X_n = X_0 (1 + E)^n \tag{2-2}$$

其中：n 为循环次数；X_0 表示起始模板量；E 为扩增效率。

在扩增产物达到荧光阈值时，所经历的循环数为 Ct，则

$$X_{Ct} = X_0 (1 + E)^{Ct} = M \tag{2-3}$$

其中，X_{Ct} 表示设定阈值后的 PCR 产物量，对于设定的阈值而言，M 是一个常数。两边取对数，得

$$X_{Ct} = X_0 (1 + E)^{Ct} = M \tag{2-4}$$

整理方程式（2-4），得到线性方程：

$$lg X_0 = lg M - Ct lg(1 + E) \tag{2-5}$$

由式（2-5）可知，实时定量 PCR 反应过程中，起始模板的对数 $lg X_0$ 与 Ct 值呈线性相关。对阳性对照模板进行 10 倍系列稀释，以 Ct 和模板浓度的对数作图，由直线的斜率（S）利用公式计算 PCR 扩增效率。PCR 扩增效率 = $10^{(-1/s)} - 1$，直线的 y 轴截距表示最低检测限。根据样品 Ct 值及标准曲线，就可以计算出样品中所含的模板量。

2. 结果分析

模板定量有两种策略：相对定量和绝对定量两种。相对定量分析用来测定一个测试样品中靶序列与参照样品中同一序列表达的相对变化；后者指的是用已知的标准曲线来推算测试样品中目的基因的量。常用的方法有三种。

（1）标准曲线法的绝对定量

用一系列已知浓度的标准品制作标准曲线，在相同的条件下目的基因测得的荧光信号量同标准曲线进行比较，从而得到靶基因的量。该标准品可以是纯化的质粒 DNA、体外转录的 RNA，或者是体外合成的 ssDNA。标准品的量可根据 260nm 的吸光度并用 DNA 或 RNA 的分子质量来转换成其拷贝数来确定。目的基因与标准品在不同的反应管内同时进行扩增。绝对定量分析时，首先要根据标准品制作标准曲线，得到线性方程，然后把 Ct 值代入线性方程，求得待测样品靶基因的拷贝数。如果想要明确得到样品的初始浓度或病毒载量，则使用绝对定量法最佳。

（2）标准曲线法的相对定量

该方法使用标准曲线以确定某个靶基因在样品中的表达相对于相同靶基因在参考样品中的变化，最适合于具有次佳 PCR 扩增效率（低 PCR 扩增效率）的检测。由于在此方法中靶基因量的表达是相对于某个参照样品的同一基因量的表达而言的，因此相对定量的标准曲线就比较容易绘制，对于所用的标准品只要知道其相对稀释度即可，无需知道其确切

的拷贝数。此外，在实验中为了标准化加入反应体系的 RNA 或 DNA 的量，往往在反应中同时扩增一内对照基因，如在基因表达研究中，内对照常为一些管家基因。内对照相对于所有待测靶序列而言，其表达必须是稳定的，因此一般引入管家基因作为对照基因，以管家基因为基础进行目的基因相对表达量的比较。泛素、肌动蛋白、微管蛋白、组蛋白、18S rRNA 以及甘油醛-3-磷酸脱氢酶（GAPDH）等基因都可以作为管家基因进行相对定量。与比较 Ct 法相比，其优点是由于靶序列和内对照的 PCR 扩增效率并不需要相等，因此它需要的验证最少。缺点是必须为每个靶序列构建一条标准曲线，因此在反应板内需要更多的试剂和更多的空间。

（3）比较 Ct 法的相对定量

该方法使用算术公式以确定某个靶基因在样品中的表达相对于相同靶基因在参考样品中的变化。最适合于高通量测量多个基因在大量样品中的相对基因表达。比较 Ct 法与标准曲线法相对定量的不同之处在于其运用了数学公式来计算相对量。但是此方法是以靶基因和内对照基因的扩增效率基本一致为前提的，效率的偏移将影响实际拷贝数的估计。其优点是只要靶基因和内对照基因的 PCR 扩增效率大致相等，便可确定样品中靶基因的相对水平，而无需使用标准曲线；减少试剂的使用；在反应板中留有更多可用空间。其缺点是低 PCR 扩增效率可能会产生不准确的结果。因此，使用比较 Ct 法之前，应确定靶序列和内对照检测的 PCR 扩增效率大致相等。

（四）荧光定量 PCR 的特点

1. 高特异性

FQ-PCR 具有引物和探针的双重特异性，与传统 PCR 相比，特异性大为提高。

2. 高敏感性

FQ-PCR 的敏感度通常达 10^2 copies/ml，且线性范围很宽，为 $0 \sim 10^{11}$ copies/ml。一般来讲临床医学标本中病原体的数目为 $0 \sim 10^{10}$ copies/ml，在此范围内 FQ-PCR 定量较为准确，标本不需稀释。

3. 可重复性

FQ-PCR 结果相当稳定，同一标本的 Ct 值相同，但其产物的荧光量却相差甚大。

4. 无污染

FQ-PCR 无 PCR 后续操作步骤，降低产物污染的风险性。

（五）影响荧光定量 PCR 的主要因素

FQ-PCR 实验过程中，影响其特异性和灵敏度的因素很多，除了常规 PCR 反应均存在的影响因素如 Taq 酶活性、引物二聚体、反应体系、循环数等之外，FQ-PCR 还有其特殊的影响因素。

1. 引物-探针二聚体

FQ-PCR 过程中探针参与提高实验特异性的同时，有可能形成引物-探针二聚体。因此在设计引物和探针时，要使 2 条引物的 GC 含量大致一致，2 条引物不能互补，尤其是 3′端。在 TaqMan 探针设计时，5′端的第 1 个碱基避免是 G，还应避免重复出现相同的核苷酸，特别是连续出现大于 4 个 G 的情况；探针序列中碱基 C 的含量应高于 G；引物与探针要尽量靠近但不能重叠，上游引物的 3′端和探针 5′端之间的距离为 1~15bp。

2. 引物和探针的浓度

引物和探针的浓度影响反应的特异性，较高的引物浓度会导致非特异性产物的扩增。

3. Mg^{2+} 的浓度

Mg^{2+} 的浓度是影响 Taq 酶活性的关键因素，它将影响到 FQ-PCR 的灵敏度。浓度过高，会有非特异性产物和引物二聚体的形成，导致灵敏度降低；浓度过低，将使 PCR 产物获得率降低。

4. 循环数

PCR 扩增效率理论上为 100%，但实际上低于 100%，且在整个扩增过程中不是固定不变的。在 30 个循环数以内，扩增效率相对稳定，原始模板以相对固定的指数形式增加，适合定量分析。对极微量的待测样品，适当增加循环数可以提高反应的检出底限，提高灵敏度，可以设置 40 个循环数左右。扩增的目的 DNA 片段长度最好在 50~150bp 之间，以便获得高效的扩增率。

（六）荧光定量 PCR 的应用

实时定量 PCR 目前被广泛应用于基因表达差异分析、病原检测等方面。

1. 基因表达水平的定量分析

以生物体组织、特定发育时期 mRNA 为参数，采用实时定量 PCR 技术对特定目的基因的表达情况进行测定分析。

2. 病原体检测

检测生物体或特定材料中细菌、病毒、衣原体、支原体、寄生虫等许多病原体的数量差异。

3. 基因突变及多态性的分析

对已知 DNA 序列的突变位置、序列多态性进行定位分析。

4. 转基因产品的安全性检测

利用高敏感的 PCR 反应产物，对转基因植物、食品、疫苗中可能介入的外源物质进行检测，评估其风险程度。

三、多重 PCR

多重 PCR（multiplex PCR）就是在同一个反应管中同时完成多个不同基因扩增的 PCR 反应。多重 PCR 主要用于多种病原微生物的同时检测或鉴定，某些遗传病及癌基因的分型鉴定。多种病原微生物的同时检测或鉴定，是在同一 PCR 反应管中同时加上多种病原微生物的特异性引物，进行 PCR 扩增，可用于同时检测多种病原体或鉴定出是哪一型病原体感染。某些病原微生物，某些遗传病或癌基因，型别较多，或突变或缺失，存在多个好发部位，多重 PCR 可提高其检出率并同时鉴定其型别及突变等。

多重 PCR 具有如下特点：

（一）高效性

在同一 PCR 反应管内进行。

（二）系统性

多重 PCR 很适宜于成组病原体的检测，如肝炎病毒、肠道致病性细菌、性病病原体、无芽孢厌氧菌、战伤感染细菌及生物战剂的同时检测。

（三）经济简便性

多种病原体在同一反应管内同时检出，将大大节省时间，节省试剂，节约经费开支，为临床提供更多、更准确的诊断信息。

多重 PCR 是用多对引物同时对模板 DNA 上的多个区域进行扩增，技术的难点不是在于其原理和操作的复杂性，而是在于其多对引物的设计，必须保证多对引物之间不形成引物二聚体，引物与目标模板区域具有高度特异性。多对引物组合时应满足两个条件：一是将反应条件较为接近的引物组合在一起，以使反应条件尽量适合所有被扩增片段；二是同一反应内各扩增片段的大小应不同，以便检测时能通过电泳将各片段分离开。

四、多重连接探针扩增技术

多重连接探针扩增（MLPA）技术融合了核酸分子杂交和 PCR 反应，是一种高通量、针对待测核酸中靶序列进行定性和定量分析的新技术。MLPA 仅需 20ng DNA，为 Southern 印迹杂交及微阵列反应所需模板量的 1/100～1/1000；此技术操作简单，24h 内可出结果，自动化程度高，有相应的数据分析程序；其检测结果稳定可靠；此方法也适用于石蜡包埋或福尔马林浸泡过的标本。由于精确度高、重复性好、操作简便及通量大等特点，MLPA 已广泛应用于基因诊断等多个研究领域，如染色体数目异常，遗传性疾病，基因缺失、重复，基因甲基化检测等。

（一）MLPA 技术原理

MLPA 反应中需要一对引物及一对特殊的探针，其反应步骤包括杂交、连接、扩增和电泳检测。

1. 探针结构

MLPA 最大的特点在于探针的设计，一对探针包括一条经化学合成的短探针（5′端探针）和一条经 M13 噬菌体衍生法制备而来的长探针（3′端探针）。其中，短探针长 50～60bp，包括一个位于其 3′端并与靶序列完全互补的杂交序列和一个位于其 5′末端 19nt 的共同序列，该共同序列与标记的 PCR 引物相同。长探针长 60～450bp，包括一个位于其 5′末端并与靶序列完全互补的杂交序列和一个位于其 3′末端 23nt 的共同序列及两序列间的长度特异填充片段，其共同序列与未标记的 PCR 引物互补。每一个长链探针内填充片段长短不一，因而能在一个反应体系中，仅用一对引物即可扩增多个不同的核苷酸序列。

2. MLPA 反应步骤

（1）杂交

探针与靶序列杂交。将模板 DNA 双链高温变性至完全解链，然后降至适当温度使探针与靶序列杂交。在实验中，两条探针内部的杂交序列可与靶序列杂交。如果待测 DNA 中某探针的靶序列突变或缺失，则该探针不能完成杂交反应。

（2）连接

加入连接酶，调整温度将两条探针进行连接。只有探针与靶序列完全互补后才可以被连接成为一条完整的探针；反之，若其中一条探针的杂交序列与待测序列不完全互补，甚至只有一个碱基不互补，也会使该探针杂交不完全而使连接反应无法进行。

（3）扩增

连接探针的扩增。该技术巧妙地将基因组 DNA 的信号转至探针。以连接完好的探针为模板进行 PCR 扩增，而不是扩增样品靶序列。每条探针的 5′端均有一段 19nt 的共同序列，该序列与标记的引物核酸序列相同；3′端均有一段 25～43nt 的共同序列，该序列与未标记的引物核酸序列互补。可见在该技术的扩增环节中，所有连接探针的 PCR 扩增都用同一对引物。若探针的长短链连接，则扩增可进行；而若未连接，则扩增无法进行。

（4）电泳

PCR 产物可用琼脂糖凝胶电泳分离或通过毛细管电泳（CE）进行分离。不同靶基因长链探针在共同序列和与靶序列互补的序列间有不同长度的填充片段，该片段长度不同使连接后的 MLPA 探针长度不同，故其扩增片段长度也不同。一般相邻两产物的长度相差 6～8bp，探针长度在 130～480nt 之间，因此可同时检测基因组中多达 40 种不同靶序列。

（二）ILPA 的应用

1. 检测人类基因组拷贝数

基因片段的缺失和重复是许多遗传性疾病的根源。基因数量的变异不仅与疾病诊断有关，还与疾病的治疗和预后有很大的关系。现今，MLPA 技术已用于多种遗传病的基因定量研究，如苯丙酮尿症、杰格斯综合征、多发性神经纤维瘤等。

MLPA 技术除了可以检测基因的重复和缺失，也可检测染色体数目的异常。如唐氏综合征是人类常见的染色体疾病，约90%的唐氏综合征患者是由于减数分裂时 21 号染色体不分离而形成 21 三体导致。目前对该疾病的诊断主要是进行染色体核型分析。与核型分析相比，MLPA 技术可对靶序列进行定量分析，即可对染色体进行定量，且无需细胞培养，具有快速、简便、自动化的优点。因此，MLPA 技术有望取代或部分取代目前的核型分析，成为唐氏综合征的常规诊断方法。此外，MLPA 技术还可用于检测 18 三体，13 三体，X、Y 数目异常等染色体疾病。

2. 检测染色体重排

染色体重排常引发智力发育迟缓及其他多种神经系统疾病。MLPA 技术可检测出染色体重排或微小重排。现今已有多家实验室对 MLPA 技术在检测精神发育和神经系统疾病中的应用进行了研究，已报道的有 Williams 综合征、Sotos 综合征、CMT1/HNPP 综合征、Axenfeld-Rieger 综合征、DiGeorge 综合征、Prader-Willi 综合征（PWS）和 Angelman 综合征（ALS）等。

3. 检测单核苷酸多态性（SNP）和基因突变

MLPA 技术有一个特点：若探针的杂交识别序列与靶序列不互补，则其后的连接反应无法进行。尤其当短探针寡核苷酸与目标序列退火时，如其 3′端核苷酸有错配，则 ILPA 探针信号会完全缺乏，这种高灵敏度可用于 SNP 和各种突变的检测。

4. 肿瘤方面检测

约 30% 的人类肿瘤基因组中存在 DNA 拷贝数异常，其中 DNA 拷贝数增加是癌基因激活的重要方式。由于 MLPA 技术可检测出 DNA 拷贝数的异常，因此已被应用于多种肿瘤的检测中，如黑素瘤、脑（脊）膜瘤及头颈部鳞状上皮细胞癌等。利用逆转录 MLPA（RT-MLPA）可以检测 mRNA 的拷贝数变异。目前已报道的有细胞凋亡基因 BNIP3/NIP3 表达检测。此外，细胞全基因组水平的低甲基化和局部区域关键基因的高甲基化也是肿瘤的基本特征。甲基化特异性 MLPA（MS-MLPA）是一种由 MLPA 技术部分改进而成的可检测基因甲基化情况的新技术，该技术的问世解决了众多甲基化检测的难题。此外，MS-MLPA 可以同时批量检测多个基因的甲基化水平并且可以发现其拷贝数量变化，亦适用于研究石蜡包埋以及福尔马林浸泡过的标本。该技术具有工作量小、覆盖面广、定位准确的特点，被广泛认为是比较可靠、敏感、高效的甲基化检测方法。

5. 转基因小鼠基因分型

转基因小鼠模型已被广泛应用于生物医学研究中。外源基因随机插入小鼠基因中并呈现多个拷贝（1~20 个拷贝），使得传统的 PCR 技术难于鉴定转基因纯合子和杂合子。虽然 Southern 印迹杂交技术和实时 PCR 技术可用于分析转基因基因型，但也存在某些局限性。已报道 MLPA 技术经改进后检测了几种常见的小鼠转基因，包括重组酶、增强绿色荧光蛋白（EGFP）和 T_2/One。

（三）MLPA 的衍生技术

1. 逆转录 MLPA

逆转录 MLPA（RT-MLPA）技术是将 MLPA 用于 mRNA 谱检测的一种形式，用于替代实时 PCR 和微阵列。RT-MLPA 的步骤应首先进行逆转录过程，即将 mRNA 逆转录为

cDNA，之后针对 cDNA 进行探针的杂交、连接、扩增，因此 RT-MLPA 探针的设计是与 cDNA 结合的。对应于每一组 MLPA 探针，都有一条探针特异性逆转录引物，该引物与 RNA 序列互补，并靠近探针识别位点的下游。实施 RT-MLPA 时应注意：为避免 gDNA 的干扰，靶序列选在一外显子的 3′端和相邻外显子的 5′端，并且连接位点靠近两相邻外显子的结点。此外，高表达基因的信号有时会远远高于其他基因，而使得这些基因信号太低甚至检测不到。这时可通过增加一杂交竞争序列来改善。该竞争序列与 5′端探针的杂交序列相同，但是不含引物序列而不会被扩增。仪器因此记录探针与竞争序列的比例以及竞争序列的量和产生的信号。

2. 甲基化特异性 MLPA

甲基化特异性 MLPA（MS-MLPA）的问世解决了众多甲基化检测的难题，是一种经 MLPA 技术改进而成的既可检测基因甲基化情况，也可以检测基因拷贝数的新技术。与 MLPA 相比，MS-MLPA 的探针设计与普通 MLPA 类似，也包括一条经化学合成的短探针和一条经 M13 噬菌体衍生法制备而来的长探针，但与普通 MLPA 探针相比，这些长探针从 M13 载体中获取了甲基化敏感酶（Hha I 或 Hpa II）的限制消化位点。其具体实验方法与 MLPA 类似：首先应用 MS-MLPA 探针和标本 DNA 进行杂交使之结合形成 DNA-探针复合物；随后 DNA-探针复合物同时进行连接和消化反应，Hha I 识别甲基化信号，若原样本 DNA 中没有甲基化的位点，则 DNA 被酶切断，从而阻断了后续的 PCR 扩增，因此不能检测到信号，如果原样本 DNA 中含有甲基化位点，DNA-探针复合物会被顺利地连接，随后进行 PCR 扩增，最后会检测到一个 MLPA 产物峰。

3. 微阵列-MLPA 技术

微阵列-MLPA（Array-MLPA）技术是将 MLPA 技术与基因芯片微阵列技术相结合的一种高通量检测技术。通过将大量检测探针固定于氧化铝芯片基片微孔内壁上以定量检测样品扩增产物，通过调节基片上下的空气压力使样品在基片微孔中来回渗透反应。相对于平面介质而言，它的反应接触面积增加了 500 倍，极大地提高了反应效率。充分反应后，用洗脱液来回渗透洗脱没有杂交的多余探针，降低背景噪声的干扰。最后荧光被激发成像并转换成信号强度信息进行软件分析。Array-MLPA 的进步之处在于其新的探针设计方式。新的探针设计使用了长度相似但内容不同的标签序列替代了原来探针设计中的填充序列，通过检测 MLPA 探针的标签序列来区分不同位点的 MLPA 探针，这既增加了检测芯片的通用性，又使得 MLPA 可在同一试管内检测多种基因突变或一个基因中的多个位点。建立在微阵列基础上的 MLPA 检测通量大、简便快速且自动化程度高，随着微阵列技术的普及，

Array-MLPA 也将很快应用于各基因诊断实验室。

五、SNaPshot 技术

SNaPshot 技术原理类似于 DNA 测序技术，又被称为 SNaPshot 微测序技术或单碱基延伸反应，是用于 SNP 分型的一种新方法。这种 SNP 分型方法已被广泛用于法医学、群体遗传学、临床疾病诊断、细菌及病毒的分型等方面。与常规测序相比，该方法操作简单、快速，具有高效和高通量的特点。SNaPshot 技术通常是在多重 PCR 反应之后，将纯化后的 PCR 产物进行单碱基延伸反应。延伸反应体系中，采用四种荧光标记的 ddNTP，利用延伸引物 3′端与 SNP 位点上游紧邻碱基互补，在 DNA 聚合酶作用下，加入 1 个荧光标记的 ddNTP 后即终止，最后用自动毛细管 DNA 测序仪电泳分离检测延伸产物，根据峰的颜色可知掺入的碱基种类，从而确定该样本的基因型，根据峰移动的胶位置确定该延伸产物对应的 SNP 位点。在设计延伸反应引物时注意引物的 3′端必须和多态性碱基 5′端的上一个碱基互补。此外，为满足复合检测的需要，在微测序引物的 5′端可以连接不同长度、非人类同源的多聚（dGACT）尾巴，以使同一复合检测体系中微测序引物长度之间相差 3～6bp。采用该技术可构建 10 重甚至更多重的复合反应检测体系。

第四节　临床基因扩增实验室的质量控制

在临床基因扩增实验室中，可将 PCR 技术用于临床基因诊断，但由于 PCR 技术对所检测的核酸模板进行大量扩增，故容易出现实验室污染导致临床检测标本假阳性结果；另外，由于 PCR 技术要求高、影响因素多（特别是 RNA 标本），实验过程处理不当易导致核酸模板无扩增现象，导致临床标本假阴性结果。因此，临床基因扩增检验实验室技术验收和规范化管理是 PCR 技术本身的需要，也是在临床上顺利应用该技术的前提。

一、临床基因扩增检验实验室的规范化设置

根据文件规定，临床基因扩增检验实验室原则上分为四个单独的工作区域：试剂储存和准备区；标本制备区；扩增区；扩增产物分析区，如使用全自动封闭分析仪器检测，此区域可不设。各工作区域必须有明确的标记，避免不同工作区域内的设备、物品混用。进入各工作区域必须严格按照单一流向进行，即试剂储存和准备区→标本制备区→扩增区→扩增产物分析区。不同的工作区域使用不同的工作服（不同的颜色）。工作人员离开各工

作区域时，不得将工作服带出。清洁方法不当也是污染发生的一个主要原因，因此，实验室的清洁也应按试剂储存和准备区至扩增产物分析区的方向进行。不同的实验区域应有其各自的清洁用具以防止交叉污染。

在实际工作中，实验室的设置可能各不相同。对于分散形式 PCR 实验室，完成上述实验过程的实验用房彼此相距较远，呈分散布置形式，各个实验之间不易相互干扰，除遵循文件规定外，基本无需其他特殊条件。而对于组合形式 PCR 实验室，完成 PCR 四个实验过程的实验用房相邻布置，由于各个实验间分布较为集中，容易造成相互干扰以及实验室污染，因此，对总体布局以及屏障系统具有一定的要求。例如，要求各室在入口处设缓冲间，以减少室内外空气交换。试剂配制室及样品处理室宜呈微正压，以防外界含核酸气溶胶的空气进入，造成污染；核酸扩增室及产物分析室应呈微负压，以防含核酸的气溶胶扩散出去污染试剂与样品。若房间进深允许，可设 PCR 内部专用走廊。需要指出的是在减少室内外空气交换方面，缓冲间比专用走廊更有意义。

（一）试剂储存和准备区

本区主要进行以下操作：储存试剂的制备、试剂的分装和主反应混合液的制备。本区仪器设备主要有加样器、冰箱、天平、低速离心机、混匀器、可移动紫外灯等，可使用超净工作台作为试剂配制操作台面。

PCR 反应试剂和用于标本制备的材料应直接运送至试剂储存和准备区，不能经过产物分析区。试剂原材料必须储存在本区内，并在本区内制备成所需的储存试剂。当储存试剂溶液经检查可用后，应将其分装储存备用，避免因反复冻融而造成试剂活性降低。在打开含有反应混合液的离心管或试管前，应将其快速离心数秒，避免因试剂喷溅而造成污染。

主反应混合液的组成成分尤其是聚合酶的适用性和稳定性通过预试验来检查，评价结果必须有书面报告。对于"热启动"技术（在第一个高温变性步骤后加入酶），聚合酶也可不包含在主反应混合液中。

在本区的实验操作过程中，操作者必须戴手套，并经常更换。此外，操作中使用一次性帽子也是有效地防止污染的措施之一。工作结束后必须立即对工作区进行清洁。实验台表面可用次氯酸钠杀菌消毒，也可用紫外线照射消毒。实验台表面的紫外线照射应方便有效。由于紫外线照射的距离和能量对去污的效果非常关键，因此可使用可移动紫外灯（254nm 波长），在工作完成后调至实验台上 60～90cm 内照射。由于扩增产物仅几百 bp，对紫外线损伤不敏感，因此紫外线照射扩增片段必须延长照射时间，最好是照射过夜。实验室及其设备的使用必须有日常记录。

（二）标本制备区

本区主要进行以下操作：临床标本的保存，核酸（RNA、DNA）提取、储存及其加入至扩增反应管和测定 RNA 时 cDNA 的合成。仪器设备主要应有生物安全柜，可避免标本间交叉"污染"，出现假阳性结果。此外，还应配备加样器、台式高速离心机（冷冻及常温）、台式低速离心机、恒温设备（水浴和/或干浴仪）、冰箱、混匀器和可移动紫外灯等。

加样器要正确使用。由于在加样操作中可能会产生气溶胶所致的污染，所以应避免在本区内不必要的走动。可通过在本区内设立正压条件避免从邻近区进入本区的气溶胶污染。为避免样本间的交叉污染，加入待测核酸后，必须盖好含反应混合液的反应管。对具有潜在传染危险性的材料，必须有明确的样品处理和灭活程序。

用过的加样器吸头必须放入专门的消毒（如含次氯酸钠溶液）容器内。实验室桌椅表面每次工作后都要清洁，实验材料（原始血标本、血清标本、提取中的标本与试剂的混合液等）如出现外溅，则必须分别处理并作出记录。对实验台适当的紫外线照射（254nm 波长，与工作台面近距离）适合于灭活去污染。可移动紫外线管灯可用来确保工作后对实验台面的充分照射。

样本处理对核酸扩增有很大影响，必须使用有效的核酸提取方法，可在开展临床标本检测前对提取方法进行评价。用于 RNA 扩增检测的样本制备好以后，应立即进行 cDNA 合成，因为 cDNA 链较 RNA 稳定，保存相对容易。为满足逆转录反应的需要，应在标本制备区设置一个以上的温育装置。待测 RNA 的 cDNA 拷贝须保存在标本制备区，不得在本区对样本进行 PCR 扩增。

cDNA 合成的理想温度依所使用的酶而定，倾向于使用一步法：即使用在扩增反应缓冲溶液条件下具有逆转录活性的热稳定的 DNA 聚合酶进行逆转录，其较 cDNA 合成后再开盖以调节缓冲液或加入聚合酶进行扩增发生污染的可能性降低。

（三）扩增区

本区主要进行以下操作：DNA 或 cDNA 扩增。在巢式 PCR 测定中，通常在第一轮扩增后必须打开反应管，因此巢式扩增有较高的污染危险性，第二次加样必须在本区内进行。本区主要仪器就是核酸扩增热循环仪（PCR 仪，实时荧光或普通的）。热循环仪的电源应专用，并配备一个稳压电源或 UPS，以防止电压的波动对扩增测定的影响。此外，根据工作需要，还可配备加样器、超净工作台等。

不能从本区再进入任何"上游"区域，可降低本区的气压以避免气溶胶从本区漏出。

为避免气溶胶所致的污染，应尽量减少在本区内的走动。如有加样则应在超净工作台内进行。打开预处理过的反应混合液时应先离心数秒以防止液体溅出，尤其是在巢式扩增步骤之间。可使用体积较小的离心机，因其所占实验台面小，易于用一只手操作，适合于大多数超净工作台。防潮屏障如石蜡油或轻矿物油也具有防污染作用，但必须注意的是，矿物油本身也可能成为一种持续性的污染源。用过的加样器必须注意清洁和消毒。

完成操作及每天工作后都必须对实验室台面进行清洁和消毒，紫外线照射方法与前面区域相同。如有溶液溅出，必须处理并作出记录。

（四）扩增产物分析区

本区主要进行扩增片段的测定。本区所使用的仪器设备可能有加样器、电泳仪（槽）、电转印仪、杂交炉或杂交箱、水浴箱、DNA 测序仪、酶标仪和洗板机等。

核酸扩增后产物的分析方法多种多样，如膜上或微孔板上探针杂交方法（同位素标记或非同位素标记）、琼脂糖凝胶电泳、聚丙烯酰胺凝胶电泳、Southern 印迹杂交、核酸测序方法等。目前国内的商品试剂盒绝大部分均采用非同位素标记的微孔板上探针杂交方法，即 PCR-ELISA 方法，也有膜上探针杂交方法。

本区是最主要的扩增产物污染来源，因此必须注意避免通过本区的物品及工作服将扩增产物带出。在使用 PCR-ELISA 方法检测扩增产物时，必须使用洗板机洗板，废液必须收集至 1mol/L HCl 中，并且不能在实验室内倾倒，而应至远离 PCR 实验室的地方弃掉。用过的吸头也必须放至 1mol/L HCl 中浸泡后再放到垃圾袋中按程序处理，如焚烧。

由于本区有可能会用到某些可致基因突变和有毒的物质如溴化乙锭、丙烯酰胺、甲醛或同位素 85 等，故应注意实验人员的安全防护。

本区的清洁与消毒和紫外线照射方法同前面区域。如采用负压条件或减压情况下（如安装排风扇）可减少扩增产物从本区扩散至前面区域的可能性。

二、临床基因扩增检验实验室质量保证

临床基因扩增检验实验室质量保证涉及整个基因扩增检验的所有阶段，即测定分析前的标本采集处理、测定中的核酸提取、扩增和产物分析以及测定后的结果报告等。

（一）标本的采集

常用于基因扩增检测的临床标本包括 EDTA 或枸橼酸钠抗凝全血或骨髓、血清或血

浆、痰、脑脊液、尿及分泌物等。采样时必须戴一次性手套。玻璃器皿在使用前应高压处理，因为玻璃器皿常含有不易失活的 RNA 酶。最好是热灭菌，250℃烘烤 4h 以上可使 RNA 酶永久性失活。采血液等样本时，应使用一次性密闭容器，如真空采血管。当使用非密闭采样系统时，如尿、分泌物和骨髓的采样，必须注意防止来自采样者的皮屑或分泌物的污染。

全血和骨髓标本必须进行抗凝处理。EDTA 和枸橼酸盐是首选的抗凝剂。不能使用肝素抗凝，因为肝素是 Taq 酶的强抑制剂，而且在其后的核酸提取步骤中很难去除。

临床用于 RNA（如 HCV RNA）扩增检测的血标本建议进行抗凝处理，并尽快（3h 以内）分离血浆，以避免 RNA 的降解。如未作抗凝处理，则抽血后，必须在 1h 内分离血清。

（二）标本的稳定化处理

用于 DNA 扩增检测的标本，采集后一般不需要特殊的稳定化处理，但标本应及时送至实验室。

由于 RNA 易受 RNA 酶的降解，因此用于 RNA 测定的标本有时必须进行稳定化处理，如流行病学调查的现场采样。异硫氰酸胍盐（GITC）可使 DNA 酶和 RNA 酶立即失活，因此在采集标本时，可将标本材料如血清或血浆按 1：4 的比例加至含有 5mol/L GITC 的试管中，从而使血清（浆）中的 RNA 酶不可逆失活。经上述稳定化处理后，标本一般不需要冷藏即可邮寄，可以在室温中保存 7 天。对于特定的检测项目，上述稳定化处理方法的效果究竟如何，要使用相应的逆转录 PCR 测定方法来评价。

（三）标本的运送

标本采集后必须尽快送至实验室。经过适当稳定化处理的标本可在常温下通过邮寄运送，如用于 DNA 扩增检测的 EDTA 抗凝全血标本及用于 RNA 扩增检测的经 GITC 稳定化处理的标本。通常在运送时，应采用不易破碎的容器装载标本。用于 RNA 检测的标本，如果未经稳定化处理，则必须速冻后，放在干冰中运送。

（四）标本的储存与接收

临床体液标本如血清、血浆等可于-70℃下长时间储存。对于用于基因扩增的临床标本应在四个测定区域之外接收，不能在标本制备区接收，否则会因为工作人员频繁出入标本制备区而增加实验室污染的可能性。接收的标本应由基因扩增实验室人员带入标本制备区。

（五）标本的处理

标本的处理即核酸提取纯化是决定扩增检测成败的关键性步骤，在使用商品核酸提取试剂提取临床标本中的核酸模板前，应对其进行充分评价以验证其提取的有效性。通常，核酸制备质量不高是由于抑制物去除不完全所致，抑制物可能来源于标本本身（如血红素及其前体或降解产物）或核酸提取过程中残留的有机溶剂（如酚、氯仿等），这些物质对其后的 Taq 酶扩增反应步骤具有强烈的抑制作用，从而影响靶核酸的扩增测定。当标本为痰时，则必须先进行液化处理，再提取核酸。需注意的是，液化时不能加热，液化时间不能过长。此外，当靶核酸为 RNA 时，逆转录 PCR 测定失败的常见原因是标本在运送前未经充分的稳定化处理及核酸提取试剂的 RNA 酶的污染。对于前者，要核查测定分析前的步骤，如果发现有 RNA 降解的证据，实验室应拒绝接受标本，要求重新采集标本，并对运送者给以详细的指导。对于后者，建议使用高质量的商品核酸提取试剂。

用于 DNA 测定的已纯化核酸样品可在 TE 缓冲溶液（10mmol/L Tris，1mmol/L EDTA，pH7.5~8.0）中于 4℃ 或 -20℃ 保存。用于 RNA 测定的已纯化核酸样品应在缓冲溶液中 -80℃ 或液氮中储存。用乙醇沉淀的核酸样品于 -20℃ 储存即可。

（六）靶核酸的逆转录（RT）和扩增

1. 靶 RNA 的逆转录

以 RNA 为模板进行 RT-PCR 扩增时，RNA 模板应首先在逆转录酶的催化下生成 cDNA，cDNA 为靶 RNA 的反向互补链，为后面 PCR 扩增的模板。下述因素通常影响到靶 RNA 的逆转录：逆转录效率的降低或完全缺乏，其可能的原因有逆转录酶质量不高、试剂降解变质或加样错误等；②于逆转录的 RNA 标本中存在逆转录酶或 Taq DNA 聚合酶的抑制物（如酚、氯仿、血红素等）；③RNA 酶的存在导致 RNA 模板的降解。

在所有 RNA 实验中，最关键的因素是分离得到全长的 RNA。而实验失败的主要原因是核糖核酸酶（RNA 酶）的污染。由于 RNA 酶广泛存在且稳定，一般反应不需要辅助因子。RNA 酶可耐受多种处理而不被灭活，如煮沸、高压灭菌等。因而 RNA 制剂中只要存在少量的 RNA 酶就会引起 RNA 在制备与分析过程中的降解，而所制备的 RNA 的纯度和完整性又可直接影响 RNA 分析的结果，所以 RNA 的制备与分析操作难度极大。在实验中，一方面要严格控制外源性 RNA 酶的污染，另一方面要最大限度地抑制内源性的 RNA 酶。外源性的 RNA 酶存在于操作人员的手汗、唾液等中，也可存在于灰尘中。这些外源性的 RNA 酶可污染器械、玻璃制品、塑料制品、电泳槽、研究人员的手及各种试剂。而各种组织和细胞中则含有大量内源性的 RNA 酶。由于 RNA 酶依赖于活性位点处的组氨酸残基起催化作用，因此能被组氨酸烷化剂 DEPC 所抑制。防止外源性 RNA 酶污染的措施包括：①所有的玻璃器皿均应在使用前于 180℃的高温下干烤 6h 或更长时间；或用新鲜配制的 0.1%DEPC 或无水乙醇浸泡 1h 后，高压灭菌去除残余的 DEPC。②塑料制品可用新鲜配制的 0.1%的 DEPC 水浸泡过夜，然后高温高压灭菌 1h 除去残留的 DEPC。③有机玻璃器皿如电泳槽等，可先用去污剂洗涤，双蒸水冲洗，乙醇干燥，再浸泡在 3%H_2O_2 中（室温，10min），然后用 0.1%DEPC 水冲洗，晾干。④配制的溶液应尽可能地用 0.1%DEPC 在 37℃处理 12h 以上，然后用高压灭菌法除去残留的 DEPC。不能高压灭菌的试剂，应当用 DEPC 处理过的无菌双蒸水配制，然后经 0.22/m 滤膜过滤除菌。⑤操作人员戴一次性口罩、帽子、手套，实验过程中手套要勤换。⑥设置 RNA 操作专用实验室，所有器械等应为专用。抑制内源性 RNA 酶活性的措施：第一，使用 RNAase 的特异性抑制剂，如 RNAase 阻抑蛋白（RNAasin）、氧机核糖核苷复合物等；第二，去除蛋白质物质，如蛋白质变性剂、蛋白酶 K、阴离子去污剂等，常与 RNA 酶抑制物联合使用，以加强抑制 RNAase 活性的作用。

2. 核酸的扩增

有多种因素可引起核酸扩增检测的假阳性或假阴性结果，如扩增靶核酸中抑制剂存在、Taq 酶失活、退火温度不对、Mg^{2+} 浓度不佳、患者标本或试剂受污染等。扩增仪孔中热传导的均一性极为重要，必须定期对扩增仪的温度控制和加热模块中热传导的一致性进行检查，以避免假阴性结果。

（七）污染

1. 污染的来源

在实际工作中，常见有以下几种污染类型：扩增片段的污染（产物污染）、天然基因组 DNA 的污染、试剂污染（储存液或工作液）以及标本间交叉污染（如气溶胶从一个阳性标本扩散到原本阴性的标本）。临床基因扩增检验实验室中污染的最主要来源是扩增产物的污染。由于一旦发生污染后，再围绕实验室来寻找污染源不仅耗时而且还很烦琐，所以防止污染重在预防。但如果发生了污染，实验就必须停止，直到发现了污染源为止，并且实验结果必须作废。污染可能发生在 PCR 的各个阶段，PCR 扩增检测前的污染源主要来自于非患者标本来源的核酸。通常，PCR 扩增检测阶段的每一步都可能发生对样本的污染。反应混合液的任何成分及核酸的制备和反应建立阶段所涉及的实验设备的任何部位都是可能的污染源。例如受污染的试剂（例如牛血清白蛋白、明胶或矿物油）、商品酶制剂、消耗品（如反应管、吸头）和实验设备（如加样器、离心机）等。

在前面三个工作区中，不当的实验操作会引起所使用的试剂、消耗品或实验设备的污染。而在产物分析区，当吸取扩增产物用于检测时，非常容易引起污染，因此临床基因扩增检验实验室必须制定标准操作程序（SOP），并严格执行。

2. 污染的监测

一个好的实验室，要时刻注意污染的监测，考虑有无污染，是什么原因造成的污染，以便采取措施，防止和消除污染。

（1）阳性对照：PCR 反应实验室及一般的检验单位都应设有 PCR 阳性对照，它是 PCR 反应是否成功、产物条带位置及大小是否合乎理论要求的一个重要的参考标志。阳性对照要选择扩增度中等、重复性好，经各种鉴定是该产物的标本，如以重组质粒为阳性对照，其含量宜低不宜高（100 个拷贝以下）。但阳性对照尤其是重组质粒及高浓度阳性标本，其对检测或扩增样本污染的可能性很大，在使用过程中注意防止污染。

（2）阴性对照：每次 PCR 实验务必做阴性对照。①标本对照：被检的标本是血清就用鉴定后的正常血清作对照；被检的标本是组织细胞就用相应的组织细胞作对照。②试剂对照：在 PCR 试剂中不加模板 DNA 或 RNA，进行 PCR 扩增，以监测试剂是否被污染。

（3）重复性试验。

（4）选择不同区域的引物进行 PCR 扩增。

3. 污染的预防措施

（1）重在预防：要避免污染，首先应是预防而不是排除污染，前面所述对工作区的严格划分的目的即是为了预防污染。

（2）分装试剂：PCR 扩增所需要的试剂均应在装有紫外灯的超净工作台或负压工作台配制和分装。所有的加样器和吸头需固定放于其中，不能用来吸取扩增后的 DNA 和其他来源的 DNA：①PCR 用水应为高压灭菌的双蒸水；②引物和 dNTP 等试剂应分装储存，分装时应标明时间，以备发生污染时查找原因。

（3）实验操作注意事项：由于污染来源于不同的途径，因此，不仅要在进行扩增反应时，在样品的收集、抽提和扩增的所有环节都应该注意遵循如下原则。①戴一次性手套，若不小心溅上反应液，立即更换手套；②吸头一次性使用，严禁与 PCR 产物分析室的吸头混用，吸头不要长时间暴露于空气中，避免气溶胶的污染；③为避免打开反应管时反应液飞溅造成污染，开盖前应稍离心收集液体于管底，若不小心溅到桌面上，应立刻用稀酸擦拭桌面并记录在案；④操作多份样品时，制备反应混合液，先将 dNTP、缓冲溶液、引物和酶混合好，然后分装，这样即可以减少操作，避免污染，又可以增加反应的精确度；⑤最后加入反应模板，加入后盖紧反应管；⑥操作时设立阴阳性对照和空白对照，即可验证 PCR 反应的可靠性，又可以协助判断扩增系统的可信性；⑦尽可能用可替换或可高压处理的加样器，由于加样器最容易受产物气溶胶或标本 DNA 的污染。如没有这种特殊的加样器，至少 PCR 操作过程中加样器应该专用，不能交叉使用，尤其是 PCR 产物分析所用加样器不能拿到其他两个区。

上述预防污染的方法只在一定程度上有效，所以不能用其来替代严格的实验室设置和管理，尤其是这些方法不能防止外来非扩增的天然 DNA 的污染。

4. 污染的处理

（1）环境的污染

工作完后必须定期对实验室采取有效的清洁措施，结合各种不同的方法可达到最佳效果：①用 10%（体积分数）次氯酸钠清洁表面；②试验后的用紫外线照射实验操作台面和其他表面；③实验设备如加样器的高压消毒。

对于环境中污染源的处理，可以有以下处理方法。①稀酸处理法：对可疑器具用 1mol/L 盐酸擦拭或浸泡，使残余 DNA 脱嘌呤。②紫外线照射（UV）法：紫外线波长一般选择 254/300nm，照射 30min 即可。需要注意的是，选择紫外线照射法消除残留 PCR 产物污染时，要考虑 PCR 产物的长度与产物序列中碱基的分布，紫外线照射仅对 500bp 以上长片段有效，对短片段效果不大。

（2）反应液污染

可采用下列方法之一处理。①DNase Ⅰ法：PCR 混合液（未加模板和 Taq 聚合酶）加入 0.5U DNase Ⅰ，室温反应 30min 后加热灭活，然后加入模板和 Taq 聚合酶进行正常 PCR 扩增。该方法的优点是不需要知道污染 DNA 的序列。②内切酶法：选择识别 4 个碱基的内切酶（如 Msp Ⅰ和 Taq Ⅰ等），可同时选择几种，以克服用一种酶只能识别特定序列的缺陷，室温作用 1h 后加热灭活进行 PCR。③紫外线照射法：未加模板和 Taq 聚合酶的 PCR 混合液进行紫外线照射，注意事项与方法同上述紫外线照射法。

（3）使用尿嘧啶-DNA-糖基化酶（UDG）法控制 PCR 产物交叉污染

由于紫外线照射的去污作用对 500bp 以下的片段效果不好，而临床用于检测的 PCR 扩增片段通常为 300bp 左右，因此，UNG 的预防及控制污染作用日益受到重视和肯定。其原理如下：在 PCR 反应系统中以 dUTP 代替 dTTP，使扩增产物中含有尿嘧啶。在以后的 PCR 扩增前用尿嘧啶-DNA-糖基化酶处理，该酶切割污染的 DNA 上的尿嘧啶，DNA 断裂，Taq DNA 聚合酶不可能再扩增污染的 DNA 片段，而 UDG 酶对天然的核酸模板无影响。通过加热去除 UDG 酶后，再做 PCR，即可防止 PCR 的污染。

（八）扩增产物的分析

扩增产物的测定有各种方法，如电泳、限制性酶切、斑点印迹、探针杂交、测序、分光光度法定量等，但临床 PCR 检验项目基本上都使用探针杂交方法。

杂交结果不充分的原因可能是基因探针不合适、标记方法不对、对探针的标记不够、杂交或洗涤方法不合适等。

最常使用的基因探针有：DNA 片段、合成的寡核苷酸和体外转录的反义 RNA 探针。探针的标记物常用的有生物素、地高辛、荧光素和同位素等。

在扩增后的杂交检测中，应该严格遵守商品试剂盒确定的杂交程序和杂交条件。温度太低或离子强度太高都会降低杂交的严格性，还会给检测信号的特异性带来负面影响。相反，提高温度和（或）降低离子强度会增加杂交的严格性。因此，严密控制温度和试剂的离子强度是避免假阳性和假阴性结果的先决条件。需要注意的是，温度和离子强度不能同时改变。

（九）质量控制

质量控制包括两个方面，即室内质量控制（IQC，以下简称质控）和室间质量评价（EQA）。

1. 室内质量控制

室内质量控制是在实验室内由本室工作人员所采取的质量控制措施，主要是为了监测实验室检测日间重复性（精密度）和发现测定方法在某一天出现的重大误差，它决定了即时的测定结果是否有效和报告能否发出。由于核酸扩增测定的高敏感性，所以标本制备、逆转录、扩增本身和产物分析中的每一步都要求有质控措施，以避免假阳性和假阴性，保证测定结果的准确性和重复性。

（1）标本制备

应对制备 DNA 和 RNA 的模板进行完整性和纯度的评估。常规用琼脂糖凝胶电泳来检测 DNA 的完整性，以判断所提取的 DNA 是否发生降解。用常规的手工提取方法制备的 DNA 的平均长度一般为 100kb 左右，用适合 PCR 的 DNA 提取试剂盒制备的 DNA 的长度范围为 30~40kb。明显出现降解的 DNA（1~10kb）在经琼脂糖凝胶电泳分离和用溴化乙锭染色后也可见强的荧光信号。用对甲基化不敏感的限制性核酸内切酶（如 EcoR I）消化 DNA，然后电泳分离，能够对酶活性的抑制剂进行质控（在抑制剂存在的情况下，高分子质量的片段不被酶切）。

最快的对总 RNA 提取质量控制的方法是在非变性条件下作琼脂糖凝胶电泳，这一点跟 DNA 分离相同。但如果对结果有疑问，就应该做变性琼脂糖凝胶电泳以检测 RNA 的完整性。在理想情况下，三种主要的核糖体 RNA（28S、18S 和 5S）在凝胶上出现的带相对较窄。如发生 RNA 的降解，则出现大量低分子质量带或三种主要出现带的消失。测定核糖体 RNA 带的密度指数可作为对 RNA 制备的质量评价的实验室内的标准；对向低分子质量拖尾的、不对称性的峰的评估结果也可作为 RNA 完整性的合适的指标。另外，琼脂糖凝胶电泳能显示出在 RNA 的制备中被 DNA 污染的程度。

利用紫外分光光度法可以初步评估 DNA 和 RNA 模板的纯度，质量好的 DNA 提取物，$\frac{A_{260}}{A_{280}}$ 约为 1.8，而质量好的 RNA 提取物，会 $\frac{A_{260}}{A_{280}}$ 约为 2.0。若 DNA 的比值 $\frac{A_{260}}{A_{280}}$ >1.9，表明有 RNA 污染；若 $\frac{A_{260}}{A_{280}}$ <1.6，表明有蛋白质、酚等污染。若 RNA 的 $\frac{A_{260}}{A_{280}}$ <1.7，表明有蛋白质或酚污染；$\frac{A_{260}}{A_{280}}$ >2.0 时表明可能有异硫氰酸残存。还可以测定 A_{270}，若在 270nm 处有高吸收表示有酚的干扰。

对于血清（浆）中病毒的测定，则要评价标本出现溶血、脂血和黄疸情况下标本处理方法对扩增检测的影响，避免由于标本处理方法的不当而出现假阴性结果。此外，还可采用已知浓度标本评价核酸提取方法的效果。

（2）逆转录和扩增

本部分包括阳性质控和阴性质控。对逆转录和核酸扩增的质控既可使用内标质控方法，也可采用外标质控方法。逆转录—扩增检测的内标通常为在整个细胞周期中均匀表达的 mRNA，如 HLA、β 肌动蛋白和组蛋白 H3.3 的 mRNA 或 14S rRNA 等。此外，也可在标本制备时将外来内标加入标本中共同提取、逆转录及扩增。当标本中存在逆转录抑制物，或核酸提取中发生 RNA 降解，或逆转录酶失活，内标即会表现为阴性结果。

对于 DNA 测定内标可使用有机体存活所必需的靶基因，如维生素 D 血浆结合蛋白的基因。对于病原体的基因检测，内标多采用人工制备的竞争性内标。内标可以监控每一扩增孔中假阴性的产生情况。

目前的商品试剂盒大部分没采用内标方法质控。因此在测定血清/血浆病原体核酸如 HBV DNA、HCV RNA 等时，应使用已知的弱阳性血清/血浆作为质控标本，与待测临床标本等同处理提取核酸及扩增，以判断逆转录及扩增检测的效果。

使用这些外加弱阳性质控不但可检测扩增反应液的质量，还可获得有关 PCR 试剂的检测下限和特异性的信息。这些质控标本在扩增检测时必须使用与患者的标本相同的主反应混合液。

每一个 PCR 实验中都必须设有外加阴性质控（污染监测质控），为判断扩增过程中污染出现的阶段，阴性质控可包括如下几种，即在样品制备的整个过程中所带的空白管、仅有扩增反应液但不含扩增模板的反应管、阴性标本等。阴性标本可以评估 PCR 实验的综合质量。

在扩增靶 RNA 的 RT-PCR 实验中，可做省略逆转录的污染质控，通过这种方法可发现以前扩增的 DNA 片段所引起的污染。

（3）板上杂交和膜上斑点印迹杂交的质控

在板上杂交和斑点杂交时，阳性和阴性质控应该在同一板或膜上与患者标本平行进行分析，这可排除不同反应中因使用不同杂交条件所致的对结果的错误解释。

（4）测定结果的评价与报告

采用实时荧光定量 PCR 检测方法，在判断结果时应先对扩增的荧光信号作出定性判断，然后再进行定量分析，避免一些非特异荧光信号对结果分析的干扰。

结果的报告必须简单、清楚。定性测定报告"阳性"或"阴性"即可。定量测定则必须报告量的多少，如结果高于测定方法的线性范围上限，则对样本稀释后再测，结果乘上稀释倍数；如结果低于测定方法的线性范围下限，则报告小于多少即可，不能报告为"0"或"阴性"。

2. 室间质量评价

所有开展临床基因扩增检验的实验室都必须参加由临床检验中心组织的全国临床基因扩增检验项目的室间质量评价，评价结果将作为其开展临床基因扩增检验的依据之一。

第三章 核酸分子杂交技术

第一节 核酸分子杂交

一、核酸分子杂交的基本原理

核酸分子杂交是指具有一定同源序列的两条核酸单链在一定条件下（适宜的温度和离子强度）遵循碱基互补配对原则形成异质双链（DNA/DNA、DNA/RNA 或 RNA/RNA）的过程，杂交后形成的异质双链分子称为杂交分子。在这一过程中，核酸分子经历了变性和复性的变化。

（一）核酸变性

核酸变性是指 DNA 双螺旋之间维系核酸双链互补碱基的氢键断裂变成单链或 RNA 局部氢键断裂变成线性单链的过程。核酸变性并不涉及共价键（如磷酸二酯键、糖苷键等）的断裂，核酸分子一级结构不发生改变。引起核酸变性的因素很多：由温度升高而引起的变性称为热变性；由酸碱度改变引起的变性称为酸碱变性，当核酸溶液的 pH 值大于 10 或小于 3 时，核酸的双链可以完全打开成为单链分子；化学试剂（如尿素、甲醛、甲酰胺等）也可引起核酸变性，因为这些变性剂可以影响氢键和碱基堆积力的形成。

核酸变性后其理化性质也随之发生改变：变性的核酸溶液黏度下降、密度增加；此外，260nm 区紫外吸收增强，此现象被称为增色效应。通过增色效应可检测 DNA 是否发生变性，观察变性过程。在热变性过程中，以 A_{260} 的值相对于温度作图，得到 DNA 的变性解链曲线。

DNA 热变性的特点是爆发式的，变性作用发生在一个很窄的温度范围内。通常将加热变性过程中使 DNA 变性一半所需要的温度称为熔解温度（T_m）。DNA 的 T_m 值一般在 82～95℃之间，T_m 是 DNA 变性的重要参数。DNA 的 Tm 值大小与下列因素有关。

1. DNA 的均一性决定熔解温度范围的大小

分子种类、大小（碱基对数）单一的均质 DNA，如纯的一种病毒 DNA 或重组 DNA，解链发生在一个较小的温度范围内；对于分子种类、大小不一的异质 DNA，这样的混合样品 DNA 的变性过程发生在一个较宽的温度范围内。因此，熔解温度范围可以作为衡量 DNA 样品均一性的标准。

2. G-C 碱基对含量决定熔解温度高低

在特定的溶液中，DNA 的 T_m 值与 G-C 碱基对含量成正比关系。GC 碱基对含量越多，Tm 值越高。这是因为 G~C 碱基对之间有 3 个氢键，A-T 碱基对之间有 2 个氢键，所以含 G-C 碱基对多的 DNA 分子结构更为稳定。根据 DNA 的碱基组成，可以计算 T_m 值，其经验公式为 Tm＝69.3+0.41（G+C）%。当寡核苷酸片段组成小于 20bp 时，可用 T_m＝4（G+C）+2（A+T）进行计算。不同 DNA 分子 T_m 值不同。

3. 溶液的离子强度影响 T_m 值

同一种 DNA 分子在不同离子强度的溶液中其 T_m 值不同。一般来说，离子强度较低时，值较低，且熔解温度的范围较宽；离子强度较高时，T_m 值较高，熔解温度范围较窄。这是因为溶液中的阳离子与 DNA 分子中带负电荷的磷酸基团形成了离子键，所以需要较高温度才能使 DNA 变性。因此，DNA 制品在含盐溶液或缓冲溶液中保存较为稳定。

（二）核酸复性

变性的核酸可复性。当变性条件缓慢去除后，两条彼此分开的互补单链重新缔合成为双螺旋结构，或变性的 RNA 又恢复局部的双螺旋结构，此过程称为核酸复性。将热变性的 DNA 骤然冷却，DNA 不可复性，但将温度缓慢降低，使 DNA 逐渐冷却，DNA 即可复性，此过程称为退火。核酸复性后，许多理化性质又得以恢复，如复性时，随双螺旋结构的恢复，对紫外光的吸收减弱，发生减色效应。

复性过程并不是两条单链重新缠绕的简单过程，其基本服从二级反应动力学，可分两步完成。第一步：两条核酸单链随机，碰撞暂时形成局部双链，如果局部双链周围碱基不能配对，则此局部双链迅速解离，重新碰撞，直到找到正确的互补序列，此过程称为"成核"作用。第二步：在成核的基础上，首先形成的局部双链成为中心序列，其两侧的序列迅速互补配对，就像"拉链"那样形成完整的双链分子，完成整个复性过程。

DNA 分子大小、序列复杂程度和 DNA 浓度直接影响复性速度。片段大、序列复杂的 DNA 单链分子在溶液中相互碰撞的概率相对较少，难以形成正确的配对，所以 DNA 片段越大，序列越复杂，复性速度越慢，DNA 浓度越高，两条单链间随机碰撞的概率就越大，复性速度也就越快。

溶液的离子强度和温度对复性速度有重要影响。溶液的离子强度较高时，可有效中和DNA 分子中带负电荷的磷酸基团，加快复性速度。温度过高，不利于复性，而温度过低，部分双链间随机形成的错配氢键不易发生断裂，从而造成两条非互补单链间的非特异性结合。复性的适宜温度一般较 T_m 值低 25℃左右。

在一定条件下（适宜的离子强度和温度），复性反应的速度可用 $Cot_{1/2}$ 来衡量。"Co"是已变性的单链 DNA 的初始浓度，以 mol/L 表示，"t"为时间，以 s 表示。$Cot_{1/2}$ 表示单链 DNA 的初始浓度与复性一半所需时间的乘积（mol-s/L），与复性速率成反比，$Cot_{1/2}$ 增大意味着反应变慢。实验证明，两种浓度相同但来源不同的 DNA 分子，复性时间的长短与 DNA 分子的大小及复杂程度有关。DNA 分子越大、序列越复杂，Cot1/2 越大，复性时间越长。

（三）核酸分子杂交的方法

核酸分子杂交实际上就是核酸经历变性后，两条互补的异源单链核酸分子通过复性重新缔合形成异质双链的过程。杂交的双方是待测的核酸序列和已知的核酸序列。在杂交体系中已知的核酸序列称作核酸探针。

杂交反应是一个复杂的过程，影响核酸变性和复性的因素均影响核酸分子杂交。这些影响因素包括核酸探针的浓度和长度、杂交的温度、杂交液的离子强度和变性剂甲酰胺的浓度、洗涤条件、杂交促进剂等。

1. 核酸探针的浓度和长度

杂交时，随着溶液中探针浓度的增加，杂交速率也增加，探针浓度过低会降低杂交信号；但浓度过高又会使探针的非特异结合加强，本底增加。一般认为，最佳探针浓度是达到与待测的靶序列最大结合度的最低浓度，通常以 0.5~5.0/zg/ml 为宜。探针的长度在 50~300bp 为好，探针短，杂交率高，杂交时间短；探针长可增强杂交信号，但所需的杂交时间较长，本底增高。

2. 杂交的温度

值的大小与碱基组成、溶液的离子浓度等诸多因素有关。温度过高不利于杂交体的形成，温度过低，非特异结合，不易解离，最适杂交温度应较 T_m 值低 25℃。

3. 杂交液的离子强度

在低离子强度下，核酸杂交非常缓慢，随着离子强度的增加，杂交反应速率增强。因为溶液的离子强度较高时，可有效消除静电斥力，有利于杂交。

4. 杂交液中甲酰胺的浓度

核酸变性剂甲酰胺可影响核酸双螺旋结构的稳定性，使核酸杂交的 T_m 值降低，研究证实，杂交液含 30%~50% 甲酰胺能使 T_m 降低到 30~42℃。

5. 核酸分子的复杂性

在一定条件下（适宜的离子强度和温度），复性反应的速率可用 $Cot_{1/2}$ 来衡量，$Cot_{1/2}$ 与溶液中核酸的长度及复杂度成正比。两个不同基因组 DNA 变性后的相对杂交速率取决于样品浓度绝对一致时的相对复杂性。

6. 洗脱条件

杂交后，要对固体支持介质进行充分的洗脱，以去除支持物上未参加反应的游离核酸探针及非特异结合的探针，洗脱反应还可以解离错配的探针。洗脱的条件包括盐溶液的浓度、温度、洗涤次数和时间。洗脱缓冲溶液的浓度和洗脱温度会影响杂交分子的稳定性，洗脱一般遵循的原则是洗脱温度由低到高而洗脱缓冲溶液的浓度由高到低。在低浓度、高温度的洗脱条件下，可以洗脱掉与靶序列不完全互补的核酸探针，因此，只有探针和靶核酸之间有非常高的同源性时，才能在低盐、高温条件下不被洗脱。洗脱时，应根据杂交核酸分子之间的同源性对溶液浓度和洗脱温度进行适宜调整，反复尝试以优化实验条件。

7. 促进剂

在杂交过程中，促进剂能促进 250 个碱基以上长探针的杂交速率，常见的促进剂有硫酸葡聚糖、聚乙二醇、聚丙烯酸等，可通过优化条件选择合适的促进剂浓度。值得注意的是，短探针分子质量小、探针复杂度低，其本身的杂交速率较高，故短探针杂交不必使用促进剂。

二、核酸分子杂交分类与基本过程

核酸分子杂交按其反应介质的不同可分为液相杂交和固相杂交两类。液相杂交是指待测核酸样品和核酸探针的杂交反应发生在液相中，反应完成后，直接对杂交结果进行检测。固相杂交是先将待测的靶核酸片段固定在固相支持物上，然后与溶解于杂交液中的核酸探针进行杂交，反应后洗去支持物上未参加反应的游离核酸探针，再检测杂交信号，分析杂交结果。固相杂交因其具有杂交后未杂交探针易于除去、不存在同源与异源核酸分子的竞争反应和杂交信号方便检测等特点，发展迅速，是目前最为常用的核酸分子杂交方法。

常用的固相杂交根据固体支持物的不同，可概括为两大类：膜上印迹杂交和核酸原位杂交。前者是将待测核酸从细胞中分离与纯化后，再利用各种物理方法，固定于尼龙膜或硝酸纤维素膜等固体支持物上，然后与液相中的核酸探针进行杂交，主要有 Southern 印迹杂交（Southern blotting）、Northern 印迹杂交（Northern blotting）、菌落杂交、斑点杂交和狭缝杂交。核酸原位杂交是将核酸探针直接与细胞或组织切片中的核酸进行杂交。

虽然这些方法各具特点，但操作流程基本一致，可概括为：靶核酸的制备，探针分子的制备及标记，靶核酸固定于固相载体，预杂交和杂交，漂洗，检测杂交信号，分析杂交结果。对于 Southern 印迹杂交和 Northern 印迹杂交，靶核酸样品制备后，首先要通过凝胶电泳分离核酸片段，然后采用有效的转移方法，将电泳凝胶中的核酸片段转移到膜固相支持物上，再进行杂交。良好的固相支持物和有效的转移方法的选择是膜上印迹杂交成败的两个关键因素。

（一）固相支持物的选择

良好的固相支持物应宜备以下特点：①具有较强的结合核酸分子的能力；②与核酸分子结合后，不影响其与探针分子的杂交反应；③与核酸分子结合稳定、牢固，经杂交、洗膜等操作后不脱落或脱落极少；④膜对探针的非特异性吸附少；⑤具有良好的柔韧性，便于操作。

目前实验室中最常用的膜固相支持物有硝酸纤维素（NC）膜和尼龙膜。NC 膜在核酸印迹方法发展的早期应用比较广泛，但并不是很理想。NC 膜质地较脆，不适合反复使用；其依靠疏水作用非共价结合核酸分子，结合不是很牢固；与核酸结合需要较高的离子强度，较低的离子强度将降低其与核酸的结合能力；不适合用碱性溶液进行转移，在 pH9.0 时不能结合核酸。

尼龙膜是目前比较理想的固相支持物，分为普通尼龙膜和带正电荷修饰的尼龙膜两种。带正电荷的尼龙膜与普通尼龙膜相比结合核酸能力更强，灵敏度更高，但价格较昂贵。尼龙膜的优点是韧性较强，便于操作，可反复使用；其通过共价作用与核酸牢固结合，在酸性、碱性、中性、高离子强度或低离子强度下均可与核酸结合。其缺点是杂交信号本底较高。值得一提的是，NC 膜既可用于核酸印迹分析，又可用于蛋白质印迹分析，但尼龙膜只适用于核酸印迹分析。

（二）膜印迹方法的选择

在印迹实验中，需要将凝胶电泳分离后的核酸片段从凝胶转移到杂交膜上。常用的转膜方法有毛细管转移、电转移和真空转移三种。在转移过程中，待检测核酸在膜上的相对位置与其在凝胶中的相对位置一一对应，故称为印迹。

1. 毛细管转移

毛细管转移是利用毛细管虹吸作用由转移缓冲溶液带动核酸分子从凝胶转移至固相支持物上。毛细管转移法最先用于核酸分子杂交，含有高浓度盐的转移缓冲溶液［20×SSC（SSO）］，通过上层滤纸的毛细管虹吸作用上升，形成经滤纸桥、凝胶、固相膜、滤纸自下而上的液体流，凝胶上的核酸被携带移出而滞留在膜上。核酸转移的速率主要取决于核酸片段的大小、凝胶的浓度及厚度。一般来说，核酸片段越小，凝胶越薄，浓度越低，转移的速度就越快。转移后将固相膜用 6XSSC 冲洗以除去凝胶碎块，用滤纸吸干，80℃真空干燥 2h 固定，4℃保存。硝酸纤维素膜需用铝箔包好，真空保存，尼龙膜则需用塑料薄膜密封保存备用。

毛细管转移法转膜时间长，效率不高，尤其对于分子质量较大的核酸片段，且不适合聚丙烯酰胺凝胶中核酸的转移。但由于不需特殊设备，操作简单，重复性好，目前仍是实验室最常采用的转移方法之一。

2. 电转移

电转移是利用电场作用将凝胶中的核酸转移至固相支持物上，其基本原理如下：在一种特殊的电泳装置中，利用核酸分子的电荷属性，在电场力的作用下，将凝胶中的核酸片段转移至固相膜上。核酸完成转移所需的时间取决于核酸片段的大小、凝胶的孔隙以及外加电场的强度。

通常电转移法根据装置的不同又分为两种：湿式电转移法和半干式电转移法。湿式电转移法采用的是祐金电极，在正、负电极之间填充了大量电泳缓冲溶液。湿式电转移法是将膜与凝胶紧贴在一起，置于滤纸之间，固定在支持夹内，各层之间不得有气泡滞留，并将支持夹放置于盛有转移缓冲溶液的电泳槽中，有膜的一面朝向正极。经过一段时间的电泳后，凝胶中的核酸片段转移至膜上，形成印迹。湿式电转移法应配有冷却装置以降低电泳过程中产生的过多热量。

半干式电转移法采用石墨电极，不需要大量的电泳缓冲溶液，只需几张被转印缓冲溶液浸湿的滤纸。即在半干式转印电泳仪阳极板上依次放上 6 层转印缓冲溶液浸湿的滤纸、固相膜、凝胶和 6 层转印缓冲溶液浸湿的滤纸，然后盖上阴极板，即可开始转印。

电转移法是一种简单、快速、高效的转移方法，一般只需 2~3h，至多 6~8h 即可完成转印，特别适用于不能用毛细管转移法的聚丙烯酰胺凝胶中的核酸以及大片段核酸的转移。但应特别注意的是，在电转移过程中，一般选用尼龙膜而不用硝酸纤维素膜作为固相支持物，因为 NC 膜与核酸结合依赖于高盐溶液，而高盐溶液在电泳过程中产生的强电流会导致转移系统的温度急剧升高从而对核酸造成损伤。

3. 真空转移

真空转移是利用真空作用将转移缓冲溶液从上层容器中通过凝胶、滤膜在低压真空泵的抽吸作用下送入下层真空室，同时带动凝胶中的核酸片段转移至凝胶下层的固相膜上。真空转移法简单、快速、高效，一般只需 0. 5~1h 即可完成。但要注意，真空压力不可过大，否则易使凝胶碎裂；同时，严格洗膜，否则背景偏高。

（三）Southern 印迹杂交基本过程

Southern 印迹杂交是一种膜上检测 DNA 的杂交技术。Southern 印迹杂交主要应用于克隆基因的酶切图谱分析、基因组中基因的定性及定量分析、基因突变分析及限制性片段长度多态性分析及疾病诊断等。

Southern 印迹杂交基本过程包括：限制性核酸内切酶消化待测 DNA；琼脂糖凝胶电泳分离 DNA 片段；DNA 变性、中和并转印至固相支持物；预杂交；特异 DNA 片段的分子杂交；杂交信号的检测及结果分析。

1. 用适当的限制性核酸内切酶消化待测 DNA

如果待测 DNA 很长，如来自基因组，需要用适当的限制性核酸内切酶将其切割成大小不同的片段，酶切完全后，通过加热灭活或乙醇沉淀等方法除去限制性核酸内切酶。

2. 琼脂糖凝胶电泳分离 DNA 片段

将酶切后的 DNA 样品通过琼脂糖凝胶电泳按照片段大小加以分离。通常在与样品邻近的泳道上加入 DNA 分子质量标准参照物（DNA marker），同时进行电泳，以确定待测 DNA 的分子质量大小。

3. 将电泳后的 DNA 变性、中和并转印至固相支持物上

使 DNA 变性形成单链分子是杂交成功的关键。Southern 印迹杂交通常采用碱变性方法原位变性凝胶中的 DNA 分子。不采用酸变性，因为强酸会使核酸降解。将凝胶浸泡于适量的变性液（1.5mol/L NaCl，0.5mol/L NaOH）中 1h 左右，然后取出凝胶，用蒸馏水漂洗后再浸泡于适量中和液（1mol/L Tris－HCl（pH8.0），1.5mol/L NaCl）中，室温下放置 30min。随后，换一次新鲜中和液继续浸泡凝胶 15min。最后，将变性的 DNA 片段从凝胶转印至固相支持物上。膜转印方法如前述。转印结束后，膜于 80℃ 真空干燥 2h，使变性

DNA 固定于固相膜上。

4. 预杂交

待测 DNA 杂交前，首先进行预杂交，目的是用非特异性的 DNA 分子（变性的鲑鱼精子 DNA）及其他高分子物质，将杂交膜上非特异性 DNA 结合位点全部封闭，减少与探针的非特异性吸附作用，降低杂交结果的本底，提高杂交的特异性。

5. 杂交

杂交反应是单链核酸探针与待测核酸分子中特定序列在一定条件下形成异质双链的过程。杂交需在相对高盐的杂交液中进行。如果标记的核酸探针是双链，使用时需经热变性成单链才能使用。

6. 洗膜

杂交完成后，必须通过洗膜过程将未结合的探针分子与非特异性杂交的探针分子从膜上洗去。因为非特异性杂交分子稳定性较低，在一定的温度和离子强度下，易发生解链被洗掉，而特异性杂交分子依然保留在膜上。

（四）Northern 印迹杂交基本过程

Northern 印迹杂交（Northern blotting）是指将待测 RNA（主要是 mRNA）从凝胶转印至固体支持物上，与标记的 DNA 探针进行杂交的印迹技术。此技术用于检测 RNA 片段，正好与检测 DNA 的 Southern 印迹杂交相对应，故被称为 Northern 印迹杂交。目前该技术已成为研究真核细胞基因表达的基本方法，可用于研究靶基因表达水平，比较同一组织的不同基因或不同组织间相同基因的表达差异。

Northern 印迹杂交与 Southern 印迹杂交方法相似，其基本步骤为：组织或细胞中总 RNA 或 mRNA 样品的制备；变性电泳；转膜；预杂交；Northern 杂交；杂交分子检测；结果分析。

与 Southern 印迹杂交比较，其不同点在于：①由于 RNA 非常不稳定，极易降解，因此在杂交过程中要尽量避免 RNA 酶的污染，营造无 RNA 酶的环境；②Northern 印迹杂交采用变性剂（甲醛、乙二醛、甲基氢氧化汞等）去除 RNA 分子内部形成的"发夹"式二级结构，保持其单链线性状态，以便与 DNA 探针杂交、精确分析 RNA 分子的大小。RNA 不能采用碱变性，因为碱会水解。

（五）斑点杂交与狭缝杂交

斑点杂交与狭缝杂交的原理和操作流程相同，都是将待检的 DNA 或 RNA 样品变性后直接点样于 NC 膜或尼龙膜上，烘干固定，再与特定的核酸探针杂交。两者的区别主要是点样点的形状不同，分别呈圆形和狭缝状。斑点杂交和狭缝杂交不需电泳和转膜，一张膜上可同时检测多个样品，整个过程简便、快速。常用作核酸定性、半定量分析和杂交条件的优化。但其不足是不能判断核酸片段的大小，且特异性不高。

（六）菌落杂交

菌落杂交是将琼脂培养板上生长的细菌直接印迹在硝酸纤维素膜或尼龙膜上，原位裂解细菌菌落，释放出 DNA，通过真空 80℃烘烤，使菌落样品中的 DNA 固定在膜上。结合在滤膜上的 DNA 再与相应的标记的核酸探针杂交，根据杂交结果筛选含有目的 DNA 序列的细菌菌落。菌落杂交技术主要应用于基因克隆以及基因文库的筛选，以期从大量细菌克隆中分离含有目的基因片段的阳性克隆。

（七）原位杂交

原位杂交是以标记的核酸探针分子与细胞或组织切片中的核酸进行杂交并对其进行检测的方法。原位杂交不需要从组织或细胞中提取核酸，对于组织中低丰度的 DNA 或 RNA 有较高的敏感性，并可保持组织与细胞形态的完整，其主要应用于以下几个方面：①染色体中特定核酸序列的精确定位；②通过与细胞内 RNA 杂交检测某个特定基因在该组织细胞中的表达水平；③应用特异的病原体核酸作为探针与受试者组织或细胞进行杂交，检测有无该病原体的感染。

核酸原位杂交分为细胞内原位杂交和组织切片原位杂交，所用探针可以是 DNA 探针也可以是 RNA 探针，既可检测靶 DNA 也可检测靶 RNA。基本步骤如下：杂交前准备，包括玻片的处理和组织细胞的固定；组织细胞杂交前的处理；预杂交、杂交；杂交后漂洗；杂交结果的检测。值得注意的是，进行 RNA 定位研究和检测时一定要防止 RNA 酶的污染。

1. 玻片的处理和组织细胞的固定

（1）玻片的处理

玻片包括盖玻片和载玻片，一般先用热肥皂水刷洗，用自来水清洗干净后，置于清洁液中浸泡 24h，用自来水冲洗后烘干，再在 95%乙醇中浸泡 24h 后用蒸馏水洗净、烘干。进行 RNA 杂交时，烘箱温度最好在 150℃或以上，烘烤 8h 以彻底灭活 RNA 酶。如果条件允许，盖玻片最好硅化处理，用锡箔纸包裹，无尘存放。为防止在操作过程中组织或细胞从玻片上脱落，应使用黏附剂预先涂抹在玻片上，干燥后待用。常用的黏附剂有铬矾—明胶液和多聚赖氨酸液，后者的黏附效果更好，但价格昂贵。

（2）组织细胞的固定

原位杂交固定的目的是保持细胞形态结构，最大限度地保持细胞内 DNA 或 RNA 水平，同时使探针易于进入细胞或组织。最常用的固定剂是多聚甲醛，多聚甲醛不会与蛋白质产生广泛的交联，因而不会影响探针的穿透。临床上常用的组织切片有冰冻切片和石蜡包埋切片，冰冻切片杂交信号强于石蜡包埋切片。

2. 组织细胞杂交前的处理

为了增强组织的通透性和核酸探针的穿透性，提高杂交信号，通常使用去污剂和蛋白酶降解核酸表面的蛋白，常用的去污剂有 Triton X-100 和十二烷基硫酸钠（SDS），常用的蛋白酶为蛋白酶 K。使用去污剂和蛋白酶处理时，要准确把握用量和孵育时间，以防止组织细胞结构被破坏，甚至核酸从玻片上脱落。

3. 预杂交与杂交

杂交是在载玻片上进行，并加盖硅化的盖玻片。杂交前，首先进行预杂交，以封闭非特异性杂交位点，降低背景染色。杂交液中除标记的核酸探针外还有硫酸葡聚糖。硫酸葡聚糖具有极强的水合作用，能增大杂交液的黏稠度，以提高杂交率。当孵育时间较长时，可将玻片放在盛有少量 2 XSSC 溶液的硬塑料盒中，以保证杂交所需的湿润环境。

4. 杂交后漂洗

杂交后要进行一系列不同浓度、不同温度的盐溶液的漂洗，以除去非特异性吸附的探针片段，降低本底。

5. 杂交结果的检测

包括放射性自显影或非放射性核素标记物的检测。组织或细胞的原位杂交切片均可进行半定量测定，放射自显影可利用图像分析仪分析银粒的数量和分布情况，非放射性探针原位杂交可利用相应的检测系统显色，然后利用图像分析仪检测核酸的显色强度和分布情况。

第二节　核酸探针

核酸探针是指能与特定靶基因序列发生特异性互补结合，并可用特殊方法检测的被标记的已知序列的核酸片段。核酸分子杂交是以已知序列的探针，去检测样本中是否存在与其互补的目的核酸片段。要实现对核酸探针分子的有效探测，必须用一定的示踪物（即标记物）对探针分子进行标记。因此，标记的核酸探针是核酸分子杂交的基础。

一、核酸探针的种类及其选择原则

根据核酸探针的来源和性质可将其分为基因组 DNA 探针、cDNA 探针、RNA 探针和寡核苷酸探针。依据实验目的和要求不同，可以选择不同类型的探针。但要注意，并非任意一段核酸片段，均可作为探针，理想的探针应具有来源方便、特异性高、易于标记和检测、灵敏度好、稳定且易于制备等特点。核酸探针的设计和选择是分子杂交实验成败的重要环节。

（一）基因组 DNA 探针

基因组 DNA 探针可来源于病毒、细菌、动物及人类等多种生物的基因组，多为某一基因的部分或全部序列。通常在几百个碱基对以上。该类探针的制备一般有两种方法。一是通过分子克隆。几乎所有的基因片段均可以克隆到质粒或噬菌体载体中，然后通过大量扩增、抽提、纯化，即可获得高纯度的 DNA。二是采用聚合酶链式反应（PCR）扩增特定的基因组 DNA 片段，简便而快速。

基因组 DNA 探针来源丰富，制备方法简便、省时。相对 RNA 探针而言，DNA 探针稳定、不易降解，标记方法多样且较成熟，是分子杂交中常用的核酸探针。但在设计、选择此类探针时，对于真核生物基因，尽可能选用基因的编码序列作为探针，避开高度重复序列，否则可能会出现非特异性杂交而引起假阳性结果。

（二）cDNA 探针

cDNA 是指与 mRNA 互补的 DNA 分子。它是以 mRNA 为模板，经逆转录酶催化合成。cDNA 再经克隆或 PCR 扩增，即可得到目的基因 cDNA 的大量拷贝。cDNA 探针是一种较为理想的核酸探针，不仅具有基因组 DNA 探针的优点，而且不存在内含子和其他高度重复序列，尤其适用于基因表达的研究。

（三）RNA 探针

通常采用含 T7 或 SP6 启动子的表达载体来克隆、制备 RNA 探针。RNA 分子大多以单链形式存在，杂交时没有互补双链的竞争性结合，故杂交效率高，杂交分子稳定；由于 RNA 分子中不存在高度重复序列，所以非特异性杂交较少，未杂交的探针分子还可用

RNA 酶降解，本底低。但 RNA 分子极易被环境中的 RNA 酶降解，较 DNA 分子难操作，且不易标记，因此限制了其广泛应用。

（四）寡核苷酸探针

寡核苷酸探针是根据已知的靶序列，设计一段与靶序列特异互补的序列，利用 DNA 合成仪人工合成。

1. 此类探针的特点

①根据实验需要合成相应的核酸序列，避免了天然探针的缺陷；②寡核苷酸探针长度一般为 20~50nt，序列短而简单，所以与等量靶分子完全杂交的时间比其他探针短，杂交速率高；③寡核苷酸探针可以识别靶分子中单个碱基的变化，可用于点突变的检测；④由于这种探针较短，如果设计的不够缜密，易出现特异性差、杂交信号不强的结果。因此，需要精心设计，以获得非常特异的寡核苷酸探针。

2. 寡核苷酸探针的设计原则

①探针长度：一般要求在 20~50 nt，过长的探针人工合成时错误率高，而过短的探针特异性低，杂交信号弱。②碱基组成：G+C 含量以在 40%~60% 为宜，避免 T_m 值过高影响杂交结果。③探针分子中不应存在大于 4bp 的互补序列，否则探针内部易形成"发夹"式结构，抑制杂交。④避免同一碱基重复出现多于 4 次。⑤探针设计符合上述要求后，尚需借助计算机相应软件与基因库中相关序列进行同源性比对，同源性不应超过 70% 或有连续 8 个以上碱基同源，否则应重新设计探针。

二、核酸探针的标记

为了便于示踪和检测，核酸探针必须用一定的标记物进行标记。

（一）核酸探针标记物及其选择

理想的核酸探针标记物应具备以下特点：灵敏度高；标记物与核酸探针结合后不影响探针与模板的结合及结合的特异性；不影响杂交反应的 T_m 值和杂交分子的稳定性；有较高的化学稳定性，易于保存；标记和检测方法简单，易于操作；检测方法应高度灵敏、特异，假阳性率低；对环境污染小，对人体无损伤；价格低廉。目前，应用于核酸分子杂交的标记物包括放射性核素标记物和非放射性核素标记物两大类。

1. 放射性核素标记物

放射性核素是目前最常用的一类核酸探针标记物，灵敏度高，特异性强，检测假阳性率低，但其存在放射线污染，且半衰期短，标记的探针不能长时间保存，必须现用现标记。

常用于标记核酸探针的放射性核素有^{32}P、^{35}S、^{3}H 等。根据各种核素的物理性质、标记方法和检测手段选择合适的核素作为标记物。

（1）^{32}P

^{32}P 是最常用的核酸标记物。^{32}P 释放的 13 粒子能量高，因此采用^{32}P 作标记物后，通过放射自显影检测所需时间短，灵敏度高。但因其半衰期短（14.3 天），射线散射严重，因而有时会影响自显影带的分辨率，影响结果分析。另外，高能量的 β 粒子可以造成核酸探针结构的破坏，标记好的探针最好在 1 周内使用。商品化的核苷酸标记物有^{32}P-NTP 和^{32}P-dNTP。应依据探针标记方法的不同，选择合适的标记核苷酸，特别要注意^{32}P 标记的位置，如采用切口平移法和随机引物法标记探针时，须使用 γ-磷酸位标记的核苷酸，而在采用 T4 多核苷酸激酶进行末端标记时，^{32}P 则需标记在 γ-磷酸位上。

（2）^{35}S

S 原子可以取代磷酸分子上的一个氧原子，从而形成^{35}S 标记的核苷酸分子。^{35}S 释放的 B 粒子能量较 β 稍低，因此其检测灵敏度比^{32}P 低，但^{35}S 的散射作用较弱，为放射自显影检测提供了较高的分辨率；另外，^{35}S 半衰期长（87.1 天），标记的探针在−20℃可以保存 6 周，正因为如此，越来越多的研究者选择^{35}S 作为核酸探针标记物。

（3）^{3}H

^{3}H 释放的 β 粒子能量低，散射极少，因此放射自显影成影分辨率高，且本底低，最适用于细胞原位杂交，但放射自显影所需时间长。^{3}H 半衰期长（12.1 年），以其标记的核酸探针可存放较长时间并可反复使用。

2. 非放射性核素标记物

虽然放射性核素标记探针灵敏度高、特异性好，但基于安全性问题，人们一直在寻找安全、可靠的非放射性核素标记物。目前用于核酸分子杂交的非放射性核素标记物主要有三类，即半抗原类、荧光素和酶。非放射性核素标记物安全、无污染、稳定性好，但灵敏度较低。

（1）半抗原类

半抗原类标记物主要有生物素（Biotin）、光敏生物素和地高辛（Digoxin），均已商品化。

①生物素

生物素是最先被应用于核酸探针标记的非放射性核素标记物。它通过连接臂与 NTP

或 dNTP 的嘧啶环或嘌呤环上的碳原子共价连接，使 NTP 或 dNTP 成为生物素标记的核苷酸分子。目前，在标记反应中较常用的是 Bio-11-dUTP，它可以替代 dTTP 掺入到核酸探针中。另外，Bio-16-UTP、Bio-7-dATP、Bio-11-clCTP 和 Bio-11-UTP 现在也有应用，中间数字是指生物素基团与核苷酸之间连接臂的碳链长度。

由于生物素可与卵白亲和素（avidin，A）或链霉亲和素特异性结合，形成稳定的复合物，因此，可通过偶联在抗生物素蛋白或链霉亲和素上的荧光素或特定的酶实现对生物素标记的探针示踪和检测。值得注意的是，由于生物素不是直接连接在磷酸基团上，因此不能用于核酸探针的 5′末端标记；另外，生物素是一种维生素，普遍存在于各种细胞中，因而在细胞原位杂交时本底较高。

②光敏生物

素光敏生物素是由对光敏感基团通过连接臂和生物素结合而形成的一类标记物。多种光敏基团可和生物素结合，连接臂含 6~12 个碳原子。目前使用的光敏生物素试剂主要有光生物素、补骨脂素生物素和生物素-聚乙二醇-当归素（BPA）。光敏基团的作用是在强光照射下能与碱基发生共价交联反应。因此，光敏生物素能够通过光敏基团的作用直接将生物素标记在核酸分子上，生物素为检测时的标记物。此法操作简便易行、探针稳定，灵敏度可达 Pg 水平。

③地高辛

地高辛又称异羟基洋地黄毒苷，来源于植物洋地黄，是目前应用较广泛的非放射性核素标记物。地高辛为一种类固醇半抗原化合物，dUTP 可与地高辛的线形间隔壁连接，成为地高辛标记的核苷酸 dig-ll-dUTP。地高辛标记的探针可通过偶联有荧光素或酶（如辣根过氧化物酶或碱性磷酸酶）的抗地高辛抗体进行示踪和检测。地高辛标记探针与生物素标记探针相比，地高辛仅存在于洋地黄中，没有组织、细胞中内源性地高辛的干扰，杂交结果本底低，灵敏度高。地高辛标记探针稳定，可长期保存，是迄今为止较为完善的非放射性核素标记物。可应用于 Southern 印迹杂交、斑点杂交、菌落杂交和原位杂交。

（2）荧光素

荧光素是非常重要的非放射性核素标记物，可通过直接法或间接法标记核酸探针，与靶核酸分子杂交后的结果，可经荧光显微镜观察、分析。

量子点是一种半导体晶体材料的纳米颗粒，由 Ⅱ~Ⅵ 族或 Ⅲ~Ⅴ 族元素组成，直径 2~20nm，又称为半导体纳米晶体。量子点是半导体制造业广泛使用的材料，用作量子点的材料有硒化镉（CdSe）、磷化铟（InP）、砷化镓（GaAs）、砷化铟（InAs）等，其中以硒化镉的应用最为广泛。量子点具有吸收波长范围宽（从紫外光、可见光到红外光）和发射波长范围窄的特性，在一定波长光的激发下，不同直径、不同材料的量子点可发射出不同的荧光，因此，同一细胞可用多种发射不同颜色荧光的量子点同时标记，实现同时检测；另外，量子点荧光强度较有机荧光染料高近千倍，光化学性质稳定，不易被降解，荧光可持续数周，能动态观察细胞及不同细胞器或蛋白质的动力学过程，且不会对组织细胞造成伤害；量子点还可进行表面修饰，根据特定的检测对象，可选择合适的生物分子进行修饰，可修饰抗体检测抗原，或修饰配体定位受体，或修饰探针 DNA 检测目标 DNA 等。量子点荧光标记技术作为一种新型的荧光标记方法，在生物医学中具有广泛的应用前景。

（3）酶

碱性磷酸酶（ALP）或辣根过氧化物酶（HRP）可通过化学法直接与 DNA 探针共价相连，生成酶标 DNA 分子。目前最常用的是 HRP–对苯醌–聚乙烯亚胺酶标 DNA 系统。HRP–对苯醌–聚乙烯亚胺在戊二醛作用下与变性的 DNA 共价结合，使 HRP 与 DNA 连接在一起，生成 HRP 标记的 DNA 探针。此直接酶联法简化了检测步骤，灵敏度高。但 ALP 和 HRP 是具有生物活性的蛋白质分子，易变性，所以从标记到杂交及洗脱的全过程，均不能采用剧烈的条件，如温度不能超过 42℃，不能使用强酸、强碱及去污剂，离子强度要适中等。这样的实验条件易造成非特异性杂交，因此使用这种直接酶联法要特别注意非特异性本底问题。

（二）核酸探针的标记方法

核酸探针的标记方法主要有化学法和酶促法两种。化学法是利用标记物分子上的活性基团与核酸探针分子上的基团发生化学反应而将标记物直接结合在核酸探针分子上，如光敏生物素标记和 ALP 或 HRP 直接酶偶联标记。该方法简单、快速，探针标记均匀，但每种标记物都有各自不同的标记方法，具体操作参照生产厂家的使用说明书。酶促法是将标记物首先标记在核苷酸分子上，然后经过酶促反应将标记好的核苷酸分子掺入探针分子中，或将核苷酸分子上的标记基团交换到探针分子上。酶促法是目前实验室最常使用的核酸探针标记方法，对放射性核素和非放射性核素标记物均适用，在酶促反应过程中，采用的底物分别是放射性核素标记的核苷酸和非放射性核素标记的核苷酸。核酸探针的酶促标记方法种类很多，有切口平移法、随机引物法、末端标记法和体外转录法等，应根据实际需要进行选择。

1. 切口平移法

该法是目前常用的 DNA 探针标记方法。线性及环状双链 DNA 均可作为切口平移法标记的模板。它是利用大肠杆菌 DNA 聚合酶Ⅰ的多种酶促活性的催化，将标记的 dNTP 掺入核酸探针分子中。

切口平移法的首先利用适量 DNase I 在 Mg^{2+} 的存在下，将 DNA 双链随机切割形成多个单链切口，再利用大肠杆菌 DNA 聚合酶 I 的 5′→3′核酸外切酶活性将原来的 DNA 链从切口 5′端向 3′端方向逐个切除核苷酸；与此同时在大肠杆菌 DNA 聚合酶 I 的 5′→3′聚合酶活性催化下，以切口处产生的 3′-OH 末端为引物、互补的单链为模板、dNTP 为原料（其中一种 dNTP 已被标记），在切口 3′-OH 末端逐个加入新的 dNTP。由于在切去核苷酸的同时又在切口的 3′末端补上核苷酸，使切口沿 DNA 链移动，这样原来特定的核苷酸残基被标记的同种核苷酸残基所取代，合成与两条模板 DNA 单链互补的具有高比活性的均匀标记的双链 DNA 探针分子。

切口平移法标记探针的注意事项：①切口平移法可标记任何形式的双链 DNA，但不适合对单链 DNA 和 RNA 的标记；②标记物需标记在脱氧核苷三磷酸的 α-磷酸位上；③由于 Klenow 片段没有 5′→3′核酸外切酶活性，所以本法必须采用大肠杆菌 DNA 聚合酶 I 全酶；④DNase I 的浓度控制非常重要。浓度过大，导致切口过多，使 DNA 标记片段过短，影响杂交反应效率。浓度过小，形成的切口过少，导致标记效率降低。需通过预试验确定最适宜的 DNase I 浓度和作用时间。理想的标记条件是使 30%～60% 的标记核苷酸掺入 DNA 探针中。

2. 随机引物法

该法是一种较理想的核酸探针标记方法，标记物掺入率高达 70%～80%，远远高于切口平移法，是一种简便并能重复的核酸探针标记方法。随机引物是人工合成的寡核苷酸片段。目前采用的随机引物大多数是由 6 个核苷酸残基构成的寡核苷酸片段的混合物，含有各种可能的组合排列顺序，但并不是包括了这些可能序列的全部，经计算机分析排除了不必需的序列。

随机引物法的基本过程是寡核苷酸随机引物可与任何来源的单链 DNA 模板的互补区域结合，提供引物 3′羟基末端，作为新链 DNA 合成的引物，在 Klenow 大片段的作用下，以互补的单链为模板，以 dNTP 为原料（其中一种 dNTP 已被标记物标记），合成与单链 DNA 模板互补的具有标记物的 DNA 单链探针。

随机引物法标记探针的注意事项如下。①随机引物法既适用于双链 DNA 探针的标记，也适用于单链 DNA 和 RNA 探针的标记。通过该法获得的标记探针是新合成的 DNA 单链，以双链的形式存在；当采用单链 DNA 或 RNA 作为模板时，所得到的标记探针是与模板互补的单链 DNA 片段。②标记探针的长度与加入的寡核苷酸引物的量成反比，加入引物的量越大，合成起点就越多，得到的探针长度也就越短，一般标准长度为 200～400bp，能基本满足各种杂交实验的需要。

3. 末端标记法

末端标记法是对 DNA 探针分子的 5′末端或 3′末端进行标记，不是对全长标记，因而标记活性不高，分布不均匀，一般很少用作核酸探针的标记，主要用于 DNA 序列测定等实验中。

（1）3′末端标记法

来源于 E. coli DNA 聚合酶 I 的 Klenow 大片段，具有 5′→3′，聚合酶活性和 3′→5′核酸外切酶活性，应用此酶可对 DNA 探针分子的 3′末端进行标记。选择合适的限制性核酸内切酶，消化双链 DNA 模板，使 DNA 模板具有 5′突出末端，然后在 Klenow 大片段的作用下，以 dNTP 为原料（其中一种 dNTP 已被标记物标记），实现 3′末端的填充标记，将 DNA 末端补平，获得 3′末端标记的探针。

（2）5′末端标记法

5′末端标记法又称 T4 多核苷酸激酶（PNK）标记法。T4 多核苷酸激酶可以催化 ATP 分子上的 γ-磷酸基团转移到 DNA 或 RNA 分子的 5′-OH 基团上。5′末端标记法基本过程是首先将待标记的核酸探针用碱性磷酸酶切除 5′末端的磷酸基团，然后以 $\gamma-^{32}P-ATP$ 分子为底物，在 T4 多核苷酸激酶的作用下，将标记好的 γ-磷酸基团转移到探针分子的 5′-OH 基团上，即可获得 57 末端标记的核酸探针。本法适用于寡核苷酸探针或短的 DNA、RNA 探针的标记。

4. 体外转录法

该法以 DNA 为模板，利用体外转录系统进行 RNA 探针的制备和标记。该体外转录系统利用的是人工构建的质粒载体，这种载体含有可以被噬菌体 RNA 聚合酶识别的启动子序列（如 SP6 启动子、T7 启动子）。将目的基因（探针序列片段）克隆到启动子的下游，再用适当的限制性核酸内切酶在插入序列的下游将质粒线性化，以提供转录模板，以四种 NTP（其中一种已被标记）为原料，在特异的 SP6RNA 聚合酶或 T7RNA 聚合酶的催化下，进行转录，合成与目的 DNA 片段互补的 RNA 探针。标记结束后，DNA 模板可用无 RNase 污染的 DNase 除去。

体外转录法标记 RNA 探针的优点如下：①可以得到多拷贝数的 RNA 探针，产量高；②标记的 RNA 探针活性高；③探针的大小较恒定，增加了杂交的敏感性和均一性；④由于克隆于载体的 DNA 片段可以从不同的方向进行转录，因此合成的 RNA 探针可以是任意一条链的互补链。

5. 聚合酶链式反应（PCR）标记法

在已知核酸探针序列的情况下，可根据核酸探针序列设计特异性引物，在 PCR 反应体系中，将其中一种 dNTP 进行标记，在 DNA 聚合酶的作用下，经过变性、退火、延伸的多次循环，标记的核苷酸就可掺入扩增的 DNA 片段中去。本法重复性好、标记率高、简便、快速并可大量制备。

三、核酸探针的纯化

核酸探针制备和标记结束后，反应系统中尚存在未掺入探针中的过量的游离 dNTP 或 NTP（标记的与未标记的）及一些小分子物质，如不将其除去，可能会影响后续的杂交反应。因此，杂交反应前一般均需进行探针的纯化。

探针的纯化方法主要有乙醇沉淀法和凝胶过滤层析法，操作简单而迅速。纯化后的探针应于-20℃保存备用或直接用于核酸杂交。

（一）乙醇沉淀法

在待纯化的核酸探针溶液中，加入一定的盐（常用一定浓度的乙酸铵）后，乙醇可沉淀核酸探针分子，而游离的 dNTP 或 NTP 及一些小分子物质则保留于上清液中。因此，利用乙醇反复沉淀可将核酸探针与核苷酸等小分子物质分离，以除去杂质。如果溶液中核酸探针的浓度过低，可加入酵母 tRNA 共沉淀达到纯化的目的；另外，如果纯化的核酸探针长度小于 100nt，沉淀时应延长低温放置时间和离心时间。

（二）凝胶过滤层析法

凝胶过滤层析法的原理是通过其分子筛作用，大分子核酸探针随着流动相先流出，而小分子杂质则滞留在凝胶柱中，从而将探针分子与核苷酸等小分子杂质分开。常用的凝胶基质是 Sephadex G-50 和 Bio-Gel P-60。通常有三种方法：一是凝胶柱层析法，该法适用于收集大小不同的各种组分，如果收集的核酸探针分子体积过大，可用上述乙醇沉淀法加以沉淀浓缩；二是离心柱层析法，即把凝胶基质填充于一次性注射器中，借助于离心进行核酸探针纯化；三是反相柱层析法，这是一种分离效果极好的分离方法，操作简便，纯度高，反相层析柱现已商品化。

第三节　杂交信号的检测

杂交信号的检测是核酸分子杂交过程的最后一步，滤膜经洗脱后，需根据核酸探针标记物的不同，选择适宜的方法进行杂交信号的检测，以呈现杂交结果。

一、放射性核素探针的检测

放射性核素探针杂交结果的检测有两种方式：一是放射自显影，另一种是液闪计数法。

（一）放射自显影

放射自显影是利用放射线在 X 线胶片上的成影作用来检测杂交信号。杂交洗膜结束后，取出杂交膜，在滤膜的一定部位进行标记，以利于杂交结果的定位。将滤膜用保鲜膜包好，置暗盒中。在暗室里，将磷钨酸钙增感屏前屏置于滤膜下，光面朝上，将 1~2 张 X 线胶片压在杂交膜上，再压上增感屏后屏，光面对着 X 线胶片，盖上暗盒，置-70℃低温冰箱中曝光（自显影）适当时间，根据放射性的强弱曝光一定时间后，在暗室中取出 X 线胶片，进行显影、定影后，在 X 线胶片上可见黑色条带。如果曝光不足，可再压片，重新曝光。放射自显影时，曝光时间取决于样品放射性的强度，大多数情况下必须进行多次不同时间的曝光实验，凭经验确定。

（二）液闪计数法

液闪计数法是将漂洗结束后的杂交膜剪成小块（每份样品一块），真空干燥后装入闪烁瓶。加入 2~5ml 闪烁液，以与样品模块相同大小的无样品模块作为本底对照，在液体闪烁计数器上自动计数。液闪计数法主要用于斑点杂交、狭缝杂交及比对两个杂交信号的强弱。

二、非放射性探针的检测

采用非放射性核素标记的探针进行杂交时，可直接在膜上显色，呈现杂交结果。非放射性探针的标记物不同，其检测体系和方法也不同。如使用荧光素标记的探针，可直接通过荧光显微镜或荧光检测系统检测荧光信号；酶直接标记的探针，可通过酶作用于底物进行直接检测；而对于半抗原类标记物，不能直接被检测，需经两步反应将非放射性核素标记物与检测系统偶联。第一步称为偶联反应，第二步称为显色反应。

（一）偶联反应

偶联反应即核酸探针与检测体系发生偶联反应。对于膜印迹杂交结果的检测，酶联免疫检测体系最为常用。前面已介绍目前用于膜印迹杂交的非放射性核素标记物如生物素和地高辛，均属于半抗原。生物素可与卵白亲和素（avidin，A）或链霉亲和素（streptavidin，SA）特异性结合，形成稳定的复合物，后者出现的非特异性结合明显少于前者。地高辛可与抗地高辛抗体稳定结合。因此，在实验中，首先用特定的酶标记亲和素或抗地高辛抗体，使之成为酶标亲和素或酶标抗地高辛抗体，最后通过酶作用于底物显色来判定杂交结果。根据酶偶联反应的机制不同，可分为直接亲和法、间接亲和法和间接免疫-亲和法。直接亲和法=靶基因+生物素标记探针+酶标亲和素+底物显色；间接亲和法=靶基因+生物素标记探针+亲和素+生物素化酶+底物显色；间接免疫-亲和法=靶基因+生物素标记探针+第一抗体+生物素化第二抗体+亲和素-生物素化酶复合物+底物显色。

（二）显色反应

1. 酶促显色法

酶促显色法是最常用的显色方法。通过酶促反应使其底物形成有色反应产物。最常用的酶是碱性磷酸酶（ALP）和辣根过氧化物酶（HRP）。

（1）ALP 显色体系

ALP 可使其作用底物 5-溴-4-氯-3 吲哚磷酸（BCIP）脱磷并聚合，在此过程中释放的 H^+ 使硝基四氮唑蓝（NBT）被还原而形成紫色化合物。因此，结合了 ALP 的杂交膜，用 BCIP/NBT 处理后，在杂交探针存在的地方将形成不溶性的紫色化合物，显示紫色条带，其颜色深浅与靶核酸片段含量成正比，可进一步进行半定量、定量分析。

（2）HRP 显色体系

HRP 催化下列反应：$AH_2+H_2O_2 \rightarrow 2H_2O+A$。因此，可采用一种能产色的供氢体化合物作为 HRP 的底物，在 HRP 作用下氧化脱氢，从而在滤膜上的杂交部位生成不溶性的有色化合物，用于定性、定量分析。目前，常用的供氢体有二氨基联苯胺（DAB）和四甲基联苯胺（TMB）。以 DAB/H_2O_2 为底物，结果为棕色；以 TMB/H_2O_2 为底物，结果为蓝色。

两种显色系统相比较，其中 ALP 的灵敏度和分辨率较 HRP 高，但稳定性低于 HRP；另外，ALP 的分子质量较大，不易透入细胞，故不可用于原位杂交的显微镜下检测。HRP

标记物较稳定，价格低廉，分子质量较小，易渗入细胞内，因此应用较 ALP 更普及，除用于滤膜杂交外，也可用于原位杂交的显微镜下检测。

2. 荧光检测法

荧光检测法主要用于荧光素探针的原位杂交检测。

3. 化学发光法

化学发光是指在化学反应过程中伴随的发光反应。目前化学发光酶免疫技术中常用的酶有辣根过氧化物酶（HRP）和碱性磷酸酶（ALP）。HRP 常用的发光底物是鲁米诺，HRP 催化鲁米诺/H_2O_2，伴随发光反应（产生光子）。ALP 常用的发光底物是 3-（2-螺旋金刚烷）-4-甲氧基-4-甲基-4-（3-磷酸氧基）-苯基-1，2-二氧乙烷（AMPPD），AMPPD 在碱性条件下，被 ALP 催化降解伴随发光反应。在暗室里，与杂交膜结合的酶（HRP 或 ALP）催化发光底物降解产生的光可使 X 线胶片曝光，通过放射自显影，显示杂交结果。该法灵敏度高，X 线胶片的显影清晰、快速。商品化的检测试剂盒可用于非放射性核素标记物探针杂交结果的检测，可从有关的生物公司获得。

综上所述，探针的标记和检测方法多种多样，各有其特点和适应范围，应根据实验要求综合考虑，选择适宜的标记及检测方法。

第四节　荧光原位杂交

荧光原位杂交（FISH）是 20 世纪 80 年代末在放射性原位杂交技术的基础上发展起来的一种非放射性的分子标记技术，它继承了核酸分子杂交的高度特异性，使用荧光标记和检测系统取代了放射性核素标记和检测系统，借助于荧光显微镜，在细胞和（或）组织中观察并分析细胞内杂交于靶序列的多种彩色探针信号，以获得细胞内多条染色体或多种基因状态的信息。FISH 克服了放射性核素原位杂交存在的诸多缺点（如探针不稳定、自显影时间长、放射线散射使分辨率不高、对环境有污染等），具有安全、快速、灵敏度高、特异性好、定位准确、探针能长期保存、可进行多重染色等特点。目前，这项技术广泛应用于细胞遗传学、肿瘤学的研究以及临床基因诊断和治疗监测。

FISH 的基本原理是将核酸探针用特殊的非放射性核素标记物标记，然后直接与细胞、组织切片或 DNA 纤维切片中的核酸序列进行原位杂交。由于 DNA 分子在染色体上是沿着染色体纵轴呈线性排列，因而可以将探针直接与染色体进行杂交从而将特定的基因在染色体上定位。杂交结果经荧光检测体系在荧光显微镜下对待测核酸进行定性、定量或相对定位分析。

一、FISH 探针的标记

（一）常用荧光素

荧光素是具有光致荧光特性的染料，经一定波长（激发波长或吸收波长）的光激发后，能产生荧光（发射波长）。每种荧光素最大吸收波长和最大发射波长不同，呈现不同颜色的荧光。标记 FISH 探针常用的荧光素如下。

1. 异硫氰酸荧光素（FITC）

FITC 纯品为黄色或橙黄色结晶粉末，易溶于水和乙醇等溶剂。相对分子质量为 389.4，最大吸收波长为 490~495nm，最大发射波长为 520~530nm，呈明亮的黄绿色荧光，是应用最广泛的荧光素。

2. 四乙基罗丹明（RB200）

四乙基罗丹明为红棕色粉末或深绿色光泽的结晶，溶于水，不易溶于有机溶剂，性质稳定。相对分子质量为 479.02，最大吸收波长为 570nm，最大发射波长为 595~600nm，呈橘红色荧光。

3. 四甲基异硫氰酸罗丹明（TRITC）

四甲基异硫氰酸罗丹明为罗丹明的衍生物，为紫红色粉末，较稳定。相对分子质量为 443.52，最大吸收波长为 550nm，最大发射波长为 620nm，呈橙红色荧光。

另外，为了防止杂交信号荧光迅速褪色，增强杂交信号颜色与染色质 DNA 颜色对比，使细胞核清晰可见、染色质显带更清晰，探针杂交后，常常进行染色质复染。最常使用的核酸染色质复染的荧光染料是 DAPI（4，6-联脒-2-苯基吲哚）和 PI（碘化丙啶）。DAPI 是一种极佳的核酸复染剂，它可与 DNA 双螺旋的凹槽部分发生相互作用，从而与双链 DNA 紧密结合，在紫外光（356nm）激发下，产生蓝色荧光，这样蓝色的染色体与其他绿色、红色、黄色等杂交信号形成鲜明对比，以显示染色体的清晰带型。PI 与 DAPI 的作用机理相似，最大激发波长和最大发射波长分别为 488nm 和 630nm，经显微镜观察，DNA 呈红色荧光。

由于不同荧光素在激发光下可发出不同颜色的荧光，依据此特征，可应用不同荧光素标记的探针进行多重原位杂交以同时检测多个基因的定位或表达。

（二） FISH 探针的标记方法

探针的荧光素标记方法主要有直接法和间接法两类。直接法是将荧光素直接与探针核苷酸的磷酸戊糖骨架共价结合，或将荧光素标记在 dUTP 上形成荧光染料-dUTP，然后采用切口平移法、随机引物法或 PCR 法将荧光素标记的 dUTP 掺入核酸探针分子，与靶核酸分子杂交后直接在荧光显微镜下观察、分析结果。间接法是先将生物素或地高辛等半抗原报告分子连接在探针分子上，然后用偶联有荧光素的相应半抗原的抗体进行检测。

两种标记方法各有利弊。直接标记法在检测时操作简单、快速且背景低，但杂交信号不能进行放大，灵敏度低于间接标记法。间接标记法采用荧光免疫检测系统，即通过直接亲和法、间接亲和法或间接免疫-亲和法将荧光信号放大，检测灵敏度高，但检测步骤相对烦琐，背景信号高于直接标记法。

（三） FISH 探针的种类与制备

FISH 技术种类甚多，发展迅速，其实现需要获得能与靶序列互补结合的探针。常用的探针有以下三类。

1. 染色体特异的重复序列探针

主要是指 α-卫星 DNA 或端粒重复序列探针。α-卫星 DNA（alpha satellite DNA）是位于人类染色体着丝粒区域的串联重复序列，其重复单位为 171bp，具有高度的 DNA 多态性，重复次数达数百次至数千次，可覆盖 100kb 的着丝粒 DNA 区域，它既具有染色体特异性，又具有染色体间的同源性，其杂交将产生很强的杂交信号，常被作为着丝粒探针的来源。端粒是真核生物染色体线性 DNA 分子末端的结构，是富含 G、T 碱基的重复序列（如人端粒序列为 TTAGGG），重复达数十至数百次，它对于维持染色体的稳定性和 DNA 复制的完整性有重要作用，当检测端粒区域 DNA 的变异时，常应用端粒重复序列探针。该类探针的特点是不含散在重复序列，与靶核酸位点结合紧密，杂交信号强，易于检测。这类探针主要应用于标记染色体的识别，染色体数目异常的检测，间期细胞遗传学研究和临床诊断等。

2. 染色体位点特异的单拷贝探针

FISH 方法与同位素原位杂交不同，它要求探针要足够大，探针越小，杂交位点检出率越低。对于存在于基因组内的单一序列基因，检出它最有效的方法是应用含有大插入片段的克隆载体。因此，染色体位点特异的单拷贝探针主要通过克隆技术获得，包括各类人工染色体探针，如酵母人工染色体（YAC）、细菌人工染色体（BAC）、P1 人工染色体（PAC）探针，以及黏粒探针。该类探针主要应用于染色体 DNA 克隆序列的定位，识别染色体的易位、缺失和扩增，分析染色体的断裂点等。小于 2kb 的质粒探针也可用于 FISH 定位，但效率较低。

3. 染色体涂染探针

染色体涂染探针是将整条染色体或某条染色体臂（长臂或短臂）或者染色体特异性区带的 DNA 制成的探针，即包括全染色体、染色体臂、染色体末端涂染探针以及染色体位点特异探针。染色体涂染探针可以通过下列三种方式获得。①流式细胞术：该法是用一种或多种荧光染料将染色体悬浮液中的中期分裂象染色体染色。由于染色体大小、形态、组成和结构的不同，不同染色体的染色特征不同，从而通过流式细胞术将特定的染色体整条收集起来，并以载体克隆或 PCR 扩增获得目的探针。但如果受试物的染色体形态单一、数目较多，仅根据染色体的形态和大小特征很难将所有的染色体准确区分。②克隆基因文库或体细胞杂交细胞株：通过特定的克隆基因文库或者特异性的体细胞杂交细胞系制备某条染色体整个或部分 DNA 探针。该法特异性强，准确性高，但对实验室要求较高，取材来源有所限制。③染色体显微切割和 PCR 扩增：通过显微操作系统切割分离所需染色体片段，收集 5~10 个拷贝后，即可通过 PCR 扩增获得。该方法具有直接、准确、简便的特点，因而应用范围较广。

染色体涂染探针可应用于检测、分析染色体数目和结构异常，鉴定、标记染色体的来源，以及比较不同物种间的基因同源性。

（四）FISH 常见类型

根据研究目的和应用探针的不同，FISH 可分为多种类型，如着丝粒重复 FISH、染色体绘图、独特序列的 FISH 以及全染色体 FISH 等。在 FISH 的基础上，衍生出许多新的 FISH 类型，使 FISH 的特异性、灵敏度进一步提高，应用范围更加广泛。

1. 染色体原位抑制（CISS）杂交

在各类人工染色体探针和染色体涂染探针中，存在短散布核元件 Alu 序列和长散布核元件 Kpn 序列，这些重复序列 DNA 的存在将干扰探针识别靶序列的特异性。为了阻断探针与 DNA 重复序列之间的非特异性结合，克服散在的重复序列造成的杂交背景，杂交前在探针中加入适量的未标记的竞争性 DNA（competitor DNA），如超声碎断的人体胎盘组织 DNA 或 Cot-I DNA，进行杂交前的预复性（竞争性 DNA 与探针混合，变性后在 37℃ 孵育）。探针中的重复序列与加入的竞争物中的大量重复序列优先退火复性，而特异性的单拷贝序列因竞争物中同源序列拷贝数少，绝大部分仍保持单链状态。预复性后的探针再与靶序列杂交，实现与靶序列之间的特异性结合。该技术被称为染色体原位抑制杂交。

2. 染色体涂染技术

染色体涂染技术是联合染色体原位抑制杂交（CISS）技术，将制备、标记好的一种染色体涂染探针与中期分裂象或间期核的染色体进行荧光原位杂交，使特定的染色体物质在整条染色体或某个特定区域显示出均匀恒定的荧光信号。该技术可用于分析和研究染色体数目和结构畸变，如染色体易位、重复或缺失等。染色体涂染技术包括正向染色体涂染和反向染色体涂染。前者以正常染色体 DNA 作为探针，杂交到待检测的异常标本上，使异常染色体涂色；后者以异常染色体 DNA 作为探针，杂交到正常标本上，使正常染色体涂色。

3. 多色荧光原位杂交

多色荧光原位杂交（mFISFI）是应用几种不同颜色的荧光素单独或混合标记的探针，同时对一张标本制片进行原位杂交，从而对不同的多个靶 DNA 同时进行定位和分析，并能对不同探针在染色体上的位置进行排序，各靶位点在荧光显微镜下和照片上的颜色不同，形成多种颜色，故被称为多色 FISH（mFISH）。mFISH 的探针标记方法分为组合标记法和比例标记法。组合标记法是指用几种不同颜色的荧光素同时标记一个探针；比例标记法则是应用不同比例的各种荧光素标记每个探针。利用组合标记或比例标记法对染色体、染色体臂或染色体带特异性涂染探针进行标记而进行的 mFISH，称为多色染色体涂染。将一个人类的染色体探针池标记上 24 种不同的荧光素组合，与中期染色体分裂象进行杂交，经荧光显微镜摄像和图像处理后，产生 24 色人类染色体图像。

二、荧光原位杂交基本过程

荧光原位杂交的基本过程如下：FISH 标本制备；探针的制备与标记；探针与样品核酸的变性；预复性与杂交；杂交结果的检测；荧光显微镜观察与结果分析。

（一）FISH 标本制备

用于 FISH 的标本可以来自常规方法制备的染色体玻片以及石蜡或冰冻切片等。为了降低本底，杂交前可用 RNA 酶处理标本。另外，蛋白酶 K 消化有利于 DNA 探针穿透细胞膜进入核内，特别是对于石蜡切片，蛋白酶 K 的消化尤为重要，是决定石蜡切片杂交成功与否的重要步骤。

（二）探针的制备与标记

实验中，应根据检测和研究的目的及实验条件，选择合适种类的探针和探针标记物。通常采用切口平移法或随机引物法标记探针；在已知探针 DNA 序列的情况下，也可采用 PCR 法进行标记。近年来，直接标记法的应用越来越广泛，这样可以省去用抗体检测，简化了操作步骤，但是对于某些探针产生的荧光信号不够强，不能进行信号放大。

（三）探针与样品核酸的变性

标记好的探针与含有甲酰胺、硫酸葡聚糖的杂交液混合，如探针为具有重复序列的 DNA 如 Cosmid、YAC 探针，在杂交液中加上适量的竞争性 DNA，以阻断非特异性结合。探针与杂交液混合好之后，放在 70～75℃ 恒温水浴箱中温育 5min，立即于 0℃ 放置 5～10min，使探针变性。同样，染色体和组织切片也需在同样的温度下处理，使目标 DNA 变性。

（四）预复性与杂交

已变性的含探针和竞争性 DNA 的杂交液，首先置 37℃ 退火 30min，进行杂交前的预复性。然后将探针杂交液加到处理后的染色体制片或组织切片上，置 37℃ 过夜（15～17h）。杂交完成后必须充分洗脱，以除去非特异性结合的探针，降低本底。

（五）杂交结果的检测

检测方法包括直接荧光法和间接免疫荧光法，如用荧光染料直接标记探针，可直接置于荧光显微镜下观察。间接免疫荧光法的检测系统主要包括两类。①生物素标记探针与荧光素标记的亲和素：生物素标记探针可用荧光素标记的亲和素如 avidin-FITC 或 avidin-Rhodamine 或 avidin-Texas Red 等检测，当荧光信号较弱时，可加一层抗 avidin 抗体，再覆盖一次 avidin-FITC（或相应的 avi-din-荧光素）来放大信号。②地高辛标记的探针与荧光素标记的抗地高辛抗体：地高辛标记的探针通常用抗 Dig 抗体结合的 FITC 或 Rhodamine 或 Texas Red 等检测，同样也可加用第二抗体、第三抗体等放大信号。另外，还可用 DAPI 或 PI 对染色体进行复染，以便在荧光显微镜下观察杂交信号的同时，能看到胞核及染色体结构。

（六）荧光显微镜观察

FISH 的结果需在荧光显微镜下观察，最好在染色当天即做镜检，并及时摄影记录结果，以防荧光褪色消减，影响结果。

第四章 血液一般检验

第一节 血液一般检验标本的采集与处理

一、静脉血的采集

（一）原理

利用负压的原理，使用真空采血管或注射器将针头刺入浅静脉后，通过真空负压控制定量采集静脉血或通过手工控制吸取一定量的静脉血。

（二）试剂与器具

压脉带、垫枕和手套；70%乙醇、消毒棉球或棉签；一次性无菌针头、持针器和真空采血管，或者使用注射器和试管；胶带。

（三）操作

（1）对照申请单核对患者身份。

（2）采血部位的选择：患者取坐位或仰卧位，前臂置于桌面枕垫上或水平伸直。检查患者的肘前静脉，为使静脉血管充分暴露，可让患者握紧拳头，系上压脉带。采血人员可用示指触摸寻找合适的静脉，触摸时能感觉到静脉所在区域较周围其他组织的弹性大，一般肘臂弯曲部位或稍往下区域是比较理想的穿刺部位。如在一只手臂上找不到合适的静脉，则可用同样的方法检查另一只手臂。如需从腕部、手背或脚部等处的静脉采血，最好由有经验的采血人员进行。

（3）静脉穿刺的准备：选择好合适的穿刺部位后，放松压脉带，依照《医疗机构消毒技术规范》的要求，使用70%~80%（体积分数）的乙醇溶液擦拭消毒2遍，作用3分钟，消毒范围强调以穿刺部位为中心，由内向外缓慢旋转，逐步涂擦，共2次，消毒皮肤面积应不小于5cm×5cm。

（4）静脉穿刺：①将患者的手臂置于稍低位置，在穿刺点上方约6cm处系紧压脉带，嘱受检者紧握拳头，使静脉充盈显露。采血人员一手拿着采血装置，另一只手的手指固定穿刺部位下方的皮肤，以使静脉位置相对固定。②手握持针器或注射器，保持穿刺针的方向和静脉走向一致，穿刺针与皮肤间的夹角约为20°，针尖斜面朝上。③将穿刺针快速、平稳地刺入皮肤和静脉。使用真空采血器时一只手固定住持针器和穿刺针，另一只手将真空采血管从持针器另一端推入；使用注射器穿刺成功后右手固定针筒，左手解开压脉带后，再缓缓抽动注射器针栓至采集到所需血量。④血液开始流出即可解开压脉带，或者在开始采最后一管标本后立即解开压脉带，同时嘱患者松开拳头。⑤消毒干棉球压住穿刺点，拔出针头，嘱患者继续按压棉球并保持手臂上举数分钟，如患者无法做到，则由采血人员按压穿刺点直至不出血。⑥在静脉穿刺处贴上不会引起过敏的胶条以助止血如穿刺点的按压力度和时间不够，则可能会导致皮下出血，形成瘀斑。⑦来回颠倒采血管数次将标本和抗凝剂混匀，但不可剧烈摇晃。⑧将采血针弃于利器盒内。⑨按实验室要求在每支采血管上贴好标签。⑩如是门诊患者，响其静坐片刻，确认无头晕、恶心等不良反应后再允许患者离开。

（四）注意事项

（1）采血部位通常选择肘前静脉，如此处静脉不明显，则可采用手背、手腕、胸窝和外踝部静脉；幼儿可采用颈外静脉。

（2）使用真空采血器前应仔细阅读厂家说明书。使用前勿松动一次性真空采血试管盖塞，以防采血量不准。

（3）使用注射器采血时，切忌将针栓回推，以免注射器中气泡进入血管形成气栓，造成严重后果。

（4）采血过程中应尽可能保持穿刺针位置不变，以免血流不畅。

（5）压脉带捆扎时间不应超过1分钟，否则会使血液成分的浓度发生改变。

（6）如果一次需要采集多管血液标本时，应按以下顺序采血：血培养管-需氧、血培养管-厌氧，凝血项管，无抗凝剂管（含或不含促凝剂和分离胶），有抗凝剂管。

（7）如遇受检者发生晕针，应立即拔出针头，让其平卧。必要时可用拇指压掐或针刺人中、合谷等穴位，嗅吸芳香氨酊等药物。

二、末梢血的采集

（一）试剂与器具

（1）一次性使用的无菌采血针。

（2）70%乙醇棉球。

（3）一次性手套和消毒干棉球。

（4）不同检测所需特殊器具如用于制作血涂片的玻片、微量移液管、血细胞计数稀释液、微量血细胞比容测量管。

（二）操作

（1）采血部位：成人以无名指或中指的指尖内侧为宜；特殊患者（如烧伤），必要时可从足跟部两侧或大拇指采血；婴儿理想的采血部位是足底面两侧的中部或后部，针刺的深度不应超过2mm，靠近足底面后部的针刺深度不应超过1mm。

（2）可轻轻按摩采血部位，使其自然充血，用70%乙醇棉球消毒局部皮肤，待干。

（3）操作者用左手拇指和示指紧捏穿刺部位两侧，右手持无菌采血针，自指尖内侧迅速有力地穿刺，即刻拔出采血针并弃于利器盒内。

（4）用消毒干棉球擦去第一滴血，按需要依次采血。采血顺序：血涂片、EDTA抗凝管，其他抗凝管、血清及微量采集管。

（5）可轻柔按压周围组织以获得足量的标本。

（6）采血完毕，用消毒干棉球压住伤口，止血片刻。

（三）注意事项

（1）所选的采血部位要避开冻疮、炎症、水肿和瘢痕等患处；除特殊情况外，不宜从耳垂采血。

（2）不宜从婴儿的手指以及脚后方跟腱处采血，以防止可能造成骨组织和神经组织的损伤。

（3）采血部位宜保持温暖，有利于血液顺畅流出。

（4）消毒皮肤后应待乙醇挥发，皮肤干燥后方可采血，否则流出的血液不呈圆滴状，也可能会导致溶血。

（5）穿刺深度一般不超过2mm；针刺后，稍加按压以血液能流出为宜。

三、抗凝剂的选用

血液一般检验常用的抗凝剂有以下三种。

（一）枸橼酸钠（柠檬酸钠）

枸橼酸能与血液中的钙离子结合形成螯合物，从而阻止血液凝固。市售枸橼酸钠多含2个分子的结晶水，分子量（MW）为294.12，常用浓度为109mmol/L（32g/L）。枸橼酸钠与血液的比例多采用1：9（V：V）。常用于凝血试验和红细胞沉降率测定（魏氏法血沉测定时抗凝剂为0.4ml加血1.6ml）。

（二）乙二胺四乙酸二钠或乙二胺四乙酸二钾

抗凝机制与枸橼酸钠相同。全血细胞分析用EDTA-K_2·$2H_2O$，1.5~2.2mg可阻止1ml血液凝固。由于EDTA-Na_2溶解度明显低于EDTA-K_2，故EDTA-K_2特别适用于全血细胞分析，尤其适用于血小板计数。由于其影响血小板聚集及凝血因子检测，故不适合做凝血试验和血小板功能检查。

（三）肝素

是一种含有硫酸基团的黏多糖，分子量为15000，与抗凝血酶结合，促进其对凝血因子Ⅻ、Ⅺ、Ⅹ和凝血酶活性的抑制，抑制血小板聚集从而达到抗凝。通常用肝素钠盐或锂盐粉剂（125U＝1mg）配成1g/L肝素水溶液，即每ml含肝素1mg，取0.5ml置小瓶中，37~50℃烘干后，能抗凝5ml血液。适用于血气分析、电解质、钙等测定，不适合凝血象和血液学一般检查（可使白细胞聚集并使血涂片产生蓝色背景）。

四、血涂片制备

（一）器材

清洁、干燥、无尘、无油脂的载玻片（25mm×75mm，厚度为0.8~1.2mm）。

（二）操作

血涂片制备方法很多，目前临床实验室普遍采用的是手工推片法，即用楔形技术制备血涂片方法，在玻片近一端1/3处，加滴（约0.05ml）充分混匀的血液，握住另一张边缘光滑的推片，以 30°～45°角使血滴沿推片迅速散开，快速、平稳地推动推片至载玻片的另一端。

（三）注意事项

（1）血涂片应呈舌状，头、体、尾三部分清晰可分。

（2）推好的血涂片在空气中晃动，使其尽快干燥。天气寒冷或潮湿时，应于37℃恒温箱中保温促干，以免细胞变形缩小。

（3）涂片的厚薄、长度与血滴的大小推片与载玻片之间的角度、推片时的速度及血细胞比容有关。一般认为血滴大、角度大、速度快则血膜越厚；反之则血膜越薄。血细胞比容高于正常时，血液黏度较高，保持较小的角度，可得满意结果；相反，血细胞比容低于正常时，血液较稀，则应用较大角度、推片速度较快。

（4）血涂片应在1小时内染色或在1小时内用无水甲醇（含水量<3%）固定后染色。

（5）新购置的载玻片常带有游离碱质，必须用约1mol/L HCl 浸泡24小时后，再用清水彻底冲洗，擦干后备用。用过的载玻片可放入含适量肥皂或其他洗涤剂的清水中煮沸20分钟，洗净，再用清水反复冲洗，蒸馏水最后浸洗后擦干备用。使用时，切勿用手触及玻片表面。

（6）血液涂片既可直接用非抗凝的静脉血或毛细血管血，也可用 EDTA 抗凝血制备。由于 EDTA 能阻止血小板聚集，故在显微镜下观察血小板形态时非常合适。但 EDTA 抗凝血有时能引起红细胞皱缩和白细胞聚集，因此最好使用非抗凝血制备血涂片。

（7）使用 EDTA-K$_2$ 抗凝血液样本时，应充分混匀后再涂片。抗凝血样本应在采集后4小时内制备血涂片，时间过长可引起中性粒细胞和单核细胞的形态学改变。注意制片前，样本不能冷藏。

五、血涂片染色

（一）瑞氏染色法

1. 原理

瑞氏（Wright）染色法使细胞着色既有化学亲和作用，又有物理吸附作用。各种细胞由于其所含化学成分不同，对染料的亲和力也不一样，因此，染色后各种细胞呈现出各自的染色特点。

2．试剂

（1）瑞氏染液

①瑞氏染料　　　　　　　0.1g。

②甲醇（AR）　　　　　　60.0ml。

瑞氏染料由酸性染料伊红和碱性染料亚甲蓝组成。将瑞氏染料放入清洁干燥研钵里，先加少量甲醇，充分研磨使染料溶解，将已溶解的染料倒入棕色试剂瓶中，未溶解的再加少量甲醇研磨，直至染料完全溶解，甲醇全部用完为止，即为瑞氏染液。配好后放室温，一周后即可使用。新配染液效果较差，放置时间越长，染色效果越好。久置应密封，以免甲醇挥发或氧化成甲酸。染液中也可加中性甘油2~3ml，除可防止甲醇过早挥发外，也可使细胞着色清晰。

（2）pH 值为 6.8 的磷酸盐缓冲液

磷酸二氢钾（KH_2PO_4）　　　　0.3g

磷酸氢二钠（Na_2HPO_4）　　　　0.2g

加少量蒸馏水溶解，再用蒸馏水加至 1000ml。

3．操作

以血涂片染色为例。

（1）采血后推制厚薄适宜的血涂片（见血涂片制备）。

（2）用蜡笔在血膜两头画线，然后将血涂片平放在染色架上。

（3）加瑞氏染液数滴，以覆盖整个血膜为宜，染色约 1 分钟。

（4）滴加约等量的缓冲液与染液混合，室温下染色 5~10 分钟。

（5）用流水冲去染液，待干燥后镜检。

4．注意事项

（1）pH 值对细胞染色有影响。由于细胞各种成分均由蛋白质构成，蛋白质均为两性电解质，所带电荷随溶液 pH 值而定。对某一蛋白质而言，如环境 pH<pl（pl 为该蛋白质的等电点），则该蛋白质带正电荷，即在酸性环境中正电荷增多，易与酸性伊红结合，染色偏红；相反，则易与亚甲蓝结合，染色偏蓝。因细胞着色对氢离子浓度十分敏感，因此，应使用清洁中性的载玻片，稀释染液必须用 pH 值为 6.8 的缓冲液，冲洗片子必须用中性水。

（2）未干透的血膜不能染色，否则染色时血膜易脱落。

（3）染色时间的长短与染液浓度、染色时温度及血细胞多少有关。染色时间与染液浓度、染色时温度成反比；染色时间与细胞数量成正比。

（4）冲洗时不能先倒掉染液，应用流水冲去，以防染料沉淀在血膜上。

（5）如血膜上有染料颗粒沉积，可用甲醇溶解，但需立即用水冲掉甲醇，以免脱色。

（6）染色过淡，可以复染。复染时应先加缓冲液，创造良好的染色环境，而后加染液，或加染液与缓冲液的混合液，不可先加染液。

（7）染色过深可用水冲洗或浸泡水中一定时间，也可用甲醇脱色。

（8）染色偏酸或偏碱时，均应更换缓冲液再重染。

（9）瑞氏染液的质量好坏除用血涂片实际染色效果评价外，还可采用吸光度比值（RA）评价。瑞氏染液的成熟指数以 RA（Asonm／Asm）＝1.3±0.1 为宜。

（二）瑞氏吉姆萨复合染色法

1. 原理

吉姆萨染色原理与瑞氏染色相同，但提高了噻嗪染料的质量，加强了天青的作用，对细胞核着色效果较好，但和中性颗粒着色较瑞氏染色法差。因此，瑞氏吉姆萨（Wright Giemsa）复合染色法可取长补短，使血细胞的颗粒及胞核均能获得满意的染色效果。

2. 试剂

瑞氏-吉姆萨复合染色液

Ⅰ液：取瑞氏染粉 1g、吉姆萨染粉 0.3g，置洁净研钵中，加少量甲醇（分析纯），研磨片刻，吸出上层染液。再加少量甲醇继续研磨，再吸出上层染液。如此连续几次，共用甲醇 500ml，收集于棕色玻璃瓶中，每天早、晚各振摇 3 分钟，共 5 天，以后存放一周即能使用。

Ⅱ液：pH 值为 6.4~6.8 的磷酸盐缓冲液

磷酸二氢钾（无水）　　　　6.64g。

磷酸氢二钠（无水）　　　　2.56g。

加少量蒸馏水溶解，用磷酸盐调整 pH 值，加水至 1000ml。

3. 操作

瑞氏-吉姆萨染色方法基本上与瑞氏染色法相同。

（三）30 秒快速单一染色法

1. 试剂

（1）贮存液

瑞氏染粉　　　　　　　　　2.0g。

吉姆萨染粉　　　　　　　　0.6g。

天青Ⅱ　　　　　　　　　　0.6g。

甘油　　　　　　　　　　　10.0ml。

聚乙烯吡咯烷酮（PVP）　　20.0g。

甲醇　　　　　　　　　　　1000ml。

（2）磷酸盐缓冲液（pH 值 6.2~6.8）

磷酸二氢钾　　　　　　　　6.64g。

磷酸氢二钠　　　　　　　　0.26g。

苯酚　　　　　　　　　　　4.0ml。

蒸馏水加至　　　　　　　　1000ml。

（3）应用液

1 液、2 液按 3∶1 比例混合放置 14 天后备用。

2. 操作

将染液铺满血膜或将血片浸入缸内，30 秒后用自来水冲洗。

(四) 快速染色法

1. 试剂

Ⅰ 液：

磷酸二氢钾　　　　　　　　6.64g。

磷酸氢二钠　　　　　　　　2.56g。

水溶性伊红 Y　　　　　　　4.0g（或伊红 B 2.5g）

蒸馏水　　　　　　　　　　1000ml。

苯酚　　　　　　　　　　　40ml。

煮沸，待冷后备用。

Ⅱ 液：

亚甲蓝　　　　　　　　　　4g。

蒸馏水　　　　　　　　　　1000ml。

高锰酸钾　　　　　　　　　2.4g。

煮沸，待冷后备用。

2. 操作

把干燥血涂片浸入快速染色液的Ⅰ液中30秒，水洗，再浸入Ⅱ液30秒，水洗待干。

第二节 血细胞分析

一、血细胞分析的质量要求

（一）人员

1. 实验室专业技术人员

应有明确的岗位职责，包括标本的采集与处理，样本检测，质量保证，报告的完成、审核与签发，检验结果的解释等岗位的职责和要求。

2. 形态学检查技术主管

应有专业技术培训（如进修学习、参加形态学检查培训班等）的考核记录（如合格证、学分证及岗位培训证等），其他形态学检查人员应有定期培训及考核记录。

3. 血液形态学检验人员的配置

宜满足工作需求，如血细胞分析复检标本的数量在每日100份以下时，宜配备2人；复检标本量在每日100~200份时，宜配备3~4人；若采用自动化仪器进行形态学筛查时，可适当减少人员数量。

4. 应有人员培训计划

包括但不限于如下内容：培训目的，时间和培训内容（包括专业理论和操作技能），接受培训人员，可供使用的参考资料等。

5. 应每年评估员工的工作能力

对新进员工，尤其是从事血液学形态识别的人员，在最初6个月内应至少进行2次能力评估。当职责变更时或离岗6个月以上再上岗时或政策、程序技术有变更时，应对员工进行再培训和再评估。没有通过评估的人员应经再培训和再评审，合格后才可继续上岗，并记录。

6. 其他

工作人员应对患者隐私及结果保密并签署声明。

（二）设施与环境条件

（1）实验室应具备满足工作需要的空间。

（2）如设置了不同的控制区域，应制定针对性的防护措施及合适的警告。

（3）应依据所用检测设备和实验过程对环境温湿度的要求，制定温湿度控制要求并记录。温度失控时应有处理措施并记录。

（4）应有足够的、温度适宜的储存空间（如冰箱），用以保存临床样品和试剂，设置目标温度和允许范围，温度失控时应有处理措施。

（三）实验室设备

1. 血液分析仪的性能验证

新仪器使用前应进行性能验证，内容至少应包括精密度、正确度、可报告范围等，验证方法和要求见卫生行业标准（《临床血液学检验常规项目分析质量要求》）。要求至少每年对每台血液分析仪的性能进行评审。

2. 血液分析仪的校准应符合如下要求

依照卫生行业标准的要求实施校准：应对每一台仪器进行校准；应制定校准程序，内容包括校准物的来源、名称，校准方法和步骤，校准周期等；应对不同吸样模式（自动、手动和预稀释模式等）进行校准或比对；可使用制造商提供的配套校准物或校准实验室提供的定值新鲜血进行校准；至少6个月进行一次校准。

3. 试剂与耗材的要求

应提供试剂和耗材检查、接收、储存和使用的记录。商品试剂使用记录应包括使用效期和启用日期，自配试剂记录应包括试剂名称或成分、规格、储存条件、制备或复溶日期、有效期、配制人等。

4. 电源配置

必要时，实验室可配置不间断电源（UPS）和（或）双路电源以保证关键设备的正常工作。

5. 设备故障原因分析

设备发生故障后，应首先分析故障原因，如设备故障可能影响了方法学性能，于故障修复后，可通过以下合适的方式进行相关的检测、验证：可校准的项目实施校准；质控物检验；与其他仪器或方法比对；以前检验过的样品再检验。

（四） 检验前程序

（1） 所有类型的样品应有采集说明（一些由临床工作人员负责采集的样品不要求实验室准备详细的采集说明，如骨髓样品的采集，但实验室需提出相关要求，如合格样品的要求和运输条件等）。

（2） 血细胞分析标本的采集应使用 EDTA 抗凝剂，除少数静脉取血有困难的患者（如婴儿大面积烧伤或需频繁采血进行检查的患者）外，宜尽可能使用静脉穿刺方式采集标本；血液与抗凝剂的体积比一般为 9∶1。

（3） 应根据检验项目明确列出不合格标本的类型（如有凝块、采集量不足、肉眼观察有溶血的标本等）和处理措施。

（4） 用于疟原虫检查的静脉血标本，应在采集后 1 小时内同时制备厚片和薄片。如超过 1 小时，应在报告单上标注处理时间。

（五） 检验程序

（1） 应制定血细胞分析项目的标准操作程序。

（2） 应制定血细胞分析的显微镜复检标准并对复检标准进行验证；要求复检后结果的假阴性率≤5%；应用软件有助于显微镜复检的有效实施；显微镜复检应保存记录；复检涂片至少保留 2 周。

（3） 应规定检测结果超出仪器线性范围时的识别和解决方法（如对血样进行适当稀释和重复检验）。

（4） 当检测样本存在影响因素（如有核红细胞、红细胞凝集、疟原虫、巨型血小板等）时，对仪器检测结果可靠性的判定和纠正措施应有规定。

（5） 血液寄生虫检查的要求。

（6） 如使用自建检测系统，应由程序评估并确认精密度、正确度、可报告范围、参考区间等分析性能符合预期用途。

（7） 可由制造商或其他机构建立参考区间后，由使用相同分析系统的实验室对参考区间进行验证或评审。实验室内部有相同的分析系统（仪器型号、试剂批号以及消耗品等相同）时，可调用相同的参考区间。当临床需要时，应根据年龄和（或）性别分组建立参考区间。

（六）检验程序的质量保证

1. 实验室内部质量控制应符合如下要求

（1）质控品的选择：宜使用配套质控品，使用非配套质控品时应评价其质量和适用性。

（2）质控品的浓度水平：至少使用 2 个浓度水平（正常和异常水平）的质控品。

（3）质控项目：认可的所有检测项目均应开展室内质量控制。

（4）质控频度：根据检验标本量定期实施，检测当天至少 1 次。

（5）质控图：应使用 Levey-Jennings 质控图；质控图或类似的质量控制记录应包含以下信息：检测质控品的时间范围、质控图的中心线和控制界线、仪器、方法名称、质控品的名称、浓度水平、批号和有效期、试剂名称和批号、每个数据点的日期、操作人员的记录。

（6）质控图中心线的确定：血细胞计数质控晶的测定应在不同时段至少检测 3 天，使用 10 个以上检测结果的均值画出质控图的中心线；每个新批号的质控品在日常使用前，应通过检测确定质控品均值，制造商规定的"标准值"只能作为参考。

（7）失控判断规则：应规定质控规则，全血细胞计数至少使用 13s 和 22s 规则。

（8）失控报告：必要时宜包括失控情况的描述、核查方法、原因分析、纠正措施及纠正效果的评价等内容；应检查失控对之前患者样品检测结果的影响。

（9）质控数据的管理：按质控品批次或每月统计 1 次，记录至少保存 2 年。

（10）记录：实验室负责人应对每批次或每月室内质量控制记录进行审查并签字。

2. 其他

所开展的检验项目应参加相应的室间质评要求使用相同的检测系统检测质控样本与患者样本；应由从事常规检验工作的人员实施室间质评样品的检测；应有禁止与其他实验室核对上报室间质评结果的规定；应保留参加室间质评的结果和证书。实验室应对"不满意"和"不合格"的室间质评结果进行分析并采取纠正措施。实验室负责人应监控室间质量评价活动的结果，并在评价报告上签字。

3. 对未开展室间质评检验项目的比对要求

应通过与其他实验室（如使用相同检测方法的实验室，使用配套系统的实验室）比对的方式，判断检验结果的可接受性，并应满足如下要求：

（1）规定比对实验室的选择原则。

（2）样品数量：至少 5 份，包括正常和异常水平。

（3）频率：至少每年 2 次。

（4）判定标准：应有不少于 80% 的结果符合要求。当实验室间比对不可行或不适用时，实验室应制定评价检验结果与临床诊断一致性的方法，判断检验结果的可接受性。每年至少评价 2 次，并有记录。

4. 实验室内部结果比对应符合如下要求

（1）检验同一项目的不同方法、不同分析系统应定期（至少 6 个月）进行结果的比对。血液分析仪等血液学检测设备，确认分析系统的有效性并确认其性能指标符合要求后，每年至少使用 20 份临床标本（含正常和异常标本）进行比对（可分批进行），结果应符合卫生行业标准。

（2）应定期（至少每 3 个月 1 次，每次至少 5 份临床样本）进行形态学检验人员的结果比对、考核并记录。

（3）比对记录应由实验室负责人审核并签字，记录至少保留 2 年。

（七）结果报告

（1）如收到溶血标本，宜重新采集，否则检验报告中应注明标本溶血。

（2）危急值通常用于患者血液检验的首次结果。

二、血红蛋白测定

氰化高铁血红蛋白（HiCN）分光光度法是世界卫生组织和国际血液学标准化委员会（ICSH）推荐的参考方法，该方法的测定结果是其他血红蛋白测定方法的溯源标准。常规实验室多使用血液分析仪或血红蛋白计进行测定，无论采用何种原理的测定方法，均要求实验室通过使用血液分析仪配套校准物或溯源至参考方法的定值新鲜血实施校准，以保证 Hb 测定结果的准确性。

（一）检测方法

1. 氧化高铁血红蛋白分光光度法

（1）原理

血红蛋白（除硫化血红蛋白外）中的亚铁离子（Fe^{2+}）被高铁氰化钾氧化成高铁离子（Fe^{3+}），血红蛋白转化成高铁血红蛋白。高铁血红蛋白与氰根离子（CN^-）结合，生成稳定的氰化高铁血红蛋白（HiCN）。用分光光度计检测时，氧化高铁血红蛋白在波长 540nm

处有一个较宽的吸收峰，它在540nm处的吸光度同它在溶液中的浓度成正比。

（2）试剂

HiCN试剂：

氰化钾（KCN）　　　　　　　　　0.050g。

高铁氰化钾〔$K_3Fe(CN)_6$〕　　　　0.200g。

无水磷酸二氢钾（KH2PO4）　　　　0.140g。

非离子表面活性剂〔可用Triton×100、Supon 218等〕0.5~1.0ml分别溶于蒸馏水中，混合，再加蒸馏水至1000ml，混匀。试剂为淡黄色透明溶液，pH值在7.0~7.4，用冰点渗透压仪测定的渗透量应在（6~7）mOsm/（kg·H_2O）。血红蛋白应在5分钟内完全转化为高铁血红蛋白。

（3）操作

①标准曲线制备：将氰化高铁血红蛋白（HiCN）参考液稀释为四种浓度（200g/L，100g/L，50g/L，25g/L），然后以HiCN试剂调零，分别测定其在540nm处的吸光值。以血红蛋白浓度（g/L）为横坐标，其对应的吸光度为纵坐标，在坐标纸上描点。用$Y(A_{500}) = a + bX$（G）进行直线回归处理。

②常规检测血红蛋白：先将20pl血用5.0mlHiCN试剂稀释，混匀，静置5分钟后，测定待检标本在540nm下的吸光值，按下面公式计算，从而得出待检标本的血红蛋白浓度。

$$C = \frac{A_{34} - a}{b} = (A_{540} - a) \times \frac{1}{b} \qquad (4-1)$$

式中A_{540}——患者待测HiCN在波长为540nm的吸光值

C——血红蛋白浓度，g/L；

a——截距；

b——斜率。

（4）注意事项

①血红蛋白测定方法很多，但无论采用何种方法，都应溯源至氰化高铁血红蛋白分光光度法的结果。

②试剂应储存在棕色硼硅有塞玻璃瓶中，不能贮存于塑料瓶中，否则会使CN^-丢失，造成测定结果偏低。

③试剂应置于2~8℃保存，不可冷冻，因结冰可引起高铁氰化钾破坏，使试剂失效。

④试剂应保持新鲜，至少一个月配制一次。

⑤氰化钾是剧毒品，配试剂时要严格按剧毒品管理程序操作。

⑥脂血症或标本中存在大量脂蛋白可产生混浊，可引起血红蛋白假性升高。白细胞数>20×10⁹/L、血小板计数>700×10⁹/L及异常球蛋白增高也可出现混浊。均可使血红蛋白假性升高。煤气中毒或大量吸烟引起血液内碳氧血红蛋白增多，也可使测定值增高。若因白细胞数过多引起的混浊，可离心后取上清液比色；若因球蛋白异常增高（如肝硬化患者）引起的混浊，可向比色液中加入少许固体氯化钠（约0.25g）或碳酸钾（约0.1g），混匀后可使溶液澄清。

⑦测定后的HiCN比色液不能与酸性溶液混合（目前大都用流动比色，共用1个废液瓶，尤须注意这一点），因为氰化钾遇酸可产生剧毒的氢氰酸气体。

2. 十二烷基硫酸钠血红蛋白测定法

由于HiCN法会污染环境，对环境保护不利。为此各国均相继研发不含KCN测定血红蛋白的方法，如十二烷基硫酸钠血红蛋白（SLS-Hb）测定方法，但其测定结果应溯源到HiCN分光光度法。

（1）原理

除硫化血红蛋白（SHb）外，血液中各种血红蛋白均可与十二烷基硫酸钠（SLS）作用，生成SLSHb棕色化合物，SLSHb波峰在538nm，波谷在500nm，本法可用HiCN法定值的新鲜血，对血液分析仪进行校准或绘制标准曲线。

（2）试剂

①血液分析仪商品试剂。

②自配试剂。

60g/L十二烷基硫酸钠的磷酸盐缓冲液：称取60g十二烷基硫酸钠溶解于33.3mmol/L磷酸盐缓冲液（pH值7.2）中，加TritonX-100 70ml于溶液中混匀，再加磷酸盐缓冲液至1000ml，混匀；SLS应用液：将上述60g/L SLS原液用蒸馏水稀释100倍，SLS最终浓度为2.08mmol/L。

（3）操作

①按血液分析仪操作说明书的要求进行操作。

②末梢血检测方法（适用于婴幼儿、采血困难的肿瘤患者等）：准确吸取SLS应用液5.0ml置于试管中，加入待测血20μl，充分混匀。5分钟后置540nm下以蒸馏水调零，读取待测管吸光度值，查标准曲线即得SLSHb结果。

③标准曲线绘制：取不同浓度血红蛋白的全血标本，分别用HiCN法定值。再以这批已定值的全血标本，用SLSHb测定，获得相应的吸光度值，绘制出标准曲线。

（4）注意事项

（1）注意选用 CP 级以上的优质十二烷基硫酸钠〔$CH_3（CH_2）_3SO_4Na. MW288.38$〕。

（2）本法配方溶血力很强，不能用同一管稀释标本同时测定血红蛋白和白细胞计数。

（3）其他环保的血红蛋白测定方法还很多，如碱羟血红蛋白测定法等。

（4）建议各临床实验室对参考区间进行验证后，采纳使用。

（5）为保证结果的可靠性，应尽可能使用静脉血进行检测。

（二）临床意义

1. 生理性降低

主要见于生理性贫血，如生长发育迅速而导致造血原料相对不足的婴幼儿、妊娠中后期血容量明显增加而引起血液稀释的孕妇，以及造血功能减退的老年人。

2. 病理性降低

见于各种贫血，常见原因有：①骨髓造血功能障碍，如再生障碍性贫血、白血病、骨髓瘤、骨髓纤维化；②造血物质缺乏或利用障碍，如缺铁性贫血、铁粒幼细胞贫血、巨幼细胞贫血（叶酸及维生素 B_{12} 缺乏）；③急慢性失血，如手术或创伤后急性失血、消化道溃疡、寄生虫病；④血细胞破坏过多，如遗传性球形红细胞增多症、阵发性睡眠性血红蛋白尿、异常血红蛋白病、溶血性贫血；⑤其他疾病（如炎症、肝病、内分泌系统疾病）造成或伴发的贫血。

3. 生理性增高

见于生活在高原地区的居民、胎儿及初生儿、健康人进行剧烈运动或从事重体力劳动时。

4. 病理性增高

分为相对性增高和绝对性增高。相对性增高通常是由于血浆容量减少，致使血液中有形成分相对增多形成的暂时性假象，多见于脱水血浓缩时，常由严重呕吐、多次腹泻、大量出汗、大面积烧伤、尿崩症、大剂量使用利尿药等引起。绝对性增高多与组织缺氧、血中促红细胞生成素水平升高、骨髓加速释放红细胞有关，见于：①原发性红细胞增多症，为慢性骨髓增生性疾病，临床较为常见，其特点为红细胞及全血容量增加导致皮肤黏膜暗红，脾大同时伴有白细胞和血小板增多。②继发性红细胞增多症，见于肺源性心脏病、阻塞性肺气肿，发绀型先天性心脏病及异常血红蛋白病等；与某些肿瘤和肾脏疾患有关，如肾癌、肝细胞癌、子宫肌瘤、肾胚胎瘤和肾积水、多囊肾、肾移植后；此外，还见于家族性自发性促红细胞生成素浓度增高, 药物 (雌激素、皮质类固醇等) 引起的红细胞增多等。

在各种贫血时, 由于红细胞内血红蛋白含量不同, 红细胞和血红蛋白减少程度可不一致。

血红蛋白测定可以用于了解贫血的程度, 如需要了解贫血的类型, 还需做红细胞计数和红细胞形态学检查以及与红细胞其他相关的指标测定。

三、红细胞计数

红细胞计数 (RBC) 可采用自动化血液分析仪或显微镜检查法进行检测, 以前者最为常用。血液分析仪进行红细胞计数的原理是电阻抗原理, 在仪器计数结果不可靠 (如红细胞数量较低、存在干扰等) 需要确认、不具备条件使用血液分析仪时, 可采用显微镜检查法进行红细胞计数。

(一) 检测方法

1. 血液分析仪检测法

(1) 原理

主要使用电阻抗原理进行检测。有的仪器采用流式细胞术加二维激光散射法进行检测, 全血经专用稀释液稀释后, 使自然状态下的双凹盘状扁圆形红细胞成为球形并经戊二醛固定, 这种处理不影响红细胞的平均体积, 红细胞通过测量区时, 激光束以低角度前向光散射测量单个红细胞的体积和红细胞总数, 可使红细胞计数结果更加准确。

(2) 仪器与试剂

血液分析仪及配套试剂 (如稀释液、清洗液)、配套校准物、质控物。

(3) 操作

使用稀释液和特定装置定量稀释血液标本: 检测稀释样本中的细胞数量; 将稀释样本中的细胞数量转换为最终报告结果, 即每升全血中的红细胞数量。不同类型血液分析仪的操作程序依照仪器说明书规定。

2. 显微镜计数法

(1) 原理

显微镜检查方法用等渗稀释液将血液按一定倍数稀释并充入细胞计数板 (又称牛鲍计数板) 的计数池, 在显微镜下计数定体积内的红细胞数, 经换算得出每升血液中红细胞的数量。

（2）试剂与器材

①赫姆（Hayem）液：氯化钠 1.0g，结晶硫酸钠（$Na_2SO_4 \cdot 10H_2O$）5.0g（或无水硫酸钠 2.5g），氯化钾 0.5g，分别用蒸馏水溶解后混合，再用蒸馏水加至 200ml，混匀、过滤后备用：如暂无赫姆（Hayem）液，可用无菌生理盐水替代；②改良 Neubauer 血细胞计数板、盖玻片；③普通显微镜。

（3）操作

①取中号试管 1 支加红细胞稀释液 2.0ml；②用清洁干燥微量吸管取末梢血或抗凝血 10μl，擦去管外余血后加至红细胞稀释液底部，再轻吸上层清液清洗吸管 2~3 次，然后立即混匀；③混匀后，用干净微量吸管将红细胞悬液充入计数池，不得有空泡或外溢，充池后静置 2~3 分钟后计数：④高倍镜下依次计数中央大方格内四角和正中 5 个中方格内的红细胞。对压线红细胞按"数上不数下、数左不数右"的原则进行计数。

（4）注意事项

①显微镜计数方法由于计数细胞数量有限，检测结果的精密度较差，适用于红细胞数量较低标本的检测；②红细胞的聚集可导致计数不准确；③如计数板不清洁或计数板中的稀释液蒸发，也会导致结果增高或错误；④配制的稀释液应过滤，以免杂质、微粒等被误认为细胞。

（二）方法学评价

临床实验室主要使用血液分析仪进行红细胞计数，不仅操作简便、检测快速，重复性好，而且能够同时得到多个红细胞相关参数。使用配套校准物或溯源至参考方法的定值新鲜血实施校准后，可确认或改善检测结果的准确性。某些病理状态下（如白细胞数过高、巨大血小板、红细胞过小等），仪器检测结果易受干扰，需使用手工法进行确认。手工法是传统方法，无需特殊设备，但操作费时费力，结果重复性较差，在常规检测中已较少使用。

（三）临床意义

1. 生理性降低

主要见于生理性贫血，如婴幼儿、妊娠中后期孕妇以及造血功能减退的老年人等。

2. 病理性降低

见于各种贫血，常见原因有：①骨髓造血功能障碍，如再生障碍性贫血、白血病、骨髓瘤，骨髓纤维化；②造血物质缺乏或利用障碍，如缺铁性贫血、铁粒幼细胞贫血巨幼细胞贫血；③急慢性失血，如手术或创伤后急性失血、消化道溃疡、寄生虫病；④血细胞破坏过多，如溶血性贫血；⑤其他疾病造成或伴发的贫血。

3. 生理性增高

见于生活在高原地区的居民、胎儿及新生儿、剧烈运动或重体力劳动的健康人。

4. 病理性增高

分为相对性增高和绝对性增高。相对性增高通常是由于血浆容量减少，致使血液中有形成分相对增多形成的暂时性假象，常由严重呕吐、多次腹泻、大面积烧伤、尿崩症、大剂量使用利尿药等引起。绝对性增高多与组织缺氧、血中促红细胞生成素水平升高、骨髓加速释放红细胞有关，见于：①原发性红细胞增多症，为慢性骨髓增殖性肿瘤，临床较为常见；②继发性红细胞增多症，见于肺源性心脏病、慢性阻塞性肺气肿及异常血红蛋白病等；与某些肿瘤和肾脏疾患有关，如肾癌、肝细胞癌、卵巢癌、肾移植后；此外，还见于家族性自发性促红细胞生成素浓度增高，药物（雌激素、皮质类固醇等）引起的红细胞增多等。

第三节 血细胞形态学检查

血细胞形态学检查是对血液有形成分质量的检查和数量的评估。主要包括对红细胞、白细胞及血小板的大小、形态、染色及结构等方面的检查。其检查方法有经典的显微镜检查、自动化数字式细胞图像分析仪及流式细胞仪检查。通过检查可发现周围血细胞病理形态的异常、确认血细胞分析需要显微镜复检细胞的形态与数量，有助于鉴别白细胞增高的原因、判断感染的程度，有助于贫血的病因分析及形态学分类，有助于鉴别血小板减少并了解血小板功能，可发现血液中某些寄生虫感染。对血液病的诊断、鉴别诊断疗效观察及预后判断有重要价值。

一、血细胞形态学显微镜检查

(一) 红细胞形态学检查

血涂片红细胞形态学检查主要是镜下对周围血液中红细胞大小、形态、染色和结构四个方面的检查，包括对红细胞数量的评估。正常时，成人及出生一周以上新生儿的外周血成熟红细胞无核，直径为 6~9μm，双面微凹，瑞氏染色呈粉红色，中央 1/3 处着色较淡，称中心淡染区。通过检查红细胞形态，有助于各种贫血、红细胞增多症和红细胞形态异常疾病的诊断和鉴别诊断。

1. 大小异常

（1）小红细胞：红细胞直径<6μm，见于球形细胞增多症，缺铁性贫血、海洋性贫血、慢性失血导致的贫血等。

（2）大红细胞：红细胞直径>10μm，见于巨幼细胞贫血、恶性贫血、溶血性贫血等。

（3）巨红细胞：红细胞直径>15μm，见于营养性巨幼细胞贫血、化疗相关性贫血、骨髓增生异常综合征、红白血病等。

（4）红细胞大小不等：红细胞大小直径相差超过一倍，见于各种原因的慢性贫血如巨幼细胞贫血或骨髓增生异常综合征。

2. 形态异常

（1）球形红细胞：直径常小于 6μm，厚度增加，常大于 2μm，呈小圆球形，红细胞中心淡染区消失。此外，还可见于其他原因的溶血性贫血、脾功能亢进等。

（2）靶形红细胞：由于红细胞内的血红蛋白分布于细胞周边，聚集于细胞中心，故在瑞氏染色下红细胞中心及边缘深染，形态类似靶状称靶形红细胞，正常人占 1%~2%，见于缺铁性贫血、珠蛋白生成障碍性贫血等。

（3）组钱状红细胞：当血浆中带正电荷的不对称大分子物质增多时（如球蛋白、纤维蛋白原），导致膜带负电荷的红细胞相互排斥减弱。成熟红细胞聚集量串状叠加连成缗钱状。见于多发性骨髓瘤、巨球蛋白血症等。

（4）泪滴形红细胞：成熟红细胞形态似泪滴状。主要见于 DIC、骨髓纤维化等。

（5）椭圆形红细胞：成熟红细胞呈椭圆形或杆形，长度一般为宽度的 3~4 倍，正常人占 1%。增多对遗传性椭圆形细胞增多症有诊断参考价值，还可见于巨幼细胞贫血、骨髓增生异常综合征（MDS）。

（6）棘形红细胞：红细胞表面呈不规则棘样突起，细胞突起少于 5~10 个且不规则者称棘细胞，细胞突起多于 10~30 个且规则者称为锯齿红细胞。棘细胞大于 25% 时对巨细胞增多症有诊断意义，还可见于严重肝病、脾切除术后，梗阻性黄疸等。

（7）口形红细胞：成熟红细胞中心淡染区扁平状，似口形。正常人小于 4%，增多见于遗传性口形红细胞增多症、酒精性肝病。

（8）镰形红细胞：由于红细胞内存在异常的 HBs，在缺氧情况下红细胞呈镰刀状，见于镰形红细胞贫血、血红蛋白病等。

（9）红细胞形态不整：红细胞出现梨形、哑铃形、三角形等形态不规则变化。见于 DIC、溶血性贫血、感染性贫血、巨幼细胞贫血、骨髓增生异常综合征等。

（10）红细胞聚集：成熟红细胞成堆聚集，是可逆性抗体冷凝集素增多时导致的红细胞聚集，见于支原体肺炎、传染性单核细胞增多症、恶性淋巴瘤、肝硬化等。

3. 染色异常

（1）浅染红细胞：红细胞中心淡染区扩大，着色过浅甚至呈影形、环状。多见于缺铁性贫血海洋性贫血、铁粒幼细胞增多的难治性贫血。

（2）浓染红细胞：红细胞中心淡染区消失，着色过深。见于球形细胞增多症、溶血性贫血、MDS、红白血病等。

（3）嗜多色性红细胞：未完全成熟的红细胞胞质中残留有核糖体等嗜碱性物质，在瑞氏染色下，红细胞胞质内全部或局部呈蓝灰色，见于各种原因的增生性贫血。

4. 结构异常

（1）嗜碱性点彩红细胞：未完全成熟的红细胞胞质中残留的核糖体等嗜碱性物质变性聚集，在瑞氏染色下，红细胞胞质内量点状、散在的蓝黑色颗粒，见于重金属中毒、各种原因的增生性贫血、再生障碍性贫血等。

（2）卡波环（Cabot ring）：红细胞内出现红色 8 字形或环形结构，多认为是核膜的残留物。见于溶血性贫血，脾切除及各种原因的增生性贫血。

（3）豪周小体（Howell-Jolly body）：红细胞内出现紫红色、圆形小体、大小不等，多认为是红细胞脱核时的核残留。见于溶血性贫血、脾切除及各种原因的增生性贫血。

（4）有核红细胞：有核红细胞存在于骨髓内及一周内出生的新生儿外周血中。成人及出生一周后新生儿的外周血中出现有核红细胞，见于各种原因的贫血、急慢性白血病，骨髓纤维化、原发性血小板增多症，恶性组织细胞病，MDS，多发性骨髓瘤及骨髓转移癌等。

（5）红细胞内的其他包涵体：HbH 小体（活体组织染色）见于 α-珠蛋白生成障碍性贫血，Heinz 小体（活体组织染色）见于 α-珠蛋白生成障碍性贫血重型，Fessus 小体（活体组织染色）见于 β-珠蛋白生成障碍性贫血重型，Pappenheimer 小体见于铁粒幼细胞贫血、MDS 或脾切除后。

5. 其他

原始红细胞早幼红细胞、中幼红细胞晚幼红细胞、网织红细胞的形态见相关章节。

（二）白细胞形态学检查

血涂片白细胞形态学检查主要是镜下对周围血液中的中性粒细胞、淋巴细胞、嗜酸性粒细胞、嗜碱性粒细胞和单核细胞5种白细胞形态的检查，包括对血细胞分析仪检查数量的评估。通过显微镜检查观察白细胞的各种形态变化，有助于急慢性白血病诊断，鉴别诊断及治疗后缓解状况的观察，可以了解感染的程度，提示各种血液相关性疾病，对白细胞异常疾病的诊断和疗效观察有重要意义。

1. 中性粒细胞

（1）中性分叶核粒细胞（Neg）

正常人白细胞分类分叶核粒细胞占50%~70%。细胞大小为10~15μm，呈圆形或卵圆形，核多分为3~5叶。分叶之间以丝相连，或核最细部分的直径小于最粗部分的1/3，或分叶核各分叶之间扭曲折叠。核染色质粗糙、浓缩成块状，无核仁。胞质丰富、淡粉红色、含细小的紫红色颗粒。

（2）中性杆状核粒细胞（Nst）

正常人白细胞分类杆状核粒细胞<5%。细胞大小为10~18pm，呈圆形或卵圆形。核弯曲呈杆状，核最细部分的直径大于最粗部分的1/3。核染色质粗颗粒状聚集，无核仁。胞质丰富、淡粉红色、含细小的紫红色颗粒。

（3）中性粒细胞核象变化

指中性粒细胞细胞核形态的变化情况，反映中性粒细胞的成熟程度。正常情况下外周血中性粒细胞杆状核与分叶核的比值约为1:13，病理情况下可出现核左移和核右移。

①核左移

外周血白细胞分类中性粒细胞杆状核大于5%或出现杆状核以前阶段的幼稚细胞，称为核左移。依据杆状核增多的程度分为轻度核左移（>6%）、中度核左移（>10%）和重度核左移（>25%）。核左移常伴有白细胞增高或白细胞减少，伴有中性粒细胞的中毒性改变。常见于急性感染、急性中毒、急性失血、急性溶血、急性组织细胞破坏、长期应用肾上腺皮质激素及急性粒细胞白血病。

②核右移

外周血白细胞分类中性粒细胞分叶核5叶者超过3%，称为核右移。见于巨幼细胞贫血恶性贫血、再生障碍性贫血、应用抗代谢药物、炎症恢复期等情况。在疾病进行期突然出现核象右移，提示预后不良。

（4）中性粒细胞中毒性变化

严重感染、恶性肿瘤、重金属或药物中毒、大面积烧伤等引起白细胞增高的疾病均可出现中性粒细胞的中毒性变化。

①中毒颗粒

中性粒细胞胞质中出现的大小不等、蓝黑色、点状分布的颗粒，中性粒细胞碱性磷酸酶染色呈阳性，多认为是嗜苯胺颗粒聚集的结果。

②空泡

中性粒细胞胞质中出现大小不等的泡沫状空泡，多认为是脂类变性的结果。

③Dohle 小体

中性粒细胞胞质内出现片状、云雾状结构，呈天蓝色或灰蓝色。多认为是核质发育失衡的结果。

④核变性

中性粒细胞肿胀性变化使细胞胞体肿大、结构模糊、边缘不清晰，核肿胀和核溶解等现象；固缩性变化使细胞核致密、碎裂、变小。

⑤大小不等

中性粒细胞体积大小相差明显。多认为是细胞分裂不规则的结果。

（5）棒状小体（Auer 小体）

在急性粒细胞性白血病或急性单核细胞白血病时，原、幼细胞胞质内出现棒状、红色杆状物，粒细胞性白血病时棒状小体短而粗，常多个，单核细胞白血病时，棒状小体长而细，常单个。棒状小体是嗜天青颗粒浓缩聚集的结果。

（6）中性粒细胞畸形

①梅-赫（May Hegglin）畸形

同一涂片内多个中性粒细胞（成熟粒细胞）胞质内出现单个或多个蓝色包涵体，大而圆。梅赫畸形是一种以家族性血小板减少为特点的常染色体显性遗传疾病，常伴有巨大血小板。

②Pelger Huet 畸形

白细胞核呈眼镜形、哑铃形双叶核，核分叶减少，核染色质凝集成团块。Pelger Huet 畸形为常染色体显性遗传病，又称为家族性粒细胞异常。获得性异常见于急性髓系白血病（AML），骨髓异常综合征，偶见于慢性粒细胞性白血病（CML）。

③Chediak Higashi 畸形

在各阶段粒细胞的胞质中含有数个至数十个紫红色的包涵体。Chediak Higashi 畸形为常染色体隐性遗传，患者常伴有白化病。

④Alder Reilly 畸形

中性粒细胞胞质中含有的巨大深染嗜天青颗粒，呈深红或紫色包涵体。Alder Reilly 畸形多为常染色体隐性遗传，患者常伴有脂肪软骨营养不良或遗传性黏多糖代谢障碍。

2. 淋巴细胞 （lymphocyte，L）

（1）成熟淋巴细胞

大淋巴细胞直径 10～15μm，占 10%。小淋巴细胞在 6～10pm，占 90%。细胞呈圆形或卵圆形。大淋巴细胞蓝色胞质丰富，内有少量嗜天青颗粒。小淋巴细胞胞质少，无颗粒，胞核呈圆形或椭圆形，有切迹，成熟淋巴细胞染色质粗、块状凝聚。

（2）异型淋巴细胞

①不规则型异型淋巴细胞

是异型淋巴细胞中最常见的一种。胞体较大而不规则，似单核细胞状，常见伪足，核呈圆形或不规则形，胞质丰富，呈较成熟淋巴细胞，染色深，呈灰蓝色。

②幼稚型异型淋巴细胞

胞体较大，核圆形或椭圆形，染色质较粗，可见 1～2 个假核仁，胞质深蓝色。

③空泡型异型淋巴细胞

属成熟淋巴细胞，细胞异型，胞质丰富，胞质及细胞核可见穿凿样空泡。空泡也可出现在不规则型异型淋巴细胞和幼稚型异型淋巴细胞中。

异型淋巴细胞多见于病毒感染，以传染性单核细胞增多症（EB 病毒感染）时最为常见。此外，可见于流行性出血热、肺炎支原体性肺炎、疟疾、过敏性疾病、急慢性淋巴结炎、淋巴细胞增殖性疾病等。

（3）卫星现象

淋巴细胞核旁出现游离于核外的核结构（小卫星核），常见于接受大剂量电离辐射、核辐射之后或其他理化因素、抗癌药物等造成的细胞染色体损伤，是致畸致突变的指标之一。

3. 嗜酸性粒细胞 （eosinophil，E）

成熟嗜酸性粒细胞主要包括嗜酸性杆状核粒细胞和分叶核粒细胞。周围血中多为分叶核，细胞直径为 13～15μm，圆形或类圆形，核呈镜片状，核染色质粗，胞质丰富，充满橘红色粗大、圆形、紧密排列的嗜酸性颗粒。

嗜酸性粒细胞增多主要见于寄生虫感染、变态反应性疾病、过敏性疾病，剥脱性皮炎、淋巴瘤、肺嗜酸性细胞增多症、嗜酸性粒细胞综合征及少见的嗜酸性粒细胞白血病。

4. 嗜碱性粒细胞（basophil，B）

成熟嗜碱性粒细胞：细胞直径 10～12μm，核染色质粗，呈深紫色，细胞质内量少，含蓝黑色的嗜碱性颗粒，蓝黑色覆盖分布于整个细胞质及细胞核表面，导致细胞核结构不清。

嗜碱性粒细胞增多见于慢性粒细胞性白血病、嗜碱性粒细胞性白血病、骨髓纤维化、恶性肿瘤如转移癌及过敏性疾病如结肠炎、结缔组织病如类风湿性关节炎。

5. 单核细胞（monocyte，M）

成熟单核细胞：直径 14～20μm，圆形或不规则形，胞核不规则，可见伪足，核染色质粗糙、疏松、起伏感，胞质呈浅灰蓝色，胞质内可见细小淡红色颗粒。

单核细胞增多见于活动性结核病、亚急性感染性心内膜炎、急性感染恢复期黑热病、粒细胞缺乏病恢复期、恶性组织细胞病、骨髓增生异常综合征、单核细胞白血病等。

（三）血小板形态学检查

血涂片血小板形态学检查，主要是镜下对血小板形态的检查，包括对血细胞分析仪检查血小板数量的评估。形态学检查观察血小板大小形态、聚集性和分布性情况，对判断和分析血小板相关性疾病具有重要意义。

1. 大小异常

（1）正常血小板

血小板呈小圆形或椭圆形，直径 2～4pm，淡蓝色或淡紫红色，多以小堆或成簇分布，新生的幼稚血小板体积大，成熟者体积小。

（2）小血小板

占 33%～47%，增多见于缺铁性贫血、再生障碍性贫血。

（3）大血小板

占 8%～16%，直径 20～50pm 以上称为巨血小板，占 0.7%～2%，增多见于特发性血小板减少性紫癜、粒细胞白血病、血小板无力症、巨大血小板综合征，MDS 和脾切除后。

2. 形态异常

（1）血小板颗粒减少

血小板内嗜天青颗粒减少或无颗粒，胞质灰蓝或淡蓝色，常见于骨髓增生异常综合征。

（2）血小板卫星现象

指血小板黏附、围绕于中性粒细胞或单核细胞的现象，可见血小板吞噬现象。偶见于 EDTA 抗凝血涂片中，可导致血液分析仪计数血小板假性减少。

（3）血小板分布情况

功能正常的血小板可聚集成团或成簇。原发性血小板增多症时血小板明显增多并聚集至油镜满视野，血小板无力症时血小板数量正常但无聚集，呈单个散在分布。

3. 血小板数量的评估

镜下观察血小板可了解血小板的聚集功能，评估血小板数量。数量正常、聚集功能正常的血小板血涂片中常 7~10 个以上聚集，成小簇或成小堆存在。而单个分布、散在少见的血小板多表明血小板数减少或功能异常。

特发性血小板增多症和血小板增多的慢性粒细胞白血病，血小板可呈大片聚集。再生障碍性贫血和原发性血小板减少性紫癜因血小板数量少，聚集情况明显减少。血小板无力症时血小板无聚集功能，散在分布，不出现聚集现象。

二、血细胞形态自动化检查

应用自动化数字式细胞图像分析仪可自动进行血细胞形态检查，自动化数字式细胞图像分析仪主要装置包括系统电脑和玻片扫描装置，通过自动调焦显微镜，数码彩色照相机、浸镜用油装置、自动片盒传送单元、带条码阅读器的玻片进样单元、图像采集和分类软件控制单元和机壳来分析识别（预分类）外周血中白细胞、红细胞、血小板等细胞，并对不能识别的细胞提示人工确认，起到血细胞形态自动化检查和确认细胞计数结果的作用。血细胞形态自动化检查系统可以有效地缩短制片及阅片时间，有助于血细胞形态学检查的标准化，保证形态学检查结果的一致性。

（一）原理

1. 外周血白细胞分类原理

①定位 WBC 单细胞层：系统会锁定 WBC 的单细胞层，并从较厚区域的一个固定点开始逐步向较薄的区域扫描。同时分析红细胞的数目轮廓及平均大小。②定位细胞坐标：系统会根据跟踪模式由薄向厚扫描单细胞层（10X）的细胞，并储存细胞坐标。当检查到一定数量的细胞或到扫描终点时则停止扫描。③自动对焦：此时系统会使用 100 的物镜反复聚焦并抓拍细胞图像。①细胞切制：系统会对对焦后的细胞进行切割，并会通过预先存入

的各项细胞特性（形状、颜色、胞核及胞质结构、颗粒特性等）对这些细胞进行特征分析。⑤通过人工神经网络（ANN）技术。对细胞信息进行处理分析和判断，系统会对白细胞进行预分类：原始细胞，早幼粒细胞、中幼粒细胞、晚幼粒细胞、中性杆状核粒细胞、中性分叶核粒细胞、嗜酸性粒细胞、嗜碱性粒细胞、单核细胞、淋巴细胞、异型淋巴细胞及浆细胞。⑥还会对非白细胞进行预分类：有核红细胞、正常血小板、巨大血小板、血小板聚集物、细胞碎片、灰尘。

2. 外周血红细胞特征描述原理

系统会先定位 RBC 的单细胞层，RBC 的单细胞层使用油镜观察，典型 RBC 的单细胞层与 WBC 单细胞层相比更薄，抓取一定数量的图像行预分析 RBC 特征，最后对红细胞进行预分类：包括对红细胞大小异常如小红细胞巨红细胞，红细胞着色异常如嗜多色性红细胞、淡染红细胞，红细胞形态异型如靶形、裂形、盔形、镰形、球形、椭圆形、泪滴形、口形、棘形红细胞，红细胞结构异常如 Howell-Jolly 小体、Pappenheimer 小体、嗜碱性点彩红细胞以及寄生虫。

3. 血小板数量估算原理

使用与红细胞相同的方法，系统可抓取到血小板的概览图，并可将概览图中的血小板数量换算为平均每高倍视野下的血小板数量。用血细胞分析仪执行 30 个连续血液样本的血小板计数。对每个样本涂片染色，计数每个高倍视野下的血小板平均值。再用本系统检测这 30 个样本，计算出高倍视野下每个样本的平均血小板值。用自动血细胞分析仪检测到的血小板数值除以这个平均值即为每个样本的转换因子。计算 30 个转换因子的平均值即为血小板估计因子。样本血小板数量——平均每高倍镜视野的血小板数量 X 血小板估计因子。

4. 其他细胞

不能预分类（识别）的血细胞如幼稚嗜酸性粒细胞、幼稚嗜碱性粒细胞、幼稚单核细胞、幼稚淋巴细胞、大颗粒淋巴细胞、毛细胞、Sezary 细胞等。系统自动提示，由操作者识别。体液细胞检测原理与外周血相似。

（二）操作

1. 外周血涂片的制备

外周静脉抗凝血，抗凝剂为液体或者粉末状态的 EDTA-K$_2$ 或 EDTA-K$_3$ ［（1.5+0.15）mg/ml］，将样本与抗凝剂充分混匀（手工作 20 次完整的颠倒），选择 25mm×75mm，厚度为 0.8～1.2mm 规格的载玻片人工或推片机推片。使用吉姆萨染色液或瑞氏染色液染色。外周血涂片选取的白细胞浓度应在正常范围内，建议大于 $7×10^9/L$。白细胞计数超过 $7×10^9/L$ 可以减少处理时间。如果系统不能定位到 100 个有核细胞，将不能进行细胞定位。推好的血涂片尽快干燥并在 1 小时内染色。

2. 体液细胞涂片的制备

体液标本如脑脊液及浆膜腔积液，为避免标本凝固可用 EDTA 盐抗凝。将标本离心，取适量的沉淀物及 1 滴正常血清滴加在载玻片上。推片制成均匀薄膜，置室温或 37℃温箱内待干。使用吉姆萨染色液或瑞氏染色液染色。为保证体液细胞染色质量，滴加在载玻片上的最佳细胞数应为 5000～12000 个。若大于 12000/μl，应对标本进行稀释。

3. 血细胞形态自动化检查

标本上机检测严格执行项目 SOP，操作者应严格按照仪器说明书操作。自动化数字式细胞图像分析仪可识别预分类的细胞有以下几种。

（1）外周血细胞预分类

①白细胞预分类，原始细胞、早幼粒细胞、中幼粒细胞、晚幼粒细胞、杆状核中性粒细胞、分叶核中性粒细胞、嗜酸性粒细胞嗜碱性粒细胞、单核细胞，淋巴细胞，异型淋巴细胞及浆细胞；②非白细胞预分类，有核红细胞、正常血小板、巨大血小板、血小板聚集物、细胞碎片及灰尘颗粒；③红细胞预分类，嗜多色性（多染色性）、血红蛋白减少（染色过浅）、红细胞大小不均、小红细胞、巨红细胞、异型红细胞、有核红细胞等类型；④血小板预分类，正常血小板、巨大血小板、血小板聚集物。

（2）体液细胞预分类

中性粒细胞、嗜酸性粒细胞、淋巴细胞、巨噬细胞（包括单核细胞）、嗜碱性粒细胞、淋巴瘤细胞、非典型淋巴细胞、原始细胞和肿瘤细胞。

三、血细胞形态学检查的质量控制

形态学检查严格按照标准化操作程序进行操作，在体尾交界处或至片尾的 3/4 区域，选择细胞分布均匀、细胞着色好的部位，按照一定方向（如弓字形）有规律地移动视野，避免重复或遗漏。应用低倍镜-高倍镜-油镜阅片，低倍镜观察内容应包括观察取材、涂片、染色是否满意，细胞分布情况与血细胞分析仪检测结果数量的评估是否一致，有无有核红细胞及幼稚粒细胞，有无疟原虫等寄生虫。高倍镜观察细胞结构并确认细胞：包括中性杆状核或分叶核粒细胞、淋巴细胞、单核细胞、嗜酸性粒细胞、嗜碱性粒细胞、异型淋巴细胞、有核红细胞、幼稚或异常细胞的形态改变；观察血小板数量、大小、形态有无异常改变。此外，应进行形态学人员比对和人员能力考核，以保证形态学检查结果的一致性和准确性。

（一）　白细胞分类的人员比对

1. 目的

保证白细胞分类人员之间结果具有可比性，保证检验人员之间结果的一致性。

2. 操作

（1）样本的选择：选取 3~5 份外周抗凝血标本并编号。样本中应含有：中性分叶核粒细胞、中性杆状核粒细胞、淋巴细胞，单核细胞、嗜酸性粒细胞、嗜碱性粒细胞。异型淋巴细胞，有核红细胞、未成熟白细胞可作为分类比对的细胞。

（2）确定比对人员：如 A、B、C、D、E 五人，每个标本制备 5 张血涂片，统一编号，分成 5 套，每人 1 套，每套 3~5 张。每张进行白细胞分类计数，结果以百分数表示并记录。

（3）确定允许范围：以本实验室 2 名有经验者的分类结果为判断标准。

（4）结果记录：记录参加比对人员的分类结果。

（5）结果判断：判断每个人每类细胞的分类结果是否在允许范围内。

（二）　血细胞形态人员比对（人员能力考核)

1. 目的

保证形态学检查人员对细胞的识别能力，保证形态学检验结果的准确性。

2. 技术要求

形态学检验人员应能识别以下内容。

（1）红细胞：正常红细胞，异常红细胞（如大小异常、形状异常、血红蛋白含量异常、结构及排列异常等)。

（2）白细胞：正常白细胞（如中性杆状核粒细胞，中性分叶核粒细胞、嗜酸性粒细胞、嗜碱性粒细胞、淋巴细胞和单核细胞），异常白细胞（如幼稚细胞、中性粒细胞毒性变化、Auer 小体、中性粒细胞核象变化、中性粒细胞胞核形态的异常、与遗传因素相关的中性粒细胞畸形及淋巴细胞形态异常等)。

（3）血小板：正常血小板、异常血小板（如血小板大小异常、形态异常及聚集分布异常)。

(4) 寄生虫：如疟原虫、微丝蚴、弓形虫及锥虫等。

3. 操作

一次收集明确诊断的血细胞形态图片 50 张或镜下（显微镜视野下）50 个细胞，细胞种类尽量应用说明中要求识别的细胞，包括正常与异常病理形态变化细胞。要求形态学比对人员一定时间内识别上述细胞，并在将所识别的结果填写在形态学比对（考核）表格上。计算每个人的正确识别的符合率，以符合率≥80%为合格。

第四节 红细胞沉降率测定

红细胞沉降率（ESR）是指红细胞在一定条件下沉降的速率。血沉对某一疾病的诊断不具有特异性，但血沉对判断疾病处于静止期与活动期、病情稳定与复发、肿瘤良性与恶性具有鉴别意义，是临床广泛应用的检验指标。

一、检测方法

（一）魏氏检测法血沉测定

1. 原理

魏氏检测法血沉测定是将枸橼酸钠抗凝血液置于特制刻度血沉管内，垂直立于室温 1 小时后，上层血浆高度的毫米数值即为红细胞沉降率。正常情况下，红细胞膜表面的唾液酸因带有负电荷，使红细胞相互排斥悬浮于血浆中面沉降缓慢，细胞间的距离约为 25nm。当血浆成分或红细胞数量与形态发生变化时，可以影响排斥而改变红细胞沉降速度。影响血沉速度的因素主要有血浆因素和红细胞因素。①血浆因素：血浆中不对称的大分子物质如 γ-球蛋白、纤维蛋白原，免疫复合物、胆固醇及三酰甘油等可使红细胞表面的负电荷减少，使红细胞发生缗钱状聚集，缗钱状聚集的红细胞与血浆接触总面积减小，下沉的阻力减小。重力相对增大导致红细胞沉降加快。血浆中清蛋白、卵磷脂则相反，对红细胞下沉有抑制作用，使血沉减慢。②红细胞因素：红细胞数量增多时，下沉时受到的阻力增大使血沉减慢。相反，红细胞数量减少时，红细胞总表面积减少血沉加快。红细胞形态变化对血沉的影响多为减慢。

2. 试剂与器材

（1）109mmol/L（32g/L）枸橼酸钠溶液

枸橼酸钠 3.2g；用蒸馏水溶解后，再用蒸馏水稀释至 100ml，混匀。

（2）血沉管

ICSH 规定，血沉管为全长 300mm±1.5mm 两端相通，一端有规范的 200mm 刻度的魏氏管（玻璃制），管内径 2.55mm 或更大些，管内均匀误差小于 5%，横轴与竖轴差 <0.1mm，外径 5.5mm±0.5mm，管壁刻度 200mm，误差±0.35mm，最小分度值 1mm，误差 <0.2mm。

（3）血沉架

应放置平稳，避免震动和阳光直射。保证血沉管直立 90°±1°。

3. 操作

（1）取静脉血 1.6ml，加入含 109mmol/L 枸橼酸钠溶液 0.4ml 于试管中，抗凝剂和血液比例是 1∶4，混匀。

（2）将混匀的抗凝血放入魏氏血沉管内，至"0"刻度处，将血沉管直立在血沉架上。

（3）室温条件静置 1 小时。

（4）读取红细胞上层血浆高度的毫米数。

（5）报告方式：××mm/h。

4. 参考区间

成年男性 0~15mm/h；成年女性 0~20mm/h。

5. 注意事项

（1）血沉管架应平稳放置，避免震动和阳光直射，保证血沉管直立 90°±1°。

（2）检测应在标本采集后 3 小时内测定完毕。存放时间超过 3 小时的样品，会出现假性增高。

（3）抗凝剂与血液之比为 1∶4，抗凝剂与血液比例要准确并立即混匀。抗凝剂应每周配制 1 次，置冰箱中保存，室温保存不超过 2 周。

（4）目前全血细胞分析都采用 EDTA 钾盐抗凝血，为了减少抽血量，有用生理盐水或枸橼酸钠抗凝剂把 EDTA 抗凝血做 1∶4 稀释，立即采用魏氏血沉管检测，1 小时后读取上层血浆毫米数的方法，这种检测方法与魏氏法有良好的相关性。

（5）应注意血细胞比容对 ESR 的影响，CLSI 参考方法严格要求调节 Hct≤0.35，以消除 Het 对 ESR 的影响。

（二）自动分析仪法血沉测定

1. 原理

根据手工魏氏法检测原理设计，使用配套枸橼酸钠真空标本采集管，同时或分别对多个血液标本进行检测。通过红外线发射和接收装置自动测定管内初始液面高度，并开始计时的自动血沉仪；红外线不能穿过含大量红细胞的血液，只能穿过红细胞沉降后的血浆层，可用于检测到红细胞下降水平。仪器在单位时间内扫描红细胞高度，直至 30 分钟推算出每小时红细胞沉降数值。自动血沉仪的红外线定时扫描检测动态监测记录红细胞沉降全过程，显示检测结果并以提供红细胞沉降动态图形。

还有一种采用毛细管动态光学检测法的全自动快速血沉仪：在 32r/min 的速度自动混匀 3 分钟、温度为 37℃、红外线测微光度计在波长 621nm 的条件下，仪器自动吸入毛细管内抗凝血 200μl，在单位时间内将被检样本每 20 秒扫描 1000 次检测，通过光电二极管将光信号转变为与毛细管内红细胞浓度相关的电信号，得到的若干个电信号描绘成一个沉降曲线。红外线定时扫描检测可记录红细胞缗钱状结构的形成及沉降的变化过程，通过光密度的变化得到魏氏法相关的值。该方法学与魏氏法的相关系数−0.97。

2. 操作

（1）采集血液标本到标本管规定刻度后与管内抗凝剂混匀，避免血液凝固。

（2）将混匀后的标本管插入仪器内测定。

（3）严格按照仪器说明书制定操作规程并进行操作。

3. 参考区间

成年男性 0~15mm/h；成年女性 0~20mm/h。

4. 注意事项

（1）采集足够量的血液标本。

（2）抗凝血标本应在室温条件下（18~25℃），2 小时内测定。在测定期内温度不可上下波动，稳定在 ±1℃ 之内。室温过高时血沉加快，可以按温度系数校正。室温过低时血沉减慢，无法校正。

（3）存放时间超过 3 小时的样品，结果会有假性增加。

（4）严格按照厂家说明书进行室内质控、定标及仪器操作。

（5）应注意血细胞比容对 ESR 的影响，CLSI 参考方法严格要求调节 Hct≤0.35，以消除 Het 对 ESR 的影响。

二、临床意义

（一）ESR 增快

1. 生理性血沉增快

12 岁以下的儿童或 60 岁以上的高龄者、妇女月经期、妊娠 3 个月以上 ESR 可加快，其增快的原因与生理性贫血及纤维蛋白原含量增加有关。

2. 病理性血沉增快

（1）炎症性疾病：急性炎症由于血中急性期反应物质迅速增多使血沉增快。慢性炎症如结核或风湿病时，血沉可用于观察病情变化和疗效。血沉加速，表示病情复发和活跃；当病情好转或静止时，血沉也逐渐恢复正常。

（2）组织损伤和坏死：较大的组织损伤、手术创伤可导致血沉增快，如无并发症多于 2~3 周内恢复正常。血沉可用于鉴别功能性病变与器质性疾病，如急性心肌梗死时 ESR 增快，而心绞痛则 ESR 正常。

（3）恶性肿瘤：用于鉴别良、恶性肿瘤，如胃良性溃疡 ESR 多正常、恶性溃疡 ESR 增快。恶性肿瘤治疗明显有效时，ESR 渐趋正常，复发或转移时可增快。

（4）高球蛋白血症：如多发性骨髓瘤、肝硬化、巨球蛋白血症、系统性红斑狼疮、慢性肾炎时，血浆中出现大量异常球蛋白，血沉显著加快。

（5）贫血：血红蛋白低于 90g/L 时，血沉加快。

（二）ESR 减慢

临床意义不大，见于红细胞增多症、球形细胞增多症、纤维蛋白原缺乏等。

第五节　血液流变学检查

血液流变学是研究血液流动与变形性及其临床应用的，是生物流变学的一个分支。血液流变学应用血液黏度分析仪对抗凝全血或血浆标本进行检查，可以测定出不同切变率条件下的全血黏度，并据此计算出红细胞刚性指数和红细胞聚集指数等相关血液流变学参数。通过检查全血、血浆及血液有形成分（红细胞白细胞、血小板）的流动性、变形性和聚集性的变化规律，判断血管内血液循环状况，为血流特性监测及治疗效果评估提供客观依据。

一、全血黏度测定

全血黏度是血液最重要的流变学特性参数，由血细胞比容、红细胞聚集性、红细胞变形性、红细胞表面电荷、血浆黏度、纤维蛋白原含量以及白细胞和血小板流动性等多种因素决定，全血黏度高于血浆黏度，全血黏度越大，血液流动性越小。用于全血黏度测定的方法主要有两大类：旋转式黏度计检查法和毛细管黏度计检查法，通常采用锥板旋转式粘度分析仪进行测定。

（一）检测方法

1. 旋转式黏度计检查法

（1）原理

旋转式黏度计由一个平板和一个圆锥构成，两者之间有一个小的夹角。将血液填充在圆锥和平板之间的狭窄空间里，通过电机控制平板以一定的角速度旋转时，由于血液的黏稠性，在圆锥产生一个复原扭矩，并被与圆锥相连的感受器检查出来。复原扭矩的大小与血液黏度呈正相关。血液是非牛顿流体，其黏度随切变率变化而变化，测定全血黏度须选择一定的切变率范围，国际血液学标准委员会（ICSH）建议，测定全血黏度的低切变率范围在 1~200/s，高切变率最好可以测量到 300~400/s 的黏度。临床通常选择 2~3 个切变率。

（2）试剂与器材

①抗凝剂：每 1ml 全血加入 10~20U 肝素抗凝剂。

②器材：血液黏度分析仪。

2. 操作

（1）取患者静脉血 6ml，以肝素抗凝，每 1ml 全血含 10~20U 肝素。

（2）打开仪器预热，使恒温系统达到测试温度 37℃。

（3）将待检样本在测试温度下恒温 5 分钟后，充分混匀，放入检查盘的相应检查通道。

（4）对待检样本进行编号，点击确定开始检查，切变率按由低至高的顺序进行测量。

（5）检查完毕后，执行关机前清洗程序、关机程序。

（6）可参照仪器使用说明书操作。

（二）毛细管黏度计检查法

1.原理

在固定的压力驱动下，通过一定量的不同牛顿流体在定长度和内径的玻璃毛细管里的流过时间与等体积的生理盐水通过玻璃毛细管所需时间的比值，为该液体的黏度。计算公式为对照液体的已知黏度乘以待测液体流过时间，再除以已知液体流过时间。

2.试剂与器材

（1）抗凝剂

①肝素抗凝剂：每1ml全血加入10~20U肝素。

②EDTA-Na$_2$抗凝剂：每1L全血加入1.5g EDTA-Na$_2$。

（2）器材

毛细管黏度计。

3.操作

（1）取患者静脉血，以肝素（10~20U/ml血）或EDTA（1.5g/L血）抗凝。

（2）血样置于水浴中，恒温5分钟，混匀后加入储液池，同时按下测量钮开始计时，测得血样流过时间。

（3）按上述2步操作，测量生理盐水流过时间。

（4）计算每个平均切变率下的血液表观黏度。

（5）可参照仪器使用说明书操作。

4.参考区间

男：3.84~4.66mPa·s；女：3.33~3.97mPa·s。

（三）临床意义

1.增高

（1）心脑血管病：脑血栓，脑供血不足心肌梗死和心绞痛的发病与血液黏度升高有关，增高的程度可反映心肌缺血的严重性。血液黏度测定对血栓性疾病的预防提供一项前瞻性指标。

（2）高血压及肺心病：主要与红细胞变形性降低、血细胞比容增加、纤维蛋白原增加有关。

（3）恶性肿瘤：血液黏度升高还使得肿瘤易于转移。

（4）血液病：白血病细胞增多、原发性或继发性红细胞增多，原发性或继发性血小板增多症等，导致全血黏度和血浆黏度均增高。

（5）异常血红蛋白病：黏度增高，红细胞变形能力明显降低。

2. 降低

各种原因的贫血。

二、血浆黏度测定

血浆黏度是血液最基本的流变学特性参数，血浆黏度受血液蛋白质的大小、形状和浓度的影响，如血纤维蛋白原、巨球蛋白、免疫球蛋白等。血浆是牛顿流体，其黏度与切变率变化无关。血浆黏度通常用毛细管黏度计测定。

（一）原理

一定体积的受检血浆流经定半径和长度的毛细管所需的时间，与该管两端压力差计算血浆粘度值，见公式

$$Q = \frac{pR^4 \Delta P}{8L\eta p} \tag{4-2}$$

Q 为血浆流量，R 为毛细管半径，L 为毛细管长度，Δp 为压力表，ηp 为血浆黏度。

（二）试剂与器材

1. 抗凝剂

每 1ml 全血加入 10~20U 肝素抗凝剂。

2. 器材

血液黏度分析仪。

（三）操作

（1）取患者静脉血 6ml，以肝素抗凝，将血液以 4500r/min 离心 10 分钟，取血浆待用。

（2）检测步骤同全血黏度的检测步骤。

（3）可参照仪器使用说明书操作。

（四）参考区间

男：1.72~1.80mPa·s；女：1.72~1.84mPa·s。

（五）临床意义

血浆黏度增高见于：①心脑血管病、高血压、血液病、恶性肿瘤等；②血浆黏度在很大程度上还取决于机体内水的含量，当脱水出现血液浓缩时，血浆黏度可有大幅度升高，而血液稀释时血浆黏度下降；③异常免疫球蛋白血症、高球蛋白血症、多发性骨髓瘤、巨球蛋白血症可导致血浆黏度显著升高。血浆黏度降低无明显临床意义。

三、红细胞聚集指数

红细胞聚集性是指当血液的切变力降低到一定程度，红细胞互相叠连形成缗钱状聚集的能力。主要检测方法有红细胞沉降率法和黏度测定法。

（一）原理

1. 红细胞沉降率法

血浆中不对称大分子物质增多或红细胞增多与形态变化会导致红细胞表面电荷、Het，血浆黏度等诸多变化，这些变化会使红细胞在血管内发生聚集。随着红细胞聚集体的形成及其比重的增加，红细胞沉降率明显加快，红细胞沉降率（ESR）在一定程度上反映红细胞的聚集性。因此，利用血沉方程：$ESR=K[Het-(In\ Het+1)]$ 求出 K 值，由 K 值估计红细胞的聚集性。K 值愈大，表示红细胞聚集性愈高。

式中，ESR：红细胞沉降率，Het：血细胞比容，In：自然对数。

2. 黏度测定法

根据近年国际推荐方法，低切变率下的血液相对黏度可以评价红细胞聚集指数（AI），计算公式为：$AI=\eta_b/\eta_p$，AI 越大，红细胞聚集性越高。

式中，AI：红细胞聚集指数；η_b：低切血液黏度；η_p：高切血液黏度。

（二）参考范围

1. 红细胞沉降率法

K 值的均值为 53±20。

2. 粘度测定法

男：2.32~3.34；女：1.85~2.90。

（三）临床意义

红细胞聚集性增高见于多发性骨髓瘤、异常蛋白血症、胶原病、某些炎症、恶性肿瘤、微血管障碍性糖尿病，心肌梗死、手术、外伤、烧伤等。

第五章 骨髓细胞学检验

第一节 骨髓细胞形态学检验

骨髓细胞形态学（bone marrow cell morphology）检验以骨髓涂片为主，但因骨髓穿刺常受血液稀释和组织病变特性（如骨髓纤维化和异常巨核细胞与淋巴细胞不易被抽吸）以及髓液特性（如涂片红细胞形态常不易观察）的影响，有若干欠缺。如有可能，与骨髓组织印片、血片和骨髓活检进行互补检验。

一、适应证与禁忌证

（一）适应证

1. 血细胞变化和形态异常

①血细胞减少（尤其是不易临床解释）的各种贫血、白细胞减少症和血小板减少症；②疑似的脾功能亢进（简称脾亢），浆细胞骨髓瘤（PCM）、类脂质代谢障碍性疾病等；③血细胞增加的白血病，类白血病反应、感染以及骨髓增殖性肿瘤（MPN）和淋巴瘤等，包括这些疾病的可疑病例；④血细胞形态明显异常者。

2. 经一定检查原因未明或不明的相关体征

①脾和（或）肝大；②淋巴结肿大；③发热；④骨痛或骨质破坏；⑤血沉明显增高，尤其是大于35岁者；⑥胸腔积液；⑦高钙血症和皮肤病损；⑧年龄较大者的蛋白尿及肾脏受损；⑨紫癜、出血或黄疸等。

3. 需做血液病病期诊断和治疗观察

前者诸如对淋巴瘤病期的评估；后者如造血和淋巴组织肿瘤化疗前后的骨髓评估。

4. 评估体内铁的储存

骨髓细胞内外铁检查仍是目前评价体内铁含量多少的金标准，加之直观的细胞形态学所见，是其他方法所不能比拟的。

5. 疑难病例

疑难病例中，一部分是由隐蔽的造血和淋巴组织疾病所致。对就诊于其他临床科而诊断不明、治疗无效者，尤其是有血液检查改变的疑难病例。

6. 以骨髓细胞为样本的其他检查

造血细胞培养，骨髓细胞（分子）遗传学检查，骨髓细菌培养、骨髓细胞流式细胞仪免疫表型检查等。

7. 其他

如临床需要了解骨髓造血功能，需要排除或需要做出鉴别诊断的造血和淋巴组织疾病；因患者明显的心理、精神因素经解释仍怀疑自己患有血液疾病者。

（二）禁忌证

除了血友病等凝血因子中重度缺陷外，均可进行骨髓穿刺和活检，但局部有炎症（如褥疮）或畸形应避开。

二、标本采集、涂片与染色

（一）骨髓采集

骨髓采集一般以临床居多。考虑到标本质量的保证、直面患者了解病况对诊断的需要，专门的骨髓检查科室应参与骨髓采集与标本制备。许多血液病骨髓穿刺与活检一起进行，故采集标本除了髓液涂片外，还常有骨髓印片和组织固定与血片的制备。

1. 取材部位

成人患者首取髂后上棘，其次是髂前上棘。胸骨也是采集部位之一，常被用于髂骨穿刺获取的标本不能解决诊断以及需要更多地了解造血功能时。3岁以下患儿常选取胫骨。

2. 抽吸骨髓

抽吸骨髓液，一般以 0.2ml 为宜。也可以将骨髓液放入 EDTA-K_2 干燥抗凝管（2% EDTA-K_2 溶液 0.5ml）抗凝后，按需制备涂片。

3. 推制涂片

建议使用一端有磨砂区的载玻片，推片前在磨砂区写上患者的姓名和标本号等识别标记。将抽吸的骨髓液置于载玻片上立即制片，一般涂片 6~8 张；对疑似急性白血病者涂片 8~10 张。因部分需要细胞化学和免疫化学染色的血液病不能预见，所以涂片张数宜多。一般应同时采集血片 2 张。推制的涂片应有头，体、尾部分。

（二）标本染色

国际血液学标准化委员会（ICSH）推荐的细胞普通染色为 Romanowsky 染色，由于该染色剂组成的天青 B 质量不易达到要求，故使用最多最广并被许可的是 Wright-Giemsa 混合染色。

（三）原理

Wright 染料中含有碱性亚甲蓝和酸性伊红 2 种主要成分，分别与细胞内的各种物质具有不同的亲和力，使之显现不同的色调以利于分辨。血红蛋白，嗜酸性颗粒是碱性蛋白，与 Wright 染料中的酸性伊红有亲和力，染成红色；淋巴细胞胞质和细胞核的核仁含有酸性物质，与碱性亚甲蓝有亲和力，染成蓝色。当酸性和碱性物质各半时则被染成蓝红色或灰红色。胞核有 DNA 和碱性的组蛋白，精蛋白等成分，与染料中的酸性染料伊红有亲和力，但又含微量弱酸性蛋白与亚甲蓝反应，故胞核被染成紫红色。Giemsa 染色原理与 Wright 染色相似。Wright 染液对胞质成分着色较佳，Giemsa 染液对胞核着色较佳，故采用两者的混合染色可使细胞着色获得较为满意的效果。

（四）试剂

1. 染色液

（1）Wright-Giemsa 混合染液配制：Wright 染料 0.5g，Giemsa 染料 0.5g，加入 500ml 的优级纯甲醇中混匀备用。

（2）分别配制 Wright 染液和 Giemsa 染液后混合：取 Wright 染料 0.84g，倒入含 500ml 的优级纯甲醇瓶中，振荡溶解（在配制的 3~4 周内，每隔数日振摇 1 次）。取 Giemsa 染料 4.2g 加入已加温于 37℃ 的 280ml 甘油中，振荡数分钟，待基本溶解后加入优级纯甲醇 280ml，混合（在配制的 3~4 周内每隔数日振摇 1 次）。

2. 磷酸盐缓冲液

磷酸二氢钾 0.3g，磷酸氢二钠 0.2g，加入 1000ml 蒸馏水中溶解，调 pH 值为 6.8 左右。

（五）操作

将干燥的涂片平放于有机玻璃染色盒或染色架上，滴满 Wright 染液；30~60 秒后滴加 Giemsa 染液 2 滴；分次加 2 倍于染液的磷酸盐缓冲液混合；染色 10~15 分钟后用水冲洗，置于晾片架上晾干。

染液配制和染色方法的改良很多，实验室可以根据各自的经验适当地灵活掌握，但染色的细胞必须符合要求。

（六）评判的基本标准

细胞膜，核膜、染色质结构清晰，红细胞完整、染色微杏红色。ICSH 推荐的染色要求：染色质为紫色，核仁染为浅蓝色，嗜碱性胞质为蓝色，中性颗粒为紫色，嗜酸颗粒为橘红色，嗜碱颗粒为紫黑色，血小板颗粒为紫色，红细胞为红色至橘黄色，中毒性颗粒为黑色，Auer 小体为紫色，Dohle 小体为浅蓝色，Howell-Jolly 小体为紫色。

三、检验方法

有核细胞数量检验和细胞形态观察是镜检的两个主要内容。先用低倍镜检查，确认微小骨髓小粒和油滴的有无、染色的满意性，有核细胞的多少，有无明显的骨髓稀释、有无明显的异常细胞，涂片尾部有无特征细胞和异常的大细胞。然后用油镜进一步观察，确定细胞类型和分类，并随时与临床表现和相关检查相联系，对异常细胞进行定性和解释。

（一）油滴和小粒检验

1. 操作

油滴为带有发亮感的大小不一的空泡结构，骨髓小粒为鱼肉样至油脂样，大小不一。当油滴和小粒细小以及检查小粒内细胞时，需要镜检判断。

2. 结果判定

油滴"−"示涂片上几乎不见油滴；"+"示油滴稀少，在涂片上呈细沙状分布，尾端无油滴；"++"为油滴多而大，尾端有油滴；"+++"为油滴聚集成堆，或布满涂片。小粒"−"示涂片上不见小粒；"+"示小粒稀小，眼观涂片尾部隐约可见，镜下有明显的小粒结构；"++"为小粒较密集，在尾端明显可见；"+++"为小粒很多，在尾部彼此相连。

3. 参考区间

正常骨髓涂片油滴为"+~++"；骨髓小粒为"+"。

4．临床意义

油滴在造血功能减退时增加，白血病等有核细胞增多时减少。鱼肉样小粒增多是造血旺盛的表现；检查小粒内细胞可以评估一些血液病的病变，如再生障碍性贫血（AA）小粒内缺乏造血细胞而由条索状纤维搭成网架和基质细胞构成的空巢。骨髓小粒明显存在是穿刺成功的标记。

（二）有核细胞数量检验

1．操作

检查骨髓涂片有核细胞的数量有无明显变化。我国多采用中国医科院血液学研究所五级分类法，在涂片厚薄均匀的区域根据有核细胞与红细胞的比，计算有核细胞的数量，即所谓的骨髓（细胞）增生程度。也可以取 EDTA-K 抗凝骨髓液同白细胞计数法进行计数。

2．参考区间

增生活跃（镜检五级分类法），（36~124）×10/L（有核细胞直接计数法）。

（三）巨核细胞检验

1．操作

（1）巨核细胞数量

通常用低倍镜计数适宜大小［参考区间（2~2.5）cm×（3~3.5）cm］的全片巨核细胞或以片为单位，通过换算成一般认为的"标准"涂片面积（1.5cm×3cm）中的巨核细胞数。

（2）分类计数

低倍镜下的巨核细胞转到油镜确认其成熟阶段，分类25个，不足时增加涂片累计分类，计算百分比；小于10个时可以不用百分比表示。

（3）形态观察

检查巨核细胞有无大小异常、核叶异常（多少和异型性），胞质空泡和病态造血。

（4）涂片上血小板

观察涂片上散在和成簇的血小板是否容易检出。

2．参考区间

（1）全片巨核细胞

为10~120个；"标准"涂片面积（1.5cm×3cm）巨核细胞数7~35个。

（2）巨核细胞阶段

原始巨核细胞 0，幼巨核细胞≤5%，颗粒型 10%～27%，产血小板型 44%～60%，裸核 8%～30%。

（四）细胞形态检验

细胞形态检验有两层含义：其一是单指细胞的形态变化，如高尔基体发育、颗粒多少，细胞毒性变化，细胞大小变化和病态造血性异常等；其二包括增多的幼稚细胞或正常情况下不出现的异常细胞，如原始细胞增加及其成熟障碍和找到转移性肿瘤细胞。观察的涂片区域，应选取厚薄均匀，细胞展开并有一定立体感的区域。形态与涂片厚薄显著相关，涂片厚细胞小，有颗粒者可以不见颗粒、不规则者可呈规则状。

（五）细胞化学染色检验

在细胞学检验的同时，根据细胞学异常和临床要求有选择地进行细胞化学染色。如贫血的铁染色，急性白血病的过氧化物酶（POX），苏丹黑 B（SBB），醋酸萘酯酶（NAE）、氯乙酸 ASD 萘酚酯酶（NASDCE 或 CE）和丁酸萘酯酶（NBE），糖原染色。此外，中性粒细胞碱性磷酸酶（NAP）等方法也有助于某些疾病的鉴别诊断。

四、检验结果分析与报告

细胞形态学检验结果分析是形态学诊断中一个极其重要的过程。通过镜检有核细胞数量，细胞系列、比例及其形态变化等项目，判断骨髓病变的存在与否，病变的性质与程度或检查是否不足，同时结合临床，合理地评估并做出解释，最后按形态学诊断报告的要求给出恰当的诊断意见和（或）提出进一步的检查建议。

（一）骨髓细胞形态学（骨髓象）检验分析

通常在骨髓细胞形态学检验前，阅读患者的临床信息，从中找出需要检查的目的与解决诊断的要求，随后有重点兼顾其他进行细胞形态学的检查和分析。

1. 急性白血病

白血病确认后，首先评判有核细胞量。WHO 和 FAB 分类与诊断要求中，都需要按细胞多少做出是高细胞性（增生性）还是低细胞性（低增生性）急性白血病的评判。然后，按形态特点和细胞化学反应进一步鉴定类型。对于低增生性则要求骨髓切片提供证据。

2. MDS

普遍的血液和骨髓异常为血细胞减少与骨髓细胞增多的矛盾，即相悖性造血异常，有评判意义。这一异常还常伴随细胞形态上的改变，即病态造血（dysplasis），又称增生异常或发育异常。

3. 骨髓增生性肿瘤和 MDS-MPN

MPN 中，经典类型的真性红细胞增多症（PV）、特发性血小板增多症（ET）和原发性骨髓纤维化（PMF）大多见于中老年人。骨髓为与年龄不相称的过度造血，即高细胞量（骨髓增殖异常），有评判意义。同时在外周血中有一系或多系细胞增多，这恰与 MDS 不同。MDS-MPN 骨髓造血细胞量不但增多而且有明显的病态造血细胞。

4. 贫血和其他疾病

通过细胞量检查将贫血粗分为增生性与低增生性，典型的例子是 AA 和巨幼细胞贫血（MA）。脾亢、继发性或反应性骨髓细胞增多等也都是通过对有核细胞量的检验结合临床做出诊断的。由于骨髓穿刺涂片受许多因素影响，评判有核细胞数量，尤其是减少者，有时会失去真实性。一般，评判有核细胞数量骨髓活检最可靠，骨髓印片其次，骨髓涂片较差。

（二）细胞形态分析

检查细胞数量改变和形态异常通常先后或同时进行，但需要注意疾病的特点，有的以量变为主，如原始细胞≥20%、浆细胞≥30%，不管形态如何都可以诊断 AML 和浆细胞肿瘤。有的以质变为主，如显著畸形和幼稚的浆细胞虽只有 5%，不符合诊断要求，但仍可以提示诊断；唯有明显病态造血的存在才是诊断原始细胞不增多类型 MDS 的条件。但是，在多数情况下是细胞数量和形态都有改变。

形态观察有两个重要的要求：一是低倍与油镜之间的灵活运用，熟悉两镜下的细胞形态；二是发现问题细胞的异常和意义。因此，能否发现异常是极其重要的。低倍镜检常被用来发现问题细胞，油镜是用来鉴定问题细胞的性质。

1. 病态造血细胞形态

确认病态造血细胞是检验其量变化的前提，但在形态把握上尚需要研究。一般来说，在分析中不能将轻度异常的病态造血细胞归类为病态造血细胞，因它见于许多良恶性疾病和部分正常骨髓象。

2. 细胞变性形态

有中性粒细胞的毒性颗粒、Dohle 小体，空泡变性，淡染的嗜酸性变性胞质、细胞溶解和坏死等，检出这些形态需要结合临床做出正确的评判。如细胞空泡既见于感染，也见于多种原因所致的其他病理改变。酒精中毒和服用氯霉素后，常见幼红细胞空泡。部分髓系肿瘤和淋系肿瘤细胞也多见空泡形态。

3. 细胞大小异常

观察细胞大小变化也是常见的观察指标。感染时，中性粒细胞可出现小型细胞；IDA 时出现不同阶段的红系小型细胞；MA 时出现多种细胞的显著巨变；急性造血停滞时可见巨大原始（粒）红细胞；低增生白血病和 MDS 时可见小型原始细胞；部分感染，粒细胞缺乏症和给予粒细胞集落因子时可见大型早，中幼粒细胞等。

4. 胞核（核象）异常

胞核的大小，形状，染色，染色质的粗细、紧松，核叶的多少，核仁的大小和染色，核小体和核的其他形状突起，核的分裂象等，有无异常，属于核象形态学。分析中也需要结合其他信息。如检出增多的核小体和（或）核的其他畸形性形态时，主要意义有二：一是造血和淋巴组织肿瘤，为细胞的肿瘤性改变；二是少数重症感染的感染性核异质和良性造血显著异常的造血紊乱。

5. 胞质成分和染色异常

评判光镜下可见的细胞器增加，减少和不正常性出现。比如 MDS 的粒细胞颗粒缺乏、胞质匀质性红染及其核质发育不平衡，感染时巨噬细胞胞质中的吞噬体或微生物。

6. 细胞异质性形态

分析细胞大小和异型性有无同时存在。例如 IDA 时低色素性为主的红细胞常伴有异型性；骨髓纤维化时红细胞除了泪滴形外几乎都伴其他红细胞的异型性；一部分重症感染患者也可见粒红细胞的显著异质性和畸形性。

7. 类似组织结构性形态

分析骨髓涂片上有无簇状细胞（≥3 个细胞围聚者）。原始细胞簇，如见于白血病和MDS；浆细胞簇，见于浆细胞肿瘤和免疫反应亢进时；巨核细胞簇，见于巨核细胞异常增生时；有核红细胞簇，如见于红系造血旺盛和噬血细胞综合征；幼粒细胞簇，如见于重症感染和噬血细胞综合征。

8. 其他

骨髓象分析的形态很多，对每一份标本任一细胞不同程度的异常，都需要分析评估。

检查血液寄生虫，除了认真，仔细外，结合临床或寻找病史中信息十分重要。在红细胞中检出疟原虫、贝巴虫，巨噬细胞中检出组织胞浆菌和单核巨噬细胞（或中性粒细胞）内查见利杜小体和马尔尼菲青霉，均可明确诊断。

（三）骨髓细胞形态学检验报告

通过以上各个步骤的检验、分析与梳理，对骨髓细胞和形态的有无变化，意义如何有了基本的了解，结合临床特征和其他实验室的信息对所给出的形态学诊断有了基本的意见或结论，最后通过图文报告单发出报告。

（四）细胞形态学特征描述

在描述中应重点突出，符合逻辑、简明扼要。突出有核细胞总量的变化，变化细胞的系列、阶段和形态，尤其注意有无病态造血，有无原始细胞增加，有无特征性形态学。对有改变而不能下结论的异常更应着重描述。描述的基本内容如下。

1. 骨髓小粒和油滴

表述骨髓小粒丰富，少见或不见，是油脂性小粒（非造血细胞为主）还是鱼肉样小粒（幼稚造血细胞或肿瘤细胞为主）；描述骨髓小粒内造血成分的多少。类似表述油滴增多、一般和少见。也可用"+、-"方式半定性表示。

2. 有核细胞量

表述有核细胞量增多、大致正常和减少的范围。有核细胞增生程度是一种比细胞量多少描述更为客观的指标，宜慎重表述。

3. 增减细胞的系列

表述增加或减少有核细胞的系列。如 AA 常为粒红巨三系造血细胞均减少，而脾亢则相反。

4. 增减细胞系列的阶段

表述增加或减少有核细胞系列的阶段。如 CLL 为淋巴细胞增多为主，原始淋巴细胞和幼淋巴细胞少见或不见；急性白血病为原始细胞明显增多，而其后阶段及其正常的造血细胞均减少。

5. 增减细胞的形态

表述增加或减少有核细胞系列阶段的形态，如 IDA 为红系中晚幼红细胞呈细胞小，核小深染，胞质少蓝染性改变。

6. 其他

对无明显变化的其他系列细胞简略表述，还有涂片标本与染色的质量，以及在特定情况下提及无转移性肿瘤细胞，无血液寄生虫等。由于骨髓细胞学检验常需要与血片同步和参考，故在报告单中也需要描述血片有无幼稚细胞，有无异常形态包括红细胞大小，异型性及染色性变化，散在性和簇状血小板的多少。

（五）诊断意见或结论

以证据为基础，必须客观、全面，慎重地评价。疾病临床期诊断意见按级报告，对非肯定性诊断需要提出进一步检查的建议。对不符合要求的标本而可能影响检验结果或诊断意见者，在报告单中予以说明。此外，应注意诊断性和检验性术语的恰当使用。

第二节　细胞遗传学检验

染色体是基因的载体，染色体异常是染色体数量和结构发生的变异（染色体畸变）。基因随染色体异常而发生改变，由基因控制的遗传性状也发生相应变化。白血病的细胞遗传学研究发现了许多有诊断和预后意义的染色体异常，也为分子学研究提供了重要线索，它对于造血和淋巴组织肿瘤（尤其是细分类型）的诊断分型，预后评判和检测微小残留病（MRD）具有很大的应用价值，是细胞形态学诊断技术不足的补充和延伸。

血细胞遗传检查是通过采集合适的标本，制备染色体并对染色体染色显带后，进行染色体核型分析，确定染色体数目和结构等有无异常。

一、标本来源及采集

骨髓、血液（肝素抗凝）以及体液或穿刺液标本，均可用于细胞遗传学检查。白血病的染色体检查通常以采用骨髓为宜，当白细胞>10×10^9/L 和原幼细胞>10%时，也可采用外周血细胞进行短期培养。淋巴瘤则采用淋巴结穿刺液或淋巴结活检标本制备染色体，只有当晚期侵犯骨髓时方可采用骨髓进行检查。

二、染色体制备

常用直接法，短期培养法和同步法。直接法是指骨髓自体内取出后不经培养立即予以各种处理后制片，短期培养法是指骨髓液接种到培养基内，经37℃培养24小时或48小时培养后再收获细胞制片。同步法是用氟脱氧尿嘧啶核苷等处理细胞，使其同步化，再用秋水仙素短时间作用后进行常规制片。

（一）原理

染色体检验的关键是获得足够的分裂中期细胞，应用秋水仙素，阻留中期分裂象，使染色单体收缩，形态典型并易于观察和分析。再通过低渗，固定和气干法滴片使染色体获得良好的分散度及清晰的带型。

（二）试剂

1640 培养液、磷酸缓冲液，0.2%肝素，秋水仙素（碱）溶液，0.075 mol/L 氯化钾溶液、3∶1 甲醇、冰醋酸溶液、10%Giemsa 染色液、氟脱氧尿嘧啶核苷。

（三）操作

1. 细胞接种培养

用肝素湿润的针筒抽取一定量的骨髓液，立即注入含 1640 培养基的标本瓶中，将培养瓶放入 37℃温箱持续培养 24 小时或 48 小时（直接法无须培养）。

2. 中止细胞分裂

向培养后的骨髓细胞（培养法）或含有骨髓液的小牛血清 1640 培养基（直接法）中加入秋水仙素（碱）（终浓度为 0.05μg/ml）处理 1 小时（同步法处理 10~30 分钟）离心，弃上清。

3. 低渗处理

用 37℃预温的 0.075mol/L 氯化钾溶液处理细胞，离心，弃上清。

4. 固定

加入 3∶1 甲醇、冰醋酸固定液，反复多次固定后，制作细胞悬液。

5. 制片

用吸管将细胞悬液轻轻打匀后吸取少量，从 10cm 高处滴至一端倾斜 15°的经冰水或 20%乙醇浸泡过的洁净无脂的玻片上，每片滴 2~3 滴，然后在酒精灯火焰上来回通过数次，使其干燥。

6. 染色

用 10%Ciemsa 染色液染色，流水冲洗，待干，镜检。

（四）注意事项

直接法操作简单，但直接快速制备的标本分裂象数量较少，而且染色体的质量也较差（常为短小、分叉甚至发毛），不利于异常核型检出。短期培养法可提高分裂象的数量，也能使染色体质量得到某种程度的改善，可以提高异常核型的检出率，是普遍采用的方法。同步法可以获得长度适合，形态良好及显带清晰的染色体，但操作技术要求高，分裂指数低。在不同类型的血液系统恶性疾病中，应用不同方法制备染色体，成功率以及阳性检出率也各有不同，应结合具体疾病具体分析，如 AML 以培养法为首选，而 ALL 则可选择直接法。

三、染色体显带

中期染色体经固定制片后，直接用吉姆萨（Giemsa）染液染色仅能识别染色体形态，不能使各条染色体的细致特征完全显示出来。使用显带技术即用荧光染料染色或染色体经特殊预处理后以吉姆萨染料染色，可使染色体不同区段显示明暗条纹的染色体。常用染色体显带技术有以下四种：①喹吖因荧光法（Q 带）；②胰酶 Giemsa 法（C 带）；③逆向 Giemsa 法（R 带）；④着丝粒异染色质法（C 带）。其中 Q 带因荧光很快褪色，标本不易保存，故很少应用；C 带为染色体着丝粒显带法，对染色体识别帮助不大，一般也不作常规使用；国内应用较为广泛的是 G 带和 R 带技术。G 带带纹与 Q 带纹一致，因其带纹细致，清晰，重复性好且易于保存而得到广泛应用，其不足之处是多数染色体末端呈浅带，不利于该区异常的识别；R 显带与 G 显带，Q 显带带纹正好相反，染色体末端显深带，与 G 显带相比，有助于确定染色体末端缺失和易位，但是其带纹不如 G 带精细，不易识别微小异常。

四. 染色体核型分析

染色体核型分析是根据染色体的长度，着丝点位置，臂比，随体的有无等特征，并借助染色体分带技术对染色体进行分析，比较，确定有无染色体的数目及结构异常，通常要求分析 20~25 个中期分裂象。

第三节　细胞分子生物学检验

细胞分子生物学检验（基因诊断），通过基因检测技术可发现染色体畸变所累及的基因位置及其表达产物，检出遗传学方法不能发现的异常，还能发现癌基因突变、抑癌基因失活、凋亡基因受抑与 DNA-染色质空间构型改变。因此，在造血和淋巴组织肿瘤中，尤其是白血病的诊断、评估患者预后和指导治疗，都能提供较为精细的证据。

一、检测技术

常用技术有聚合酶链反应法（PCR）、荧光原位杂交（FISH）。基因表达谱分析、比较基因组杂交和光谱核型分析等。

二、临床意义

在诊断上，基因检验也已作为常规项目用于特定类型的诊断，并为临床提供更好的提示预后的信息。

（一）AML 和 ALL 重排（或融合）基因检查的意义

在 AML 和 ALL 细分的特定类型中，需要通过基因检查确认特定的融合基因（包括基因重排后癌基因异位高表达）。如 AML 的 RUNXI-RUNXltl（FAB 分类的 M2，少数为 M4、M1），CBFB-M YH11（M4，少数为 M2 等）、PML-RARa（M3），MLLT3-ML/（M5，少数为 M4），RBM15-MKLI（M7），DEK-NUP214（M2，M4），CML 和 ALL 的 BCR-ABLl，ALL 的 ML/重排、ETV6-RUNXI，超二倍体（特定的染色体异常类型），低二倍体（特定的染色体异常类型）、IL3-IGH（癌基因异位高表达）、TCF3-PBX1 等。因此，评估中还需要考虑所谓分子标记与一些疾病的交叉现象。

（二）慢性白血病中重排（或融合）基因检查的意义

慢性白血病中，最重要和最有价值的是 CML 的 BCR-ABL1 检查。其主要临床意义有三：用于诊断（检查阳性，对于形态学疑难病例有独特价值）、排除诊断（检查阴性）和作为治疗监测指标。

（三）突变基因检查的意义

一些急性白血病，遗传学检查核型正常，部分病例融合基因检查也为正常，却检出一些与细胞行为和患者预后有关的基因突变。如与 AML 相关的突变有 RUNX1，NPM1，FLT3、KIT，NPM1，CEBPA，RAS，DNMT3A，TET2 和 IDH1 与 IDH2 等。常见的弧 FLT3 基因突变，见于 1/3 核型正常的 AML 患者，可以预示不良预后；NPMI 突变见于 50% 正常核型 AML（核型异常者中只有 10%～15%），FAB 类型的 M4（77%），M5a（71%），M5b

（90%）都有高突变率，M3，M4EO 和 M7 则尚未检出此突变；AML1（runt 结构域）点突变见于 MO 和 M7 等。CEBPA 突变约于见 9% AML 病例，但其中 70% 为正常核型，预后良好。

（四）扩增（高表达）基因检查的意义

在白血病中，基因产物高表达也是分子病理的一个形式，对于预后和诊断也有参考意义。常见扩增基因有 MYC，BAALC，MN1，ERG、WT1、TAL、TTG、TA Ⅳ 等。APL、ALL（L3）和 CML 急变等，都可见 MYC 基因扩增，与细胞高周转相一致。ALL（T 系）的 TAL、TTC、TAN 等都是染色体易位基因并置时，原癌基因被激活而在异位的高表达，是白血病/淋巴瘤的促发因素。

（五）抑癌基因失活检查的意义

抑癌基因失活也是肿瘤普遍存在的一个特征，主要原因是抑癌基因的缺失，点突变，磷酸化及其产物被癌基因蛋白结合。急性白血病、CML 急变和 MDS 等可见 P53，P/6 和 RB 失活。最有意义的是用于 CML 急变及其演变类型的预测，急粒变往往与 P53，急淋变常与 P/6、巨核细胞变与 RB 的失活或缺失有关，而 Ⅳ. RAS 突变则是 aCML 急变的特点。AML 中，FAB 分类的 M5 和 M4 类型 RB 基因表达低而预后差。

（六）凋亡基因受抑检查的意义

凋亡基因主要有 BCL-2 家族、P53，MYC，WT-1，BAX，ICE、TRPM-2，FAS（APO-j），REL 和某些融合基因（如 BCR-ABL1）。CLL 等 B 细胞肿瘤常见 BCL-2 蛋白高表达以及 CML 的 BCR-ABL1，被认为是细胞蓄积性增加的一个因素；AML 的 Ml 和 M2 患者 BCL-2 表达高于 M3，M4 和 M5，且生存期短、化疗差。

（七）细胞表观遗传学异常检查的意义

通过检查 DNA 甲基化，组蛋白共价修饰（包括乙酰化，甲基化和磷酸化），核（小）体重塑，可以提供诊断和预后的新信息。如 AML、ALL 和 MDS 患者都有 P151NK4b 启动子区域 DNA（过度）甲基化（在 APL 中提示预后不良，在 MDS 中提示疾病进展）；参与造血的 TEL 经组蛋白脱乙酰化而抑制转录，融合基因 PMI-RAR 通过阻遏物组蛋白脱乙酰化而抑制维 A 酸作用，AMLI-ETO 通过 ETO 组蛋白脱乙酰化而瓦解 AMLI 靶基因功能等，都是组蛋白脱乙酰化参与了白血病发生或影响了药物治疗效果的例子。

第四节　骨髓细胞学检验在造血和淋巴组织肿瘤中的应用

造血和淋巴组织疾病的定义与诊断已从形态学与临床的结合，到免疫学，遗传学，基因技术的应用。实验诊断的方法很多，但是有分层和渐进性需求。有的通过外周血和骨髓细胞形态学就能做出诊断（如白血病的基本诊断或类型分型，贫血类型中的 MA 和 IDA）；有的需要通过骨髓病理学检查才能发现疾病的根本异常（如骨髓纤维化和组织结构病变的 MPN，骨髓再生障碍的 AA）；有的需要通过免疫表型检查才能明确细胞系列或缺陷（如淋系肿瘤的 B，T，NK 细胞，贫血类型中的 PNH）；有些疾病的定义和细分类型的诊断，需要细胞遗传学和基因检查（如伴重现性遗传学异常的髓系与淋系肿瘤）；还有部分疾病，需要其他检查，如组织病理学，组织免疫化学以及特殊的形态学与细胞功能检查方可确诊（如淋巴瘤和白细胞功能异常疾病）。这些状况是由于各种方法的长处与不足而在不同疾病中显现特征的重要性各不相同，同时考虑到各地诊疗水平和条件的不一，患者之间经济状况的差异，各种实验诊断方法的实际需求有异。因此，需要合理评估方法学并以循证医学为原则进行检验项目的优化，选择与应用。下面作为一个整体，介绍造血和淋巴组织肿瘤的骨髓细胞学检验在临床上的应用。

一、髓系肿瘤

（一）AML 及相关原幼细胞肿瘤

考虑我国国情和 FAB 分类的简便性，首先根据临床特点与形态学（包括骨髓病理学等）检查作出基础性诊断（FAB 类型诊断），有典型形态学特征者可以进一步提示特定类型（如典型的 CML，APL，M4EO）。有条件实验室需要细胞遗传学和（或）基因检查和（或）免疫表型分析，按有无重现性细胞遗传学和基因异常、特定的临床和形态学之间的关系，从形态学基础性诊断中分出特定类型（伴重现性细胞遗传学异常，伴病态造血相关改变，治疗相关髓系肿瘤）和非特定类型等。特定类型为从一般类型（FAB 类型）中细分出来的，亦是需要另做分类的；非特定类型为不需要说明或标注的类型，亦即不另做特定分类（NOS）的普通类型。

1. AML 特定类型

诊断 AMI 的原始细胞基数未变（≥20%），但有重现性细胞遗传学异常［t（8；21）

（q22；q22）；RUNXI-RUIVXJ Tl 和 inv（16）（pl3.lq22）或 t（16；16）（pl3.1；q22）；CBFB-MYH11）] 者，原始细胞可小于20%。

伴病态造血或骨髓增生异常相关改变 AML 诊断应符合：①伴有病态造血特征（髓系中≥2 系病态细胞占50%以上）和外周血或骨髓原始细胞≥20%；或者②有 MDS（或 MDS-MPN）病史，或有 MDS 相关的细胞遗传学异常，无 AML 中的重现性遗传学异常；或者③有 MDS 相关遗传学异常所见；④先前没有相关疾病使用过细胞毒治疗和放疗的病史。治疗相关髓系肿瘤包括治疗相关 AML、治疗相关 MDS 和治疗相关 MDS-MPN，为原先肿瘤或非肿瘤性疾病中给予细胞毒化疗和（或）放疗后并发的临床综合征。

2. AML，NOS

下述类型相当于 FAB 分类的 MO～M7，但除去了特定类型。除了 AML 微分化型外，以骨髓细胞形态学为主行诊断。

AML 微分化型（MO）形态学和细胞化学检查不能证明髓系分化特点，诊断需要免疫表型检查提供依据。

不伴成熟 AML（Ml）和伴成熟 AML（M2），形态学和细胞化学检查：原始细胞MPO、SBB 阳性≥3%和（或）Auer 小体存在；骨髓中原始细胞≥90%（NEC）和不伴细胞成熟为 Ml，<90%（NEC）和伴细胞成熟（早幼粒细胞及其以下阶段细胞≥10%）与单核系细胞<20%为 M2。

急性粒单细胞白血病（M4）被定义为外周血或骨髓原始细胞（包括幼单核细胞）≥20%，粒细胞及其前期细胞和单核细胞及其前期细胞各大于20%。

急性原始单核细胞和单核细胞白血病为骨髓原始单核、幼单核和单核细胞≥80%，而粒细胞<20%。急性原始单核细胞白血病（M5a）为原始单核细胞占单核系细胞的80%以上，急性单核细胞白血病（M5b）则以幼单核细胞占优势。

急性红系白血病分为两个型；红白血病（M6a）为幼红细胞≥50%，原始细胞≥20%（NEC）；纯红系细胞白血病（M6b）为未成熟幼红细胞≥80%，原始细胞无明显增多。M6a 伴病态造血并符合伴多系病态造血 AML 者归类为特定类型。

急性巨核细胞白血病（M7）为原始细胞≥20%，其中原始巨核细胞>50%，不包括 AML 伴有病态造血相关病变、AML 伴 t（1；22）（p13；q13），inv（3）（q21q26），t（3；3）（q21；q26）和 Down 综合征相关病例。

（二）MDS

原始细胞、病态造血和骨髓可染色铁染色是最主要的评判指标。除 MDS 的 5q-综合征常为形态学提示，细胞遗传学确认外。一般，流式免疫表型分析、细胞遗传学和基因检查作为参考或诊断组成的一部分。

（三）MPN

MPN 分为 CML（BCR-ABL1 阳性）、PV、ET、PMF，CNL、CEL（NOS）、肥大细胞增多症和 MPN 不能分类型（MPN-U）。外周血和骨髓细胞学检查是这类疾病最重要的常规项目，典型特征者还可以提示有无伴随的基因异常（如 CML 细胞象中明显增多的嗜碱性粒细胞、嗜酸性粒细胞和偏小型巨核细胞特征可以预示 Ph 染色体和 BCR-ABL1 的存在）。骨髓组织切片检查是 MPN，尤其是 PMF，ET 和 PV 等诊断最主要的指标。细胞遗传学和基因检查，如 pH 值染色体和 BCR-ABL1，JAK2 突变，可以提供进一步的分子依据。

（四）MDS-MPN

包括 CMML、aCML（BCR-ABL1 阴性）、幼年型粒单细胞白血病（juvenilemyelomonocytic leukemia，JMML）和 MDS-MPN 不能分类型。细胞形态学依然是临床应用的主要项目，细胞遗传学和（或）基因检查常是鉴别诊断的重要选项。

1. CMML

尤其是中老年患者，外周血单核细胞检查多次（持续）增高（$>1\times10^9/L$）和白细胞增高，并无原因解释时，需要怀疑本病。骨髓检查粒单细胞增多并有一系或多系病态造血，骨髓（或外周血）原幼单核细胞<20%，可以对本病做出基本诊断或初步诊断。如无或轻度病态造血，则需要符合克隆性（分子）遗传学或不明原因单核细胞增高持续 3 个月以上；同时基因检查无 Ph 染色体或 BCR-ABL1，无 PDGFRA 或 PDGFRB 基因重排。CMML 分为 2 型：1 型为血片原始细胞<5%或骨髓中<10%；2 型为血片原始细胞 5%~19% 或骨髓中 10%~19%。

2. aCML

尤其是中老年患者，外周血白细胞增高，幼粒细胞增多（常≥10%），并可见病态粒细胞，嗜碱性粒细胞轻度增多；骨髓检查粒系增殖和病态造血（常以粒系为主），嗜碱性粒细胞轻度增多，骨髓（或外周血）原始细胞<20%。形态学检查可以诊断或提示本病，细胞遗传学或基因检查可以进一步提供有无 Ph 染色体或 BCR-ABL1 和 PDGFRA 或 PDG-FRB 的依据。

3. JMML

对于年少和儿童患者，血液和骨髓检查，发现外周血白细胞和单核细胞（$>1\times10^9/L$）

持续增高，检出幼稚细胞，但外周血和骨髓原始细胞（包括幼单核细胞）<20%时，需要提示本病。血液 HbF（增高）也是常见的一个实用项目，与形态学一起可以提高诊断的可靠度。细胞遗传学检出一种和（或）体外髓系祖细胞培养对 CM-CSF 高敏性，是进一步诊断的可靠证据。基因检查为无 Ph 染色体或 BCR-ABLl。

4. MDS-MPN 不能分类型

对有 MDS 类型之一的临床、实验室和形态学特征，且外周血和骨髓原始细胞<20%；有明显的骨髓增殖特征（如伴巨核细胞增殖的血小板≥450×10^9/L 或白细胞≥13×10^9/L）；或患者一开始便有 MDS 和 MPN 重叠特征而不能归类于 MDS，MPN，MDS-MPN 任一类型者，且无 MDS 或 MPN 病史和无近期使用过细胞毒药物或生长因子患者，都需要提示本类型。进一步的基因检查为无 Ph 染色体或 BCR-ABLl，无 PDGFRA，PDGFRB 或 FGFR1 基因重排。

（五）髓系和淋系肿瘤

伴嗜酸性粒细胞增多和 PDGFRA、PDGFRB 或 FGFRI 基因异常一些伴嗜酸性粒细胞增多的髓系肿瘤（MPN，MDS-MPN 和 AML）和淋系肿瘤（ALL 和淋巴瘤）中与特定的基因［PDGFRA（4q12），PDGFRB（5q31-33）或 FGFRI（8p11）］重排有关。细胞形态学可以提供初步信息，基因检查提供确诊证据。

（六）急性系列未明白血病

急性系列未明白血病为无证据表明单系列分化的一些白血病，包括无系列特异抗原表达的白血病——急性未分化细胞白血病（AUL）和原始细胞表达多系抗原而不能归类任一单系表达的白血病——急性混合表型白血病（MPAL）。MPAL 包括不同原始细胞群有不同分化系列特征（双系列）和单一原始细胞群（相同原始细胞）表达有多系分化抗原特征（双表型）或者两者兼有者，进一步可分为多种类型。这些类型中，除双系原始细胞混合特征的形态学可以提示性诊断外，都需要免疫表型检查确诊。

AUL 表达的标记不具有淋系和髓系特异性，在初诊时需广泛的抗体组合以排除 NK 细胞白血病等少见系列白血病。AUL 表达某一系列的标记不多于 1 个，不表达 AML 特异性标记 MPO，B-ALL 特异性标记 CD79a，胞质 CD22 和强 CD19，T-ALL 特异性标记胞质 CD3。常表达 CD34，HLA-DR，CD38，TdT 可阳性。

二、淋系肿瘤

淋系肿瘤有五大类型，即原始淋巴细胞（前体淋巴细胞）肿瘤、成熟 B 细胞肿瘤、成熟 T/NK 细胞肿瘤、霍奇金病和移植后淋巴组织增殖性病变。

（一）原始淋巴细胞肿瘤

原始淋巴细胞肿瘤类型包括前 B 淋巴细胞（B 原始淋巴细胞）肿瘤和前 T 淋巴细胞（T 原始淋巴细胞）肿瘤。

原始淋巴细胞肿瘤有 3 个类型。B 原始淋巴细胞白血病/淋巴瘤又有两个类型；不另作特定分类型（NOS）和细分的特定类型。B 原始淋巴细胞白血病/淋巴瘤，NOS，为伴重现性遗传学异常外的 B 系 ALL/淋巴瘤，以及 T 原始淋巴细胞白血病/淋巴瘤，形态学仍为临床应用的基本项目，免疫表型为 B，T 系列确认项目，但不需要免疫表型的进一步细分。B 原始淋巴细胞白血病/淋巴瘤伴重现性遗传学异常类型，在形态学和免疫表型检查的基础上，需要遗传学和（或）基因检查进行细分的特定类型诊断。

（二）成熟淋巴细胞肿瘤

与形态学和免疫学检查项目密切相关的 B 细胞肿瘤有 CLL 小淋巴细胞性淋巴瘤（SLL）、单克隆 B 细胞增多症（MBL），B 幼淋巴细胞白血病（B-PLL）、PCM。T 细胞肿瘤有 SS，T 幼淋巴细胞白血病（T-prolymphocyti C leukemia，T-PLL）、T-LGLL，慢性 NK 细胞淋巴增生性疾病等。

1. CLL 与 MBL

形态学是临床诊断 CLL 的基本项目，免疫表型则提供进一步的 B 细胞表型及其克隆性证据。CLL 为无髓外组织累及，外周血单克隆 B 细胞 $\geq 5\times10^9$/L，细胞免疫表型表达 CD5 和 CD23，并排除其他疾病。MBL 为有 CLL 免疫表型的单克隆 B 细胞增多（绝对值<5 $\times10^9$/L），无临床症状，免疫表型是诊断的最重要项目。

2. B-PLL

同 CLL 检查。B-PLL 为幼淋巴系细胞的55%以上（血片），排除 CLL 转化，CLL 伴幼淋细胞增多和类似形态的淋巴增生性疾病。

3. SMZL

对于中老年不明原因脾大患者需要怀疑本病。细胞形态学和（或）组织病理学检查是临床应用的基本项目，免疫表型是提供进一步的 B 细胞肿瘤特性的证据。SMZL 是另一小或小中型 B 淋巴细胞肿瘤，瘤细胞常在外周血中出现短小极性绒毛；也常侵犯骨髓，白血病性浸润时外周血和骨髓有大量特征的极性绒毛细胞，瘤细胞代表性表达 SIgM，而不表达 IgD、CD5 和 CD10。

4. LPUWG

LPL 常浸润骨髓，有时也累及淋巴结和脾；WG 是 LPL 的主要类型，被界定为伴有骨髓侵犯并有单克隆性 IgM 的 LPL。少数患者为其他 M 蛋白或 IgM 与其他类型的混合，亦可无 M 蛋白。

5. PCM

分为症状性和无症状性 PCM。无症状性即冒烟性 PCM，为无相关器官或组织损害症状（贫血，高钙血症，溶骨性损害、肾功能不全、高血黏度、淀粉样变性或相关症状）。形态学几乎都是临床应用的诊断性指标，骨髓浆细胞克隆性增生，10% 以上的可结合临床做出诊断，血清或尿中 M 蛋白水平作为参考。浆细胞白血病由细胞学定义与诊断，为外周血克隆性浆细胞>20%或绝对值>2×10^9/L。

6. T-PLL 和 T-LCLL

T-PLL 临床常以高白细胞（$\geqslant 100 \times 10^9$/L），肝脾大、胸腔积液和皮损为特征。T-LGLL 为异质性疾病，形态学检查为大颗粒淋巴细胞持续性（>6 个月）增加［常在（2~20）×10^9/L 之间］，无明显原因，并需要免疫表型证实为 T 细胞并是克隆性。

7. 慢性 NK 细胞淋巴增殖性疾病

多无明显症状，外周血 NK 细胞无诱因下持续超过 2×10^9/L，mCD3 阴性而 CD3 常为阳性，CD16 阳性，CD56 弱阳性。

8. SS

诊断需要符合外周血 Sezar 细胞存在（常不小于 1×10^9/L），扩增的 CD_4^+ 细胞群中 CD4/CD_8^+>10 和（或）一个或多个其他 T 细胞抗原缺失。形态学仍是应用的基本项目，结合临床特征可以做出提示性诊断，免疫表型提供进一步确诊的依据。

第六章 贫血检验

第一节 贫血实验室诊断概论

红细胞疾病相当复杂，它包含着许多种疾病，其原因即不同，其表现也多种多样，不过，其中最多的表现是贫血。

一、贫血的概念

贫血是症状，不是一种病，它可以发生于许多种疾病，例如：恶性肿瘤可引起贫血；心脏手术置换瓣膜可引起溶血性贫血；消化道溃疡慢性失血可引起缺铁性贫血；肝肾的慢性疾病可引起肝性或肾性贫血；妇女妊娠期、哺乳期可引起营养性贫血；妇女生殖器疾病慢性失血可引起缺铁性贫血；内分泌疾病如甲状腺、肾上腺疾病可引起贫血；代谢中毒、放射损伤、外科急性创伤、儿童生长发育期间都可引起贫血。贫血就是全身循环血液中红细胞的总容量减少至正常范围以下，但红细胞总容量测定比较复杂、费时，故这一定义虽然正确，但不大切合实际。从临床实际工作出发，通常都以测定血液的浓度来决定贫血之有无和程度。凡是循环血液单位体积中红细胞总数、血红蛋白和（或）红细胞比容低于正常值时即称为贫血（anemia）。

在某些病理情况下，血红蛋白和红细胞的浓度不一定能正确反映全身红细胞总容量的多少。当血液总容量或血浆容量发生改变时，检查血浓度以估计贫血，要防止得出错误的结论，大量失血时，在有足够液体补充入循环血液前，最主要的变化是血容量的缩小，但此时血浓度变化很少，以致从血红蛋白浓度等数值来看，很难反映出贫血的存在。当体内发生水潴留时，血浆容量增大，此时即使红细胞容量是正常的，但血液浓度低，因此从表面看来，似乎有贫血存在。相反，失水时，血浆容量缩小，血液浓度偏高，红细胞容量即使是减少的，但根据血红蛋白浓度等数值，贫血可以不明显；本来是正常的，可以产生假性红细胞增多症的现象。

二、贫血的分类

正常情况下红细胞的生成与破坏维持平衡，单位体积血中的红细胞才能恒定，一旦平衡打破，或由于红细胞生成减少或由于破坏过多，或两者兼有，就会引起贫血。由于引起贫血的病因十分广泛，因此诊断有时比较困难。学者们从多个角度进行分类，现在进行分类的角度有五种：按产生贫血的原因分类；按骨髓的病理形态分类；按红细胞系统生成的过程分类。按红细胞系统的病理变化分类；按血循环中成熟红细胞的大小分类。当然，由于分类角度不同，同一种贫血可有多种不同的名称。

（一）按产生贫血的原因分类

1. 红细胞生成不足

（1）造血原料的缺乏

①铁或维生素 B_6 缺乏。②缺乏叶酸、维生素 B_{12} 等。

（2）骨髓造血功能衰竭

①原发性再生障碍性贫血。②继发性再生障碍性贫血，由于物理、化学、生物等因素所致。

（3）继发性贫血

①慢性肝脏疾病。②慢性肾脏疾病，如肾性贫血、缺乏红细胞生成素（EPO）的贫血。③恶性肿瘤，如各种白血病、恶性肿瘤有（或）无骨髓转移。④内分泌疾病，如垂体、肾上腺、甲状腺等疾病。⑤慢性感染、炎症等。

2. 红细胞消耗过多

（1）丢失过多

①急性失血，血容量减少。②慢性失血，多为缺铁性贫血。

（2）破坏过多

又称溶血性贫血，包括：①红细胞内在缺陷：如遗传性球形红细胞增多症，红细胞酶缺乏的贫血、珠蛋白生成障碍性贫血、异常血红蛋白病、阵发性睡眠性血红蛋白尿症等；②红细胞外来因素：如免疫性溶血性贫血、机械性溶血性贫血其他因素引起的溶血性贫血等。

（二）按骨髓的病理形态分类

（1）增生性贫血如缺铁性贫血、急慢性失血性贫血、溶血性贫血、继发性贫血。

（2）巨幼细胞贫血如缺乏叶酸、维生素 B_{12}；某些无效性红细胞生成伴有巨幼样红细胞贫血。

（3）增生不良性贫血如原发及继发再生障碍性贫血。

（三）按红细胞的病理变化分类

1. 红细胞膜异常

多为溶血性贫血，多有形态的异常，如遗传性球形红细胞增多症、遗传性椭圆形红细胞增多症。

2. 红细胞胞质异常

（1）铁代谢异常，如缺铁性贫血。

（2）血红蛋白的异常，如高铁血红蛋白血症、硫化血红蛋白血症。

（3）珠蛋白合成异常，如珠蛋白生成障碍性贫血、异常血红蛋白病。

（4）酶的异常，如丙酮酸激酶缺乏症、葡萄糖 6-磷酸脱氢酶缺乏症，多为溶血性贫血。

3. 红细胞核的异常

（1）叶酸、维生素 B_{12} 缺乏，导致巨幼细胞贫血。

（2）病态红细胞生成，多核红细胞，且为奇数核，一个红细胞内的多个核大小不均，成熟程度不同，巨大红细胞等，表明 DNA 复制紊乱，多见于恶性疾病，如骨髓增生异常综合征（MDS）、各种白血病。

三、贫血的病理生理

红细胞是携氧的工具，其功能是将肺毛细血管内的氧输送至全身组织的毛细血管，并将组织中代谢产生的二氧化碳输送至肺。故贫血可视为血液输送氧能力的减低。贫血造成的直接后果是组织缺氧，但有不少症状、体征是身体对缺氧的代偿功能的表现。身体对缺氧状态有如下多种代偿作用。

（一）组织增加氧的摄取

在组织缺氧时，组织增加氧的摄取，并非简单地直接多吸收一些氧。在大多数贫血时，血红蛋白的氧解离曲线右移，表示血红蛋白与氧的亲和力减低，这样使得组织在氧分压降低的情况下能摄取更多的氧。贫血时在促使氧合血红蛋白解离方面起重要调节作用的是红细胞内的 2，3-二磷酸甘油酸（2，3-DPG），它是红细胞能量代谢的中间产物。血氧张力的降低是使红细胞内 2，3-DPG 增加的主要原因，它与脱氧血红蛋白的珠蛋白链结合时能减低血红蛋白对氧的亲和力，使血红蛋白在不增加氧分压的条件下能释放出更多的氧供组织摄取利用。慢性贫血患者之所以能耐受较重程度的贫血，主要就是依靠红细胞中该物质的浓度增高而增强这一代偿功能。

（二）器官、组织中血液的重新分布

除了急性大失血后的短时间内，一般贫血时血液总量并无多大改变。慢性贫血时，为了保证氧需要量高的重要器官的血液供应，身体能自动减少氧需要量较低的器官或组织的血液供应。

（三）心血管的代偿功能

贫血时心跳加速、心排血量增加使血液循环加速，因而组织能有更多的机会得到氧。不过这种代偿功能本身要消耗能量，因而消耗更多的氧。正常的心肌能耐受较长时间持续的过高活动，但如贫血太严重，持续时间过久或本来就有冠状动脉病变的，以致冠状动脉供氧不足，则可以出现高排血量的心力衰竭及心绞痛。心力衰竭时，血浆量增加，这又加重心脏的负担而使心力衰竭更加严重。此时，心血管已经失去了上述的代偿功能。

（四）肺的代偿功能

贫血患者在体力活动时常有呼吸加快加深的现象，但增加呼吸并不能使患者得到更多的氧。呼吸增强一方面是对组织缺氧不适应的反应，在某些情况下，可能与潜在的充血性心力衰竭有关。

（五）红细胞生成功能的增强

EPO 有促进骨髓生成红细胞的作用，主要由肾脏分泌除肾脏有病变者外，一般贫血患者的红细胞生成素的产生和释放都是增多的，其释放量常与红细胞总量和血红蛋白浓度成反比。红细胞生成素分泌和释放的增多大概与肾组织缺氧有关。如果骨髓功能本来是正常的，则在这种激素的作用之下，骨髓能加速红细胞的生成，这是身体对贫血最直接而适宜的代偿作用。

四、贫血的临床表现

贫血症状的有无及其轻重决定于：产生贫血的原因及原发病、贫血发生的快慢、血容

量有无减少、血红蛋白减少的程度、心血管代偿的能力（老年人心血管功能不好，症状比年轻人重）等。

（一）一般表现

如皮肤、黏膜、指甲苍白。有的患者毛发干燥、脱落，自觉全身无力。严重贫血时患者有低热，体温一般不超过38℃，输血后可使体温降至正常。

（二）呼吸循环系统

呼吸加速加深，心率加快，患者感觉心悸、气短，活动时尤甚。

（三）神经系统

头痛、眩晕、晕厥、耳鸣及眼前闪金花，尤以体位变换时为甚；思想不易集中且易激怒。

（四）消化系统

食欲缺乏、恶心、呕吐、腹胀、消化不良、腹泻或便秘。营养不良性贫血时患者舌乳头萎缩，发炎且觉舌痛；缺铁性贫血者吞咽时可沿食管疼痛。

（五）泌尿生殖系统

患者尿中偶有蛋白，女性月经出血过多或过少，不规则，或停经。

（六）不同类型贫血临床表现

缺铁性贫血时有反甲，指甲干燥、脆裂；营养不良性贫血时皮肤有水肿；溶血性贫血时常有黄疸脾大，急性溶血性贫血时可有高热、循环衰竭、急性肾功能不全、黄疸、血红蛋白血症、血红蛋白尿等。

五、贫血的诊断原则

贫血诊断的过程中，必须遵循：确定有无贫血；贫血的严重程度；确定贫血的类型和原因。因为贫血是许多疾病的一种症状，原因较为复杂。因此，对任何贫血患者的诊断，病因学诊断尤为重要，只有纠正或治疗引起贫血的基本疾病，才能解决根本问题。贫血的严重性主要决定于引起贫血的基本疾病，其重要意义远超过贫血的程度。早期的结肠癌或白血病患者的贫血可能是轻度的；钩虫病或痔出血引起的贫血可能是重度的，但对患者来说，前者的严重性远远超过后者。

（一）确定有无贫血

通常根据 RBC、Hb 和 Het 以确定有无贫血，其中又以 Hb 和 Het 最常用，并应参照公认的贫血诊断标准。

成人诊断标准：男性成人 Hb<120g/L 或 125g/L；女性成人 Hb<100g/L 或 110g/L，孕妇 Hb<100g/L 或 105g/L。同时，成年男性 Het<41%，成年女性 Het<35%，可作为诊断贫血的标准。

小儿诊断标准：因为出生 10d 内新生儿 Hb<145g/L，10d 至 3 个月婴儿因生理贫血等因素影响，贫血难以确定，建议暂以 3 个月至 6 岁小儿 Hb<110g/L，6~14 岁<120g/L，作为诊断贫血的标准。

（二）确定贫血的严重程度

（1）成人贫血严重程度标准：极重度 Hb<30g/L；重度 Hb30~60g/L；中度 Hb60~90g/L；轻度 90~120g/L。

（2）小儿贫血严重程度的标准：极重度 Hb<30g/L，红细胞<$1×10^{12}$；重度 Hb30~60g/L，红细胞（2~1）×10^{12}/L；中度 Hb 60~90g/L，红细胞（2~3）×10^{12}/L；轻度 Hb 90~120g/L（6 岁以上）。

（三）确定贫血的类型

根据 RBC 计数、Het、Hb 计算出红细胞指数 MCV、MCH 及 MCHC，结合 RDW 及红细胞形态确定贫血的类型。

（四）寻找贫血的病因

（1）深入了解病史和仔细体格检查：包括饮食习惯史、药物史、血红蛋白尿史、输血史、家庭成员贫血史、地区流行性疾病（甲状腺功能低下、蚕豆病、疟疾史）等，体征中注意肝、脾、淋巴结肿大、紫癜、黄疸等。

（2）根据 MCV、MCH、MCHC 和 RDW 等指数，结合血涂片中血细胞的形态学改变，可得出诊断的线索。结合病史，多数贫血诊断并不困难。

（3）骨髓检验对了解贫血发生的原因和机制很有必要：如骨髓造血功能状况是增生或

下降，各系统有核细胞百分率、粒红比例是否正常，有核细胞是否减少，淋巴细胞、组织细胞、浆细胞、嗜酸或嗜碱性粒细胞百分率正常与否，有无异常细胞出现等。除骨小粒涂片外，最好从骨髓不同部位同时取病理活检，并根据需要做特殊组织化学染色。

（4）特殊检测：根据需要选择某些确诊试验，如了解铁的储存，血清铁蛋白检测做铁粒染色较为重要。诊断珠蛋白生成障碍性贫血可选用 Hb 电泳检测，但要分析病理基因，则应选择分子生物学方法；怀疑自身免疫性溶血性贫血应选择抗人球蛋白试验等。

（5）其他检查：贫血常可有非血液系统疾病，如消化系统或泌尿系统肿瘤，虽然贫血不重，但病情可能很严重，需要慎重采用其他检查。

第二节　缺铁性贫血

缺铁性贫血（IDA）是由于多种原因造成人体铁的缺乏，发展到一定程度时就会影响血红蛋白的合成，使红细胞生成障碍而导致的一种小细胞、低色素性贫血。贫血早期可以没有症状或症状很轻，当缺铁严重或病情进展很快时，可出现一般慢性贫血症状，如皮肤和黏膜苍白、头晕、乏力等。另外由于组织缺铁、含铁酶的缺乏，临床上可出现消化系统症状如食欲缺乏、舌乳头萎缩、胃酸缺乏及神经系统症状，严重者可出现反甲。缺铁性贫血是贫血疾病中最常见的一种，可发生于各年龄组，女性患者多于男性，在婴幼儿、孕妇及育龄妇女中尤为多见。

一、病因及发病机制

（一）病因

1. 铁摄入不足或需求量增加

见于哺乳期婴儿、生长发育期儿童和青少年，妊娠妇女及由于月经失血过多的青年妇女，如果长期食物中含铁不足，亦可发病。

2. 铁吸收不良

见于胃肠切除手术、胃酸缺乏或长期严重腹泻者。因肠道对铁吸收障碍而发生缺铁性贫血者，最多见于胃切除患者包括胃全部切除、胃次全切除及伴迷走神经切断的胃肠吻合术。其原因是手术后食物进入空肠过速，铁吸收的主要场所十二指肠直接进入空肠，此外胃酸过低也可影响铁的吸收。

3. 铁丢失过多

失血，尤其是长期慢性失血是缺铁性贫血最多见、最重要的原因，见于各种原因造成的消化道慢性失血、月经过多及血红蛋白尿等。

胃肠道出血是成年男性缺铁性贫血最常见病因，月经量过多是月经期妇女引起缺铁性贫血最主要原因。血红蛋白尿可造成慢性失铁，如阵发性睡眠性血红蛋白尿症患者。铁以血红蛋白、含铁血黄素和铁蛋白形式从尿中排出，这种患者常同时存在缺铁性贫血。

（二）发病机制

缺铁性贫血是体内慢性渐进性缺铁的发展结果。体内的这种慢性缺铁称为铁缺乏症，按病程可以分为三个阶段。缺铁初期：此时仅有储存铁减少，血红蛋白和血清铁正常；缺铁潜伏期：随着缺铁加重，骨髓、肝、脾等储铁器官中的铁蛋白和含铁血黄素消失，血清铁开始下降，转铁蛋白饱和度降低，但无贫血；缺铁性贫血：骨髓幼红细胞可利用铁减少，红细胞数下降，开始多呈正细胞正色素性贫血，表现为轻度贫血，为早期缺铁性贫血。随着骨髓幼红细胞可利用铁缺乏，红细胞及血红蛋白进一步下降，各种细胞含铁酶亦渐减少或缺乏，同时骨髓代偿性增生，出现明显的小细胞低色素性贫血，即典型的缺铁性贫血，此时血清铁明显降低，甚至缺如，转铁蛋白饱和度也明显下降。

二、临床表现

缺铁性贫血患者的症状可因引起缺铁和贫血的原发性疾病、贫血本身引起的症状、组织中含铁酶和铁依赖酶活性降低引起的细胞功能紊乱所致。

有些患者就医的原因是原发疾病的表现，就诊时经检查发现有缺铁性贫血；也有不少患者是因贫血出现症状前来就医因此，早期缺铁性贫血常无症状或有一些非特异性症状如容易疲劳、乏力，这些非特异性症状不一定和贫血程度相平行。

三、实验室检查

（一）血常规

患者贫血的程度不一，轻者为正细胞正色素性贫血，即平均红细胞体积（MCV）、平均红细胞血红蛋白（MCH）、平均红细胞血红蛋白浓度（MCHC）正常；重者呈典型的小细胞低色素性贫血，MCV、MCH、MCHC均下降，且血红蛋白浓度的减少较之红细胞计数的减少更为明显。血涂片染色检查，红细胞体积偏小，大小不均，着色较浅，中心浅染区扩大，贫血严重者仅见红细胞胞质边缘一圈红色，呈环形；可以见到椭圆形红细胞、靶形红细胞及形状不规则的红细胞，引起小细胞低色素性贫血的机制有人认为是血红蛋白合成减少和幼红细胞的异常额外分裂所致，而红细胞大小不均及形态异常在缺铁性贫血早期正细胞正色素性贫血时即可出现。需要注意的是所用玻片不清洁或制片技术或染色原因等可能造成人为的中心浅染区扩大，其特点是中心浅染或空白区与边缘粉红色之间有明显的界线，像刀切一般；而缺铁性贫血中心浅染区扩大是从细胞中央向边缘逐渐加深，无明显界线可分；网织红细胞值正常或减低，急性失血造成的缺铁性贫血可轻度升高；铁剂治疗有效，网织红细胞计数可迅速升高，常于一星期左右达高峰，平均升高 6%~8%，一般 < 6%，这种反应只出现于 IDA 患者。

红细胞容积分布宽度（RDW）是反映红细胞的大小不均一性的指标，可以用于缺铁性贫血的诊断、鉴别诊断及疗效观察。绝大多数缺铁性贫血患者的 RDW 结果异常，一般认为，小细胞低色素性贫血而 RDW 正常的患者，缺铁性贫血诊断成立的可能性很小，发病率较低的小珠蛋白生成障碍性贫血也表现为小细胞低色素性，但 RDW 基本正常，有人认为这可以作为与缺铁性贫血相鉴别的指标；在对缺铁性贫血患者进行铁剂治疗过程中，RDW 先增高，而后逐渐下降至正常水平，并且增高早于 MCV、MCH、MCHC 的变化，下降至正常则晚于后者，与储存铁恢复正常的时间基本一致。所以 RDW 对缺铁性贫血患者诊断和疗效观察均敏感于 MCV、MCH、MCHCO，RDW 可以较客观、定量地反映红细胞大小不均的程度，可以排除肉眼观察的主观性，但也应注意到 RDW 是一项非特异性的指标。另外红细胞分布直方图可以直观地显示红细胞大小分布情况，与 MCV 临床意义相似。可根据 RDW 结合 MCV 诊断缺铁性贫血。

患者白细胞和血小板一般无特殊改变，少数患者可略偏低。钩虫病引起的缺铁性贫血嗜酸粒细胞增高。在缺铁性贫血铁剂治疗过程中，白细胞和血小板可发生一过性减少。

（二）骨髓检查

缺铁性贫血患者呈增生性贫血骨髓象，红细胞系统增生活跃，幼红细胞体积偏小，边缘不整，核浆"发育不平行"呈"核老质幼"型，以中晚幼阶段为主。白细胞系统、巨核细胞系统形态及各阶段比例大致正常。

（三）铁代谢检查

1. 骨髓铁染色

缺铁性贫血患者骨髓单核-吞噬系统细胞的含铁血黄素多少可表明储存铁的状况，骨髓穿刺后的骨髓渣（骨髓小粒）经普鲁士蓝染色染成蓝色颗粒，为细胞外铁，一般认为它是判断铁缺乏症的上佳标准，缺铁性贫血患者绝大多数细胞外铁表现为阴性，有核红细胞内蓝色铁颗粒为细胞内铁，缺铁性贫血患者细胞内铁明显减少或缺如，这种含铁颗粒的铁粒幼红细胞内铁颗粒数目甚少，体积较小。骨髓铁染色是诊断缺铁性贫血一种直接而可靠的实验室检查方法。

研究认为铁染色用未经脱钙处理的骨髓活检切片标本比涂片更客观地反映患者缺铁情况，因为有少部分缺铁性贫血患者涂片显示铁染色正常，而切片则显示缺铁。

（1）原理

细胞外含铁血黄素和幼红细胞内的铁与酸性亚铁氰化钾发生普鲁士蓝反应，形成蓝色的亚铁敏化铁沉淀，定位于含铁的部位。①细胞外铁：细胞外铁呈蓝色的颗粒状、小珠状或团块状，主要存在于巨噬细胞的胞质内，有时也见于巨噬细胞外；②细胞内铁：胞质内出现蓝色颗粒的幼红细胞称为铁粒幼红细胞；当幼红细胞质内的蓝色铁颗粒 6 个以上，并围绕于核周排列成环形者称为环铁粒幼细胞；③铁粒红细胞：含有蓝色铁颗粒的成熟红细胞称为铁粒红细胞。

（2）参考值

①细胞外铁：（+）～（++），大多为（++）；②细胞内铁：铁粒幼红细胞 19%～44%。由于各实验室的实验条件不同，参考值也可有差异，应建立本实验室的正常值。

（3）临床意义

①缺铁性贫血时，骨髓细胞外铁明显减低，甚至消失；铁粒幼红细胞的百分率减低。经有效铁剂治疗后，细胞外铁增多。因此铁染色可作为诊断缺铁性贫血及指导铁剂治疗的重要方法，有人认为骨髓铁染色是缺铁性贫血诊断的金标准；②铁粒幼细胞性贫血时，出现较多环铁粒幼红细胞，铁粒幼红细胞也增多，其所含铁颗粒的数目也较多，颗粒也粗大，有时还可见铁粒红细胞。因此铁染色可作为诊断铁粒幼细胞性贫血的重要方法；③骨髓增生异常综合征时，铁粒幼红细胞的百分比可增高，其所含铁颗粒的数目可增多，环铁粒幼红细胞常见。在铁粒幼细胞难治性贫血，环铁粒幼红细胞在 15% 以上；④非缺铁性贫血如溶血性贫血、营养性巨幼细胞性贫血、再生障碍性贫血和白血病，细胞外铁正常或增高，细胞内铁正常或增高；⑤感染、肝硬化、慢性肾炎或尿毒症、血色病及多次输血后，

骨髓细胞外铁增加。

2．血清铁蛋白（SF）

SF含量也能准确反映体内储存铁情况，与骨髓细胞外铁染色具有良好的相关性，甚至SF反映体内储存铁可能比后者更准确。SF减少只发生于铁缺乏症，单纯缺铁性贫血患者的SF一般在10~20pg/inL或以下，而伴有慢性感染、活动性肝病、恶性肿瘤、组织破坏、甲状腺功能亢进或铁剂治疗后SF可正常或增高。SF的测定是诊断缺铁性贫血最敏感、可靠的方法。临床测定SF常用的方法是竞争的放射免疫法，SF商品试剂盒的质量是测定结果准确性的关键。

（1）原理

铁蛋白的检测常采用固相放射免疫法，利用兔抗人铁蛋白抗体与铁蛋白相结合，再用^{125}I标记兔抗人铁蛋白抗体与固相上结合的铁蛋白相结合，除去未结合的过多的放免标志物，洗脱结合放免标记的铁蛋白，用γ计数器与标准曲线比较。

（2）参考值

正常成人为14~300μg/L，小儿低于成人，青春期至中年，男性高于女性。

（3）临床意义

①降低见于缺铁性贫血早期、失血、营养缺乏和慢性贫血等；②增高见于肝脏疾病、血色病、急性感染和恶性肿瘤等。

3．红细胞碱性铁蛋白（EF）

EF是幼红细胞合成血红蛋白后残留的微量的铁蛋白，与铁粒幼红细胞数量呈良好的平行关系。EF对缺铁性贫血敏感性低于血清铁蛋白，但EF较少受某些疾病因素的影响。缺铁性贫血患者伴发慢性感染时血清铁蛋白正常或增高，而EF则明显降低。EF测定方法与血清铁蛋白类似，但测定影响因素相对较多，临床应用受到限制。

4．血清铁（SI）、总铁结合力（TIBC）及转铁蛋白饱和度（TS）

缺铁性贫血患者的SI明显减少，总铁结合力增高，TS减低。SI、TS受生理、病理因素影响较大，其敏感性、特异性均低于血清铁蛋白；总铁结合力较为稳定，但反映储存铁变化的敏感性也低于血清铁蛋白。临床上这3项指标同时检测，对鉴别缺铁性贫血、慢性疾病引起的贫血和其他储铁增多的贫血仍有价值。

（1）血清铁测定

①原理：1CSH推荐的血清铁检测方法是在三氯醋酸存在的条件下，加少量硫脲，通过抗坏血酸的还原作用，与转铁蛋白结合的Fe^{3+}变为Fe^{2+}，并与显色剂如菲咯嗪生成红色

化合物，同时作标准对照，于562nm比色，计算出血清铁量。

②参考值：成年男性为11~30μmol/L，女性：9~27μmol/L。

③临床意义：血清铁均值为20μmol/L，上限为32μmol/L。出生1个月为22μmol/L，比成人略高；1岁后小儿时期约12μmol/L。血清铁经常在变化，单项测定意义不大；血清铁降低见于缺铁性贫血、失血、营养缺乏、发炎、感染和慢性病；血清铁增高见于肝脏疾病、造血不良、无效性增生、慢性溶血、反复输血和铁负荷过重。

（2）血清总铁结合力检测

①原理：总铁结合力（TIBC）需先测血清铁，再于血清内加入已知过量铁溶液，使其与未饱和的转铁蛋白结合，再加入吸附剂如轻质碳酸镁除去多余的铁。按此法检测总铁结合力，再减血清铁，则为未饱和铁结合力（UIBC）。

②参考值：血清总铁结合力48.3~68.0μmol/L。

③临床意义：增高见于缺铁性贫血、红细胞增多症；降低或正常见于肝脏疾病、恶性肿瘤、感染性贫血、血色病和溶血性贫血，显著降低者见于肾病综合征。

（3）转铁蛋白饱和度检测

①原理：转铁蛋白饱和度简称铁饱和度，可由计算得出。

②计算：转铁蛋白饱和度（TS）（%）=（血清铁/总铁结合力）×100。

③参考值：20%~55%（均值男性34%，女性33%）。

④临床意义：降低见于缺铁性贫血（TS小于15%），炎症等。增高见于铁利用障碍，如铁粒幼细胞贫血、再生障碍性贫血；铁负荷过重，如血色病早期，储存铁增加不显著，但血清铁已增加。

（4）转铁蛋白检测

①原理：转铁蛋白检测可采用多种方法，如免疫散射比浊测定法、放射免疫测定法和电泳免疫扩散法。免疫散射比浊测定法利用抗人转铁蛋白血清与待检测的转铁蛋白结合形成抗原抗体复合物，其光吸收和散射浊度增加，与标准曲线比较，可计算出转铁蛋白值。

②参考值：免疫比浊法28.6~51μmol/L。

③临床意义：增高见于缺铁性贫血、妊娠。降低见于肾病综合征、肝硬化、恶性肿瘤、炎症等。

（5）红细胞游离原卟啉（FEP）

缺铁性贫血患者由于铁缺乏，血红蛋白合成减少，造成红细胞内FEP的蓄积，所以FEP可以间接反映铁的缺乏。FEP对缺铁性贫血敏感性仅次于血清铁蛋白和EF，但是铅中毒、红细胞生成性卟啉病、骨髓增生异常综合征（MDS）等可见FEP增高。

红细胞游离原卟啉与锌离子结合生成锌原卟啉（ZPP），缺铁性贫血患者锌原卟啉增高。

①原理

红细胞内的原卟啉络合铁形成血红素，选用抗凝血分离红细胞，用酸提取原卟啉利用荧光光度计检测其所发荧光峰值，与标准品比较，计算出红细胞内游离原卟啉（FEP）含量红细胞内绝大部分原卟啉与锌离子络合成锌原卟啉（ZPP），测定时 ZPP 可变成 FEP，两者意义相同。

②参考值

男性：FEP（0.78±0.22）μmol/L 红细胞。

女性：（1.0±0.32）μmol/L 红细胞。

③临床意义

第一，FEP 或 ZPP 增高见于缺铁性贫血、铁粒幼细胞性贫血，特别是铅中毒时增高显著，可能与铁络合酶被抑制、阻滞了铁的转运有关。另见于先天性铁络合酶缺陷症、无效造血和吡多醇缺乏症。第二，FEP/Hb 比值更敏感，可作为鉴别参考。缺铁性贫血时 FEP/Hb 大于 4.5μg/gHb；铅中毒时 FEP/Hb 更高。

（6）红细胞寿命测定

本实验测定较为烦琐，且影响因素较多，故实际应用较少缺铁性贫血患者的红细胞寿命缩短。

四、诊断标准

缺铁性贫血的诊断应包括确定贫血是否是因缺铁引起的和查找缺铁的原因，根据病史、临床症状、体征及相关的检验，缺铁性贫血诊断并不困难。但除小儿缺铁性贫血患者外，目前国内还没有完全统一的诊断标准在临床工作中形成的一系列比较完备的诊断方法，总的一条原则就是患者为小细胞低色素性贫血，又有铁缺乏的证据，即可诊断缺铁性贫血。

以患者存在缺铁因素和临床小细胞低色素贫血为主。

（一）小细胞低色素性贫血

男性 Hb < 120g/L，女性 Hb < 110g/L，孕妇 Hb < 100g/L；MCV < 80fl，MCH < 26pg，MCHC < 0.31；红细胞形态可有明显小细胞低色素性的表现。

（二）铁缺乏因素

患者铁摄入量不足，主要是乳制品、动物蛋白和蛋类食品的缺乏；铁需要量增加，主要发生在学龄前儿童、孕妇、哺乳期妇女；铁吸收障碍，消化道慢性炎症和转铁蛋白异常；铁丢失过多，常发生于消化道慢性失血患者和月经量过多的妇女。

（三）临床表现

患者一般仅有乏力、食欲缺乏、吞咽困难、舌萎缩；较严重的患者可出现反甲、头晕，儿童患者则可能出现精神症状或智力发育迟缓。

（四）铁代谢检查异常

患者主要呈现骨髓细胞外铁阴性，细胞内铁明显减少；血清铁蛋白<14μl（女性<10g/L）；血清铁<10μmol/L（女性<8μmol/L）；血清总铁结合力>70μmol/L（女性>80μmol/L）；转铁蛋白饱和度<15%；游离原卟啉>0.9μmol/L。

（五）铁剂治疗有效

临床上对怀疑为缺铁性贫血的患者可用硫酸亚铁诊断性治疗，一般为每次0.2~0.3g，每日3次口服，3d后网织红细胞计数百分比即可上升，治疗5~10d时，网织红细胞百分比最高，平均为6%~8%，但很快网织红细胞计数又可降至正常水平。这是缺铁性贫血的特异性反应，对缺铁性贫血的诊断是可靠且简便的方法。

符合上述条件中任2条以上者可诊断为缺铁性贫血。临床工作中常采用血常规、骨能、两种以上铁指标联合检查，以提高诊断的准确率。

五、鉴别诊断

缺铁性贫血需与下列疾病相鉴别。

（一）慢性感染性贫血

患者多为小细胞正色素性贫血，骨髓或血涂片粒细胞有感染中毒改变，骨髓铁染色增高，血清铁蛋白正常或增高，血清铁、转铁蛋白饱和度降低，总铁结合力正常或降低。

（二）铁粒幼细胞性贫血

因患者血红素不能正常合成导致铁利用障碍，血涂片中可见特征性的双形红细胞，骨髓内见多量环铁粒幼红细胞。血清铁蛋白升高，血清铁升高，总铁结合力降低。

（三）珠蛋白生成障碍性贫血

患者血红蛋白电泳异常，血涂片中可见多量靶形红细胞，RDW 多在正常水平，骨髓铁染色增高。

（四）巨幼细胞性贫血

缺铁性贫血患者同时有叶酸或维生素 B_{12} 缺乏者，可并发巨幼细胞贫血，此时具有两种贫血的特点，可掩盖缺铁性贫血的血涂片和骨髓片细胞典型形态，可借助骨髓铁染色和血清铁蛋白鉴别之。

六、疗效标准

（一）治疗反应

患者铁剂治疗后血红蛋白升高 15g/L，认为治疗有效；上升 20g/L 以上则更可靠。

（二）符合下面标准者为治愈

①临床症状完全消失；②血常规恢复，血红蛋白升至正常值以上；③铁指标均恢复至正常，血红蛋白恢复以后要继续补充铁剂，直至储存铁的量也恢复正常；④引起缺铁的原发病治愈，病因消除，否则疗效不能持久。

第三节　巨幼细胞性贫血

巨幼细胞性贫血（MgA）是指叶酸、维生素 B_{12} 缺乏或其他原因引起 DNA 合成障碍所致的一类贫血。该病以患者骨髓中出现巨幼细胞为共同特点，外周血表现为大细胞性贫血，平均红细胞体积（MCV）及平均红细胞血红蛋白（MCH）均高于正常。国内以叶酸缺乏的巨幼细胞性贫血为多见。

一、病因及发病机制

叶酸必须由食物中获得，在小肠中被吸收，在肝脏内被还原为四氢叶酸等形式储存或到各组织发挥作用。维生素 B_{12} 也主要是从食物中获取，其吸收有赖于胃底壁细胞分泌的内因子和回肠特异性受体，食物中的维生素 B_{12} 与内因子结合后在回肠下端与内因子特异性受体接触后，维生素 B_{12} 分离出来并被吸收入血，随血液循环被运送到各组织，或储存于肝脏，二者均为 DNA 合成的必需物质。

(一) 病因

1. 叶酸缺乏的巨幼细胞贫血

叶酸缺乏的原因有：①摄入量不足，多与营养不良、偏食、婴儿喂养不当、食物热处理过度等有关，这是最主要的原因；②需要量增加或消耗过多，如妊娠、哺乳期妇女、婴幼儿、慢性溶血性贫血、恶性肿瘤；③吸收不良，胃、小肠切除术后及乳糜泻；④药物原因，如叶酸拮抗剂、抗惊厥药物、抗疟药、抗结核药物等。

2. 维生素 B_{12} 缺乏的巨幼细胞贫血

维生素 B_{12} 的缺乏多与胃肠道功能紊乱有关，其原因为：①内因子缺乏，如恶性贫血、胃切除术后；②肠黏膜吸收功能障碍；③寄生虫或细菌的竞争。此外长期素食者偶尔也可发生本病。

3. 叶酸及维生素 B_{12} 治疗无效的巨幼细胞贫血

一部分巨幼细胞性贫血对叶酸及维生素 B_{12} 治疗均不发生反应，血清中叶酸及维生素 B_{12} 水平正常或偏高，患者巨幼细胞形态也不像叶酸、维生素 B_{12} 缺乏者典型，有人称之为"类巨幼样变"。大致分三类：①抗代谢药物诱发的巨幼细胞增生症，如 5-氟-2，去氧尿嘧啶、阿糖胞苷、羟基脲等；②骨髓增生异常综合征和红白血病、红血病；③先天性代谢障碍，如遗传性乳清酸尿症。

(二) 发病机制

四氢叶酸和维生素 B_{12} 都是 DNA 合成过程中的辅酶，叶酸缺乏使脱氧胸腺嘧啶核苷酸 (dTMP) 生成减少，而 dTMP 是 DNA 合成的必需物质，这样就使 DNA 合成受阻；维生素 B_{12} 缺乏使四氢叶酸生成不足，还影响甲基丙二酰辅酶 A 转变为琥珀酰辅酶 A，这两种物质的缺乏引起贫血的机制，是因为减慢了 DNA 合成速度，细胞增生的 S 期延长，细胞核内 DNA 的含量虽多于正常，但未能达到倍增程度，导致细胞核增大而不能迅速分裂，核内更多的 DNA 加上其自身合成的修复机制，使链呈松螺旋及解链状态，表现为光镜下的疏松网状结构。因蛋白质及 RNA 合成相对较好，致使核质发育不平衡，呈"核幼质老"

型。这种改变几乎发生在人体所有细胞和组织，但以造血组织最为严重，骨髓中出现典型改变的巨幼红细胞。由于叶酸、维生素 B_{12} 缺乏时合成的 DNA 存在结构上的缺陷，重螺旋化时易受机械性损伤和酶的破坏，进而染色体断裂，使细胞未能成熟就已被破坏，造成无效性造血，所以部分患者可发生轻度溶血、黄疸。类似情况也发生于粒细胞系统细胞和巨核细胞，但不如红细胞系统严重。维生素 B_{12} 缺乏时，血中甲基丙二酸大量聚积，可形成异常脂肪酸，进入髓磷脂使神经系统受累，引起后侧束亚急性联合病变，出现神经、精神症状。

叶酸、维生素 B_{12} 治疗无效的巨幼细胞贫血，虽然不是由于两者的缺乏造成，但其基本原因也是影响 DNA 合成。

二、临床表现

（一）血液系统表现

起病一般缓慢，逐渐发生贫血的症状。由于无效性造血及成熟的红细胞寿命缩短，可有黄染，因此皮肤、黏膜常呈柠檬色。叶酸缺乏的患者，如未能及时诊治，后期病情将发展迅速这是由于消化道黏膜上皮细胞的 DNA 合成障碍，发生巨幼变及萎缩后发生的一系列消化道症状，使叶酸的摄入及吸收均锐减，叶酸缺乏迅速加重，症状日趋严重，可出现全血细胞的减少。由于血小板的减少，可有紫癜、鼻出血及月经过多等出血的表现。

（二）消化道表现

DNA 合成的障碍也影响到增生旺盛的上皮细胞，如口腔黏膜、舌乳突及胃肠道的黏膜上皮细胞，使之发生萎缩，出现一系列的表现，如舌乳突萎缩，舌面呈苍白光滑或红而光滑称为"牛肉样舌"，急性者可有舌痛；食欲下降、恶心，严重者甚至呕吐。叶酸缺乏者常有腹胀、腹泻，粪便量多稀糊状，为吸收不良的表现；维生素 B_{12} 缺乏时可有便秘。脾脏可轻度增大，经 B 超探测肿大者约占 1/3，但临床仅约 10% 脾可触及。

（三）神经、精神的异常表现

（1）叶酸缺乏时可有易激动、易怒、精神不振，缺乏程度严重时，甚至出现妄想狂等精神症状。

（2）维生素 B_{12} 缺乏时由于髓鞘质合成障碍，末梢神经、脊髓以及脑部均可遭到损害。侵及脊髓后索及侧索即称为脊髓联合变，患者可发生下列神经系异常：对称性的感觉异常并有本体感觉（尤其是振动感）、触觉及痛觉的障碍，以及味觉、嗅觉障碍，共济失调，步态不稳。肌腱反射初可减低，当肌痉挛、肌张力增加时，肌腱反射即亢进，肌力减弱。可有大、小便失禁，视力可下降，视神经萎缩。精神状态的异常可有以下的表现：易倦，善忘，举止退钝，定向力障碍，精神抑郁、忧心忡忡、躁动不安、失眠，喜怒无常、幻觉症、迫害狂、躁狂、妄想痴呆，恐慌症。维生素 B_{12} 缺乏时所发生的神经精神的异常可发生在贫血的症状出现之前，而易导致延误诊断，经注射维生素 B_{12} 后，精神症状好转快，但神经损伤的恢复则较慢，因为髓鞘质合成障碍后神经元轴突遭到破坏，其恢复很慢，尤其在疾病晚期，神经已遭到严重的损伤，其恢复更慢，甚至不能完全恢复而终身致残。

（四）其他

免疫力下降，易患感染，叶酸缺乏时常有明显的体重下降；维生素 B_{12} 缺乏时可有皮肤色素改变等。

三、实验室检查

（一）血常规

患者贫血程度不等，多较严重。属大细胞正色素型贫血，平均红细胞体积（MCV）大，平均红细胞血红蛋白（MCH）升高，而平均红细胞血红蛋白浓度（MCHC）可正常；血涂片红细胞大小明显不均，且形态不规则，以椭圆形大细胞居多，着色较深，嗜多色性、嗜碱点彩红细胞增多，可见少量有核红细胞及 Howell-Jolly 小体。网织红细胞绝对值减少，百分率偏低，但亦可正常或略偏高。白细胞及血小板常有轻度减少。中性分叶核粒细胞胞体偏大，分叶过多，5 叶以上者>3%，多者可达 6~9 叶或以上，偶见中、晚幼粒细胞。血小板亦可轻度减少，可见巨大血小板。

（二）骨髓象

骨髓增生明显活跃，幼红细胞大小不等，以大为主，核浆"发育不平行"，呈"老浆幼核"现象，细胞形态呈典型的巨幼改变，粒细胞系、巨核细胞系形态呈巨幼性改变。成熟红细胞、粒细胞、血小板形态变化与血常规相同。

（三）叶酸及维生素 B_{12} 的检验

1．叶酸测定

对巨幼细胞贫血患者的叶酸测定方法有生物学法和放射免疫法，后者操作简便，时间短，影响因素少，更适合临床应用。有专门的叶酸测定试剂盒，其原理为用 ^{125}I 标记的叶酸及叶酸抗体与标本中叶酸共同作用，即用竞争法测定叶酸含量。标本溶血对血清叶酸的结果影响较大。

必须注意的是要同时测定血清和红细胞的叶酸，因为红细胞叶酸不受当时叶酸摄入情况的影响，能反映机体叶酸的总体水平及组织的叶酸水平。

血清（红细胞）叶酸检测：

（1）原理：放射免疫法用核素与叶酸结合，产生 γ 放射碘叶酸化合物，放射活性与受检血清（红细胞）叶酸含量成反比，与已知标准管对照，换算出叶酸含量。

（2）参考值：血清叶酸 6~21ng/ml，红细胞叶酸 100~600ng/ml。

（3）临床意义：①患者血清和红细胞的叶酸水平下降，红细胞与血清的叶酸浓度相差几十倍。身体组织内叶酸已缺乏但尚未发生巨幼红细胞贫血时，红细胞叶酸测定对于判断叶酸缺乏与否，尤其有价值。②在维生素 B_{12} 缺乏时，红细胞叶酸亦降低。

2．维生素 B_{12} 测定

维生素 B_{12} 测定方法与叶酸相似，常用竞争放射免疫法。血清维生素 B_{12} 测定影响因素较多，其特异性不及叶酸测定，应结合临床及其他检查综合分析判断是否巨幼细胞贫血。

血清维生素 B_{12} 检测：

（1）原理：放射免疫法用已知量有放射活性的维生素 B_{12}，加受检者无放射活性 B_{12} 血清稀释，与结合蛋白结合，检测其放射活性，其量与受检血清 B_{12} 含量成反比，与标准管作对照，换算出维生素血清 B_{12} 的含量。

（2）参考值：100~1 000pg/ml。

（3）临床意义：血清维生素 B_{12} 小于 100~140pg/ml，见于巨幼细胞性贫血、脊髓侧束变性、髓鞘障碍症。

3．诊断性治疗试验

本法简单易行，准确性较高，对不具备进行叶酸、维生素 B_{12} 测定的单位可用以判断叶酸或维生素 B_{12} 的缺乏情况，从而达到诊断巨幼细胞贫血的目的。方法是给患者小剂量叶酸或维生素 B_{12} 使用 7~10d，观察疗效反应，若 4~6d 后网织红细胞上升，应考虑为相应的物质缺乏。本试验须注意饮食的影响。

小剂量叶酸对维生素 B_{12} 缺乏的巨幼细胞性贫血无效，而用药理剂量的叶酸亦可有效，但同时可加重患者神经系统症状，因为此时增加了造血系统对维生素 B_{12} 的利用，使维生素 B_{12} 更加缺乏。因此本实验不仅可用于诊断叶酸缺乏，还可与维生素 B_{12} 缺乏作鉴别。

四、鉴别诊断

由于巨幼细胞性贫血是 DNA 合成障碍所致，骨髓可有两系统血细胞或三系统血细胞受累，全身其他系统亦可出现相应临床症状，所以本病常需与下列有相似特征的疾病相鉴别。

（一）全血细胞减少性疾病

部分巨幼细胞性贫血患者可表现有明显的全血细胞减少，应与再生障碍性贫血等病相鉴别，骨髓常规检查两者有明显区别。

（二）消化系统疾病

消化道症状明显的或继发于消化系统疾病的巨幼细胞性贫血应与消化系统疾病相鉴别，如胃及十二指肠溃疡、胃癌、肝脾疾病等，鉴别方法主要是骨髓检查。

（三）神经系统疾病

维生素 B_{12} 缺乏的巨幼细胞性贫血因有明显的神经症状，易误诊为神经系统疾病，可以血清维生素 B_{12} 水平测定相鉴别。

（四）骨髓增生异常综合征（MDS）

骨髓增生异常综合征（MDS）及急性红白血病（Aml-M_6）这两种疾病患者细胞也可出现巨幼样变，分叶核细胞分叶过多等特征，但其红细胞巨幼样改变一般没有巨幼细胞性贫血的明显；骨髓增生异常综合征和急性红白血病还有髓系原始细胞增多、细胞形态畸形等改变，对叶酸、维生素 B_{12} 治疗无效等特征。

（五）无巨幼细胞增多的大细胞性贫血

如网织红细胞增多症、部分肝脏疾病、酒精中毒、骨髓增殖性疾病、部分骨髓增生异常综合征等，这些疾病除有其自身特点外，大红细胞一般不如巨幼细胞贫血明显，且呈圆形而非卵圆形，中性粒细胞无分叶过多现象，也不累及其他血细胞。

（六）溶血性贫血

巨幼细胞性贫血因无效造血出现溶血黄疸等症状，但溶血性贫血一般黄疸较重，网织红细胞升高明显，骨髓检查及其他溶血试验可与巨幼细胞性贫血相鉴别。

第四节　再生障碍性贫血

再生障碍性贫血（AA），简称再障，是由多种原因引起的骨髓造血干细胞及造血微环境的损伤，以致骨髓造血组织被脂肪代替引起造血功能衰竭的一类贫血。其特征是全血细胞减少，进行性贫血、出血和继发感染，患者以青壮年居多，男性多于女性。

一、病因

再生障碍性贫血是表示骨髓造血功能衰竭的一组综合征，按其发病原因，可分为体质性（先天性）再生障碍性贫血和获得性再生障碍性贫血。通常所说的再生障碍性贫血是指后者，又可分为原发性再生障碍性贫血（未能查明原因的再生障碍性贫血或现在还未被人们认识到），继发性再生障碍性贫血指有某些化学物质和药物，如（氯霉素、苯等）、电离辐射、生物因素（如病毒性肝炎、结核等）以及妊娠、阵发性睡眠性血红蛋白尿症（PNH）等。统计资料表明，原发性再生障碍性贫血所占比例逐渐下降，继发性再生障碍性贫血有增多趋势。

二、发病机制

再生障碍性贫血是再生障碍性贫血致病因素作用于人体而导致的，其机制复杂，往往是多方面作用的结果，目前公认的有造血干细胞缺乏、造血微环境的缺陷、免疫机制异常等。

（一）造血干细胞受损

再生障碍性贫血患者的造血干细胞数量减少，或者有分化成熟障碍。用培养的方法证明再生障碍性贫血患者骨髓和血中粒细胞－单核细胞集落生成单位（CFU-GM）、红细胞集落生成单位（CFU-E）、巨核细胞集落生成单位（CFU-Meg）都减少；再生障碍性贫血的骨髓增生减低及淋巴组织萎缩,全身的淋巴细胞系也是减少的,这也很可能是由于多能干细胞的减少之故。从治疗的角度看,输入同种异基因骨髓亦即输入干细胞可使患者造血功能恢复,也证实再生障碍性贫血时干细胞的缺乏。

(二) 造血微环境的缺陷

少数再生障碍性贫血患者骨髓体外细胞培养生长良好,但移植得到的干细胞却不能很好增殖,对这种患者进行骨髓基质移植能使患者骨髓生长,据此认为这些患者有造血微环境的缺陷。

(三) 体液因素调节异常

再生障碍性贫血患者血清中造血调节因子活性增加,如集落刺激因子、红细胞生成素,有学者认为这些因子不能被运输至骨髓,而有学者认为这是患者的继发性代偿反应。少数患者造血负调控因子水平增高,如干扰素 (INF)、白介素-2 (IL-2)、前列腺素 (PCE) 等。

(四) 细胞免疫机制异常

部分患者存在 T 淋巴细胞介导的免疫抑制。一部分患者抑制性 T 淋巴细胞活性增强,抑制自身或正常人骨髓造血细胞的增殖,有人认为再生障碍性贫血患者 CD4/CD8 细胞比例无明显失衡,其骨髓抑制作用主要与活化的细胞毒性 T 淋巴细胞 (TCL) 有关。用免疫抑制药或 ATG 治疗可取得较好疗效。

其他如单核细胞抑制作用,第二信使 cAMP 水平下降,也被认为与再生障碍性贫血发病有关。

三、病理生理

再生障碍性贫血的主要病变包括造血功能障碍、止血机制异常及免疫功能降低三个方面。

(一) 造血功能障碍如下所述

1. 造血组织的病变

骨髓增生减低,长管状骨多完全变为脂肪髓而呈蜡黄色油脉状,严重病例扁平骨亦变为脂肪髓。有的在脂肪髓中散在一些造血灶,造血灶中包括不同比例的造血细胞成分,但仍可见有较多的淋巴细胞及浆细胞，其增生程度可接近或超过正常。

2. 无效性红细胞生成和无效性血红素合成

慢性再生障碍性贫血骨髓虽有代偿性增生的部位，但此部位可能有无效性红细胞生成。

3. 其他

如肾上腺皮质萎缩，重量减轻，皮质细胞内的脂肪、脂质及胆固醇含量均较多。肾上腺皮质分泌增加，但储备能力降低。患者血浆及血细胞的 CAMP 含量降低。男性患者睾丸萎缩，血清睾酮减低，雌二醇增加，这更不利于造血。

（二）止血机制异常

部分患者凝血时间延长，凝血活酶生成障碍，少数患者血中出现类肝素抗凝物质。蛋白 C 含量及抗凝血酶活性增高。血小板除数量减少外，其体积变小，形态不规则，突起少，胞质透明，颗粒减少或消失，其黏附性、聚集性及血小板因子Ⅲ明显低于正常。微血管功能方面有不同程度改变。因此可出现广泛出血。

（三）免疫功能降低

患者的粒细胞减少，其碱性磷酸酶阳性率和阳性指数增加，可能和细胞衰老有关。淋巴细胞绝对值减少，T 细胞、B 细胞均减少，T_8增加，T_4/T_8减少，甚至倒置。血清总蛋白与白蛋白含量均较正常减低，淋巴因子 IL-2、IL-2 受体、干扰素 γ 及肿瘤坏死因子增加（这些都对骨髓造血有抑制作用），自然杀伤细胞减少。表明患者的体液及细胞免疫功能都有异常。

四、检验项目

（一）血常规

再生障碍性贫血全血细胞减少为最主要特点，但早期红细胞、血细胞、血小板三者不一定同时出现减少，并且减少的程度也不一定呈平行关系。急性再生障碍性贫血属正色素正细胞性贫血，Hb、网织红细胞明显减低，白细胞减少，主要为中性粒细胞减少，而淋巴细胞比例相对增高。血小板减少，体积偏小，突起和颗粒减少，形态可不规则。慢性再生障碍性贫血各指标均要好于急性再生障碍性贫血。全血细胞减少程度较轻，血红蛋白多在

50g/L 左右，白细胞多在 2×10^9/L 左右，中性粒细胞多在 25% 左右，血小板降至（10~20）$\times 10^9$/L，网织红细胞多大于 1%。

（二）骨髓象

再生障碍性贫血患者的骨髓象特点为增生低下，造血细胞减少，脂肪多，穿刺涂片时见较多量的油滴，以致片膜不易干燥。必要时需结合骨髓活检考虑。急性型绝大多数病例多部位骨髓穿刺示增生不良，分类计数示粒、红系细胞减少，淋巴细胞、浆细胞、组织嗜碱性细胞及网状细胞增多，骨髓涂片中不易找到巨核细胞。可见非造血细胞团。慢性型胸骨和脊突增生活跃，骨骼多增生减低。分类计数：增生活跃的部位红细胞系增多，且晚幼红细胞增多，巨核细胞减少；增生减低部位粒、红系都减少，多找不到巨核细胞，淋巴细胞百分率增多，片尾有较多脂肪细胞，骨髓小粒造血细胞所占的面积比率少于 50%。肉眼观察骨髓液有较多油滴，如病程中病情恶化，临床、血常规及骨髓象与急性型相似，称重型再生障碍性贫血Ⅱ型（SAA-Ⅱ）。

（三）细胞化学染色

常用于再生障碍性贫血检验的化学染色是中性粒细胞碱性磷酸酶（NAP），再生障碍性贫血患者 NAP 值升高，随病情改善而下降。另外过碘酸-雪夫反应（PAS）、骨髓铁染色也可用于再生障碍性贫血的检验，再生障碍性贫血患者中性粒细胞 PAS 反应比正常人显著增强，骨髓铁染色显示铁储存量偏高，常在++~+++以上。

中性粒细胞碱性磷酸酶染色：

原理：显示碱性磷酸酶的方法有钙-钴法和偶氮偶联法两种。血细胞的碱性磷酸酶（ALP）在 pH9.6 左右的碱性条件下将基质液中的 β 甘油磷酸钠水解，产生磷酸钠，磷酸钠与硝酸钙发生反应，形成不溶性磷酸钙。磷酸钙与硝酸钴发生反应，形成磷酸钴，磷酸钴与硫化氨发生反应，形成不溶性棕黑色的硫化钴沉淀，定位于酶活性之处。

参考值：正常情况下碱性磷酸酶主要存在于成熟中性粒细胞，除巨噬细胞可呈阳性反应外，其他血细胞均呈阴性反应。成熟中性粒细胞碱性磷酸酶（NAP）的积分值为 7~51 分。

临床意义：NAP 有年龄、性别以及月经周期、妊娠期、应激状态等生理变化。在临床中 NAP 染色主要用于：细菌性感染升高，而病毒性感染时一般无明显变，因而可有助于鉴别感染；慢性粒细胞白血病的诊断与鉴别诊断，Cml 的 NAP 明显降低，甚至到 0；再生障碍性贫血的 NAP 积分值增高。

（四）造血髓总容量

用放射性核素扫描技术，放射性核素进入患者体内，被骨髓单核－吞噬系统细胞吞噬而成像，证实再生障碍性贫血患者的造血髓总容量减少。

（五）骨髓细胞培养

再生障碍性贫血属于造血干细胞异常疾病，通过粒细胞、巨噬细胞集落形成单位（CFU-GM）、红细胞集落形成单位（CFU-E、BFU-E）、T淋巴细胞集落形成单位（CFU-TL）等培养来观察干细胞的异常。

（1）再生障碍性贫血患者的CFU-GM集落数明显减少或为零，丛形成亦减少，但丛/集落比值明显高于正常。暴式红细胞集落形成单位BFU-E和CFU-E培养集落形成都减少甚至为零。所以细胞培养可作为诊断再生障碍性贫血的重要方法。

（2）再生障碍性贫血集落数减少的程度与病情严重性较一致，病情好转时集落数上升，因此细胞培养可作为病情判断和疗效观察的重要方法。

（3）CFU-TL的培养有助于研究再生障碍性贫血发病的免疫机制。若上述培养生长为正常的再生障碍性贫血患者理论上应属造血诱导微环境（HIM）缺陷，可通过成纤维细胞培养CFU-F来证实。再生障碍性贫血的发病机制不同，细胞培养的结果也不同，因此细胞培养对研究再生障碍性贫血的发病机制和指导临床治疗有重要价值。

（六）免疫功能检验

1. T细胞检验

对再生障碍性贫血患者的免疫功能检验有E玫瑰花环形成试验、淋巴细胞转化试验、T细胞亚群测定，淋巴因子γIFN、IL-2可增高，IL-1减少等。

2. B细胞检验

患者B细胞膜表面免疫球蛋白（SmIg）标记明显减低，血清免疫球蛋白可减低，循环免疫复合物（CIC）可增高等。

随着流式细胞仪的广泛应用，利用单克隆抗体直接分析再生障碍性贫血患者血液或骨髓的淋巴细胞各亚群的数量和功能。

3. 单核细胞减少

再生障碍性贫血患者外周血单核细胞比例减低或仍维持正常范围，但绝对数一定减少。

（七）其他检验如下所述

1. 染色体

再生障碍性贫血患者淋巴细胞姐妹染色单体互换（SCE）率可用于了解细胞 DNA 的损伤和修复。正常人 SCE 率较低，而再生障碍性贫血患者 SCE 率增高，提示染色体 DNA 的损伤。

2. 红细胞生成素（EPO）

慢性再生障碍性患者红细胞生成素显著升高，但多数贫血患者红细胞生成素也升高。

3. 血小板平均容积（MPV）

正常人血小板数与 MPV 呈非线性负相关，血小板数愈低，MPV 愈大，而再生障碍性贫血患者血小板数越低，MPV 越小。在再生障碍性贫血患者治疗过程中 MPV 明显增大，待病情稳定后 MPV 又逐渐变小，并且 MPV 增大的出现比骨髓及血常规恢复早。所以 MPV 是预示骨髓恢复的指标，MPV 大小还可以预示有无出血倾向。

4. 血红蛋白 F 测定

慢性再生障碍性贫血患者血红蛋白 F 升高，一般认为血红蛋白 F 升高的再生障碍性贫血患者预后较好。

六、诊断标准

当患者血液表现为全血细胞减少，特别是伴有出血、发热、感染时，而脾不大，均应考虑再生障碍性贫血的可能。再生障碍性贫血的诊断要考虑：①全血细胞减少，有一些不典型的再生障碍性贫血有一、两系统血细胞先后或同时减少，最后发展为全血细胞减少。②骨髓多增生低下，慢性再生障碍性贫血或不典型再生障碍性贫血的增生灶处可呈骨髓增生活跃。疑为再生障碍性贫血患者，应做骨髓活检，有条件的可以做全身放射性核素扫描。③确诊再生障碍性贫血后，通过全面实验室检查可进一步确定其类型，并尽可能查明原因。

七、鉴别诊断

多种疾病具有与再生障碍性贫血相似的全血细胞减少，故需与再生障碍性贫血相鉴别。

（一）阵发性睡眠性血红蛋白尿症（PNH）

该症是再生障碍性贫血患者首要鉴别的疾病。此症伴全血细胞减少，且再生障碍性贫血患者中偶尔也可出现对补体敏感的红细胞，因此这两种病可混淆。但 PNH 是溶血性贫血，患者有黄疸，网织红细胞轻度增高，酸溶血试验阳性，发作时有血红蛋白尿，骨髓红系增生活跃等，再生障碍性贫血患者多没有这些特点。

再生障碍性贫血与 PNH 均属于造血干细胞发育异常疾病，少数病例可相互转化，即先表现为再生障碍性贫血后出现 PNH 的实验室检查特征，或先表现为 PNH 后出现慢性骨髓造血功能低下，称为 AA-PNH 综合征。有人认为一部分再生障碍性贫血的本质是 PNH 前期状态，而 AA-PNH 综合征只是这些病例的发展过程。

（二）骨髓增生异常综合征（MDS）

MDS 的血常规和临床症状，有时与再生障碍性贫血很相似。临床工作中常遇到的情况是增生度较活跃的患者，是 MDS 无效造血，还是再生障碍性贫血增生灶或再生障碍性贫血对治疗的反应；还有低增生的 MDS 也要与再生障碍性贫血相鉴别。MDS 患者除可有原始细胞不同程度的增多，主要是其细胞形态的畸形，巨核细胞多不减少，可有小巨核细胞，骨髓病理检查有助于鉴别。此外 NAP 也有助于鉴别。

有人认为某些再生障碍性贫血病程中可出现细胞的异常克隆，因此可以向 MDS 或急性白血病转化。

（三）急性白血病

低增生性白血病可表现为全血细胞减少，尤其外周血中原始细胞很少时，容易与再生障碍性贫血混淆，骨髓检查即可鉴别。但有些低增生性白血病与再生障碍性贫血鉴别就较为困难，此时应多部位复查或做骨髓活检。

（四）肝炎后再生障碍性贫血

肝炎患者可有一过性血细胞减少，一般可恢复；少数患者可发生严重的再生障碍性贫血，预后较差。

（五）其他

还要与营养性巨幼细胞贫血、原发性血小板减少性紫癜（ITP）、脾功能亢进、粒细胞缺乏症、骨髓病性贫血等相鉴别。

第七章 血栓与止血的检验

第一节 血栓与止血的采集与通用规则

一、标本的采集

(一) 采血前的准备工作

采血时，首先应该确认患者姓名，并且将姓名和编号写在贮血容器上。安慰患者，努力减轻患者的恐惧心理。尽可能地保证每次采血都在同样的条件下进行，即患者处于休息状态，并且在早餐前采血。

服用某些药物或某些生理状况（如怀孕、情绪激动或剧烈运动）会对一些凝血试验结果造成影响。阿司匹林、双嘧达莫等双联抗栓药物能抑制血小板聚集；口服避孕药、雌激素会使血小板黏附功能、聚集功能和纤维蛋白原，凝血酶原及凝血因子Ⅶ、Ⅷ、Ⅸ、Ⅹ、Ⅺ的活性明显增高；剧烈运动或输注肾上腺素时，因子 VOI 活性快速上升；口服香豆素类抗凝药物，可以使维生素 K 依赖的凝血因子（因子Ⅱ、Ⅶ、Ⅸ、Ⅹ）和抗凝蛋白（蛋白C、蛋白S）等活性下降。故一般在进行此类检验时，应停用有关药物 2 周，因故不能停药者，必须注明用药状态。

(二) 采血的技术要点

1. 患者要求

取血时患者应松弛，环境温暖，防止静脉挛缩，止血带的压力应尽可能小，压力大及束缚时间长可造成局部血液的浓缩和内皮细胞释放组织型纤溶酶原激活物（t-PA）者将引起纤溶活性增加。

2. 部位

除了出血时间（BT）及对新生儿的某些检测外，绝大多数凝血检测均应使用静脉血。

3. 采血人员

应技术熟练，"一针见血"，以防止组织损伤和外源性凝血因子进入针管。反复静脉穿刺可以导致血小板活化，致使血小板计数（PLT）假性减少；储存时间影响 PLT 标本应保存于室温，低温可激活血小板，储存时间过久可导致 PLT 偏低。因此，标本应置室温，2 小时内完成检测。

4. 试管

市售的真空采血管，由于具有采血便捷、定量且有多种抗凝剂可供选择，有的管壁已进行了硅化等优点，因此非常适合于血栓与止血的检验。取血后管内剩余空间应不小于所抽血液体积的 15%，因为采取的样品常含小凝血块及污染的组织液，有时尚可混有经此途径给予的药物，如肝素反流在样品中，导致凝血时间不应有的延长。故从输液管取血的做法不可取。

5. 标本放置时间

尽量缩短。这对某些检测很重要，如因子Ⅶ最不稳定，若无法立即检测，可将标本置于-80℃冰箱中。纤维蛋白肽 A（FPA）和 8-血小板球蛋白（BTG）在稍有组织损伤或标本放置时间较长时即可导致结果改变。血小板功能检测，标本应该储存于 18~2h，禁止存放于冰箱中。

6. 其他

取血时，拉针栓的速度要慢且均匀，使血液平稳地进入注射器，防止气泡的产生。如果抽血过慢或不太顺利，可能激活凝血系统，试验结果将会显示凝血因子活性增高，血小板数假性降低等异常结果。一旦取样完毕，立即与抗凝剂在试管内充分混合。

二、标本的保存

标本保存的温度与时间，可影响凝血因子的促凝活性，因此严格的标本保存措施是分析前质控的重要内容。所采血样原则上应立即检测，若无法满足，试管口应加塞，否则将会因 CO_2 的散失而导致 pH 的改变。如果不能在 4 小时内完成所有试验，应将血浆标本低温保存（-70℃~-20℃），试验前将血浆于 37℃下快速融化。血小板聚集试验应在采血后 2 小时内完成。

如需要富含血小板的血浆（PRP），可以室温下每分钟 800~1000 转离心 10 分钟；缺乏血小板的血浆（PPP）可用于大多数的凝血试验，制备必须在大于或等于每分钟 3000 转条件下离心 15 分钟。

（一）抗凝剂

因子 V 和因子 VIII 在枸橼酸盐溶液中稳定性比在草酸盐溶液中好，用于凝血筛查试验、凝血因子检测或血小板聚集功能测定时，抗凝剂必须采用枸橼酸钠。另外，采集于枸橼酸盐溶液中的标本对肝素敏感性高于用草酸盐溶液抗凝时，这对于应用肝素时活化部分凝血活酶时间（APTT）监测十分重要。

枸橼酸钠浓度推荐是 109mmol/L（3.2M）$Na_3C_6H_5O_7 \cdot 2H_2O$ 或 0.129mol/L（3.8%）的 $Na_3C_6H_5O_7 \cdot 5H_2O$ 溶液。抗凝剂与血液比例要求是 1∶9。但对于血细胞比容明显异常的患者，抗凝剂与全血的比例应进行调整，或计算抗凝剂的体积（ml）= $1.85 \times 10^{-3} \times$ 血量 × （100-血细胞比容）。有研究表明，血细胞比容 45% 的患者，以抗凝剂与血液比例分别为 1∶9 和 1∶5 采血，其凝血酶时间（PT）的结果分别为 11.7 秒和 18.7 秒，存在显著差异。

若用于血小板颗粒释放产物 β-TG、血小板第 4 因子（PF4）或 P-选择素测定时，由于要尽量避免血小板的体外活化而造成的结果变异，抗凝剂以选择 EDTA-Na2 为宜，同时抗凝剂中要加入茶碱、吲哚美辛（消炎痛）等，以避免血小板活化，抗凝剂与血浆的比例一般情况下也是 1∶9。

（二）检测试剂

各种凝血活酶试剂对因子 VII 敏感性各不相同，导致一步法 PT 试验的结果不尽相同；同样活化部分凝血活酶试剂也存在这些问题。所以在选择试剂时应掌握下列原则：

（1）根据试剂对所检测物质不同的敏感性，选择最适的试剂：以 APTT 试剂为例，通常以磷脂作为接触表面，用白陶土、硅藻土或糅花酸作为激活剂。但上述激活剂对肝素、因子 VU 和因子 IX 及狼疮抗凝物质缺乏的敏感性各不相同，在检测中就应根据不同的检测对象选择合理的激活剂。

（2）按照仪器性能和厂商指导选用匹配的试剂：某些活化部分凝血活酶试剂不适用于部分仪器，如混浊的或含颗粒的活化部分凝血活酶试剂就不能用在光学法判断终点的仪器上。

（3）商品试剂使用严格遵循产品说明：用于口服抗凝剂监测的 PT 试剂必须按 WHO 的要求进行标化，提供国际敏感度指数（ISI），结果以国际标准化比值（INR）报告。

三、血栓与止血自动化仪器检测的通用规则

临床常用血栓与止血检测的仪器有血凝仪、血小板聚集仪、流式细胞仪、血栓弹力图仪、酶标仪等。血栓与止血的检测方法，包括常用的凝固法、磁珠法、发色底物法、光学法和阻抗法（血小板功能检测）、酶联免疫吸附法、流式细胞术、免疫电泳法以及基于基因扩增的分子生物学方法等。无论何种方法，使用何种原理的仪器，均应该遵守实验室的通用规则。

（一）设施与环境条件

（1）实验室应具备满足工作需要的空间。

（2）如设置了不同的控制区域，应制定针对性的防护措施及合适的警告预示。

（3）应依据所用检测设备和实验过程对环境温湿度的要求，制定温湿度控制要求并记录。温度失控时应有处理措施并记录。

（4）应有足够的、温度适宜的储存空间（如冰箱），用以保存临床样品和试剂，设置目标温度和允许范围，并有记录。温度失控时应有处理措施和记录。

（二）实验设备

（1）所有设备应进行校准，可按制造商校准程序或行业标准的要求进行。

（2）应提供试剂和耗材检查、接收或拒收、储存和使用的记录。商品试剂使用记录还应包括使用效期和启用日期。自配试剂记录应包括：试剂名称或成分、规格、储存条件、制备或复溶的日期、有效期、配制人。

（3）必要时，实验室可配置不间断电源（UPS）和（或）双路电源以保证关键设备的正常工作。

（4）设备故障修复后，应首先分析故障原因，如果设备故障影响了方法学性能，可选择以下合适的方式进行结果验证：可校准的项目实施校准或校准验证；质控品检测结果在允许范围内；与其他仪器的检测结果比较；使用留样再测结果进行判断。

（三）检验程序

（1）应制定血栓与止血检验各分析项目的标准操作程序。

（2）应规定检测结果超出仪器线性范围时的识别和解决方法（如对样本进行适当稀

释和重复检验）。

（3）当检测样本存在影响因素（如溶血、黄疸及脂血标本）时，对仪器检测结果可靠性的判定和纠正措施应有规定。

（4）各种仪器的性能验证内容至少应包括精密度、正确度、可报告范围等。

（5）如使用自建检测系统，应有程序评估并确认精密度、正确度、可报告范围、参考区间等分析性能符合预期用途。

（6）可由制造商或其他机构制定生物参考区间后，由使用相同分析系统的实验室对生物参考区间进行验证或评审。实验室内部有相同的分析系统（仪器型号、试剂批号以及消耗品等相同）时，可调用相同的生物参考区间。当临床需要时，应根据年龄和（或）性别分组建立生物参考区间。

（四）检验程序的质量保证

1. 实验室内部质量控制应符合要求

（1）质控品的选择：宜使用配套质控品，使用非配套质控品时应评价其质量和适用性。

（2）质控品的浓度水平：至少使用 2 个浓度水平（正常和异常水平）的质控品。

（3）质控项目：实施的所有检测项目均应开展室内质量控制。

（4）质控频度：根据检验标本量定期实施，检测当天至少 1 次。

（5）质控图：应使用 Levey-Jennings 质控图；Levey-Jennings 质控图或类似的质量控制记录应包含以下信息：检测质控品的时间、范围、质控图的中心线和控制界线、仪器、方法名称、质控品的名称、浓度水平、批号和有效期、试剂名称和批号、每个数据点的日期、操作人员的记录。

（6）质控图中心线和标准差的确定：具体方法参见 GB/T 20468-2006《临床实验室定量测定室内质量控制指南》。

（7）失控判断规则：应规定质控规则，至少使用 13s 和 22s 规则。

（8）失控报告：应包括失控情况的描述、核查方法、原因分析、纠正措施及纠正效果的评价等内容；应检查失控对之前患者样品检测结果的影响。

（9）质控数据的管理：按质控品批次或每月统计 1 次，记录至少保存 2 年。

（10）记录：实验室负责人应对每批次或每月室内质量控制记录进行审查并签字。

2. 所开展的检验项目

参加相应的室间质评应使用相同的检测系统检测质控样本与患者样本；应由从事常规检验工作的人员实施室间质评样品的检测；应有禁止与其他实验室核对上报室间质评结果的规定；应保留参加室间质评的结果和证书。实验室应对"不满意"和"不合格"的室间质评结果进行分析并采取纠正措施。实验室负责人应监控室间质量评价活动的结果，并在结果报告上签字。

3. 对没有开展室间质评的检验项目

应通过与其他实验室（如使用相同检测方法的实验室、使用配套系统的实验室）比对的方式，判断检验结果的可接受性，并应满足如下要求：①规定比对实验室的选择原则；②样品数量：至少 5 份，包括正常和异常水平；③频率：至少每年 2 次；④判定标准：应有>80%的结果符合要求。当实验室间比对不可行或不适用时，实验室应制定评价检验结果与临床诊断一致性的方法，判断检验结果的可接受性。每年至少评价 2 次，并有记录。

第二节 血管壁和内皮细胞的检验

一、出血时间测定

（一）原理

出血时间测定（BT）是指皮肤受特定条件的外伤后，出血自行停止所需要的时间。该过程反映了皮肤毛细血管与血小板的相互作用，包括血小板的黏附、活化、释放和聚集等反应。当与这些反应相关的血管和血液因子，如血管性血友病因子（vWF）和纤维蛋白原含量（Fg）等有缺陷时，出血时间可出现异常。

（二）试剂与器材

（1）血压计。

（2）出血时间测定器为双刀片弹簧装置。

（3）干净滤纸。

（4）秒表。

（三）操作

（1）血压计袖带缚于上臂，加压。成人维持在 40mmHg，儿童维持在 20mmHg 处。

（2）在肘前窝凹下二横指处常规消毒，轻轻绷紧皮肤，避开血管、瘢痕、水肿，置出血时间测定器使它贴于皮肤表面，注意刀片的长度与前臂相平行，按其按钮，使刀片由"测定器"内刺入皮肤，见创口出血即启动秒表。

（3）每隔半分钟，用干净滤纸吸取流出血液，直至出血自然停止，按停秒表计时。

（四）参考区间

（6.9±2.1）分钟。

（五）注意事项

（1）采血部位应保暖，血液应自动流出。

（2）由于刺入皮肤的刀片的长度和深度均固定，故本法测定的结果较为准确。

（3）滤纸吸干流出血液时，应避免与伤口接触。

（4）试验前 1 周内不能服用抗血小板药物，如阿司匹林等，以免影响结果。

（5）WHO 推荐的模板法（TBT）或出血时间测定器法，皮肤切口的长度和深度固定，测定结果较为准确。

（6）BT 一般不作为常规筛查试验。对有皮肤及黏膜出血表现、疑为初期止血缺陷的患者，可检查 BT。

（7）试验前一周应停用抗血小板药物，如阿司匹林、氯吡格雷等。

（六）临床意义

1. BT 延长

见于血小板数量异常，如血小板减少症；血小板质量缺陷，如先天性和获得性血小板病和血小板无力症等；见于某些凝血因子缺乏，如血管性血友病（vWD）和弥散性血管内凝血（DIC）等；还可见于血管疾病，如遗传性出血性毛细血管扩张症和单纯性紫癜等。

2. BT 缩短

见于某些严重的血栓病，但不敏感。

二、内皮细胞功能的检验

（一）血管性血友病因子抗原测定

1. 原理

血管性血友病因子抗原测定（Ag）采用酶联双抗体夹心法。

2. 试剂与器材

（1）抗 vWF 单抗。

（2）辣根过氧化物酶标记的抗 vWF 单抗。

（3）聚苯乙烯酶标反应板。

（4）牛血清清蛋白（BSA）。

（5）邻苯二胺（OPD）。

（6）正常人混合血浆。

（7）酶标仪。

3. 操作

（1）单抗以 0.1mol/L 碳酸盐缓冲液（pH 9.5）稀释成 10pg/ml 后加入反应板中，0.2ml/孔，湿盒于 4℃过夜。

（2）0.05%Tween-20，0.01mol/L 磷酸盐缓冲液（pH 7.4）（Tween-PBS）洗 3 次后加入用 0.4%BSA-PBS 稀释的待测血浆或培养液上清，0.2ml/孔，37℃温育 2 小时。

（3）同前洗涤 3 次后加入用同上缓冲液稀释的酶联 vWF 单抗，每孔 0.2ml，37℃温育 2 小时。

（4）同前洗涤 5 次后每孔加底物溶液（OPD lmg/ml，用 0.1ml/L，pH 4.5 的枸橼酸盐酸缓冲液配制，30%过氧化氢 0.5Ml/ml）0.2ml，室温置约 5 分钟后各孔加 3 mol/L 硫酸 0.05ml 终止反应。

（5）室温置 10 分钟后测定 492nm 吸光度值。

（6）标准曲线：正常人混合血浆以 0.4%BSA-PBS 按 1：20，1：50，1：100，1：200、1：500，1：1000 六种浓度稀释，与待测样品在相同条件下测定。

4. 结果计算

以正常混合血浆 vWF 浓度为 100%或 1U/ml。混合血浆 6 种稀释度的吸光度值与其相对应的浓度值在双对数坐标纸上绘制标准曲线，然后以标本吸光度值查找对应浓度值，也可以线形回归方程计算浓度。

5. 参考区间

107.5%±29.6%。

6. 临床意义

（1）vWF：Ag 浓度减低是诊断 vWD 的重要指标。

（2）vWF：Ag 浓度增高见于周围血管病变、心肌梗死、心绞痛、脑血管病变、糖尿病、肾小球疾病、尿毒症、肺部疾病、肝脏疾病、妊娠期高血压疾病、大手术后和剧烈运动。

（二）血管性血友病因子瑞斯托霉素辅因子测定

1. 原理

在瑞斯托霉素存在的条件下，vWF 通过与血小板膜糖蛋白 1b（GPlb）相互作用可使正常血小板发生凝聚。洗涤并固定的正常血小板加入瑞斯托霉素和待测样品中，可从血小板凝聚的程度来计算样品中血管性血友病因子瑞斯托霉素辅因子（Rco）的活性。此反映 vWF 的活性。

2. 试剂与器材

（1）甲醛。

（2）正常人混合血浆和受测血浆分别以 0.13mol/L 枸橼酸钠 1∶9 抗凝。

（3）瑞斯托霉素。

（4）BSA。

（5）血小板聚集仪。

3. 操作

（1）正常人洗涤血小板加等体积 2%甲醛（用 0.01%mol/L TBS，0.01%mol/L EDTA，pH 7.5 配制），4℃置 18 分钟。2500 Xg 离心 10 分钟上清液，加上述 TBS-EDTA 缓冲液洗涤 3 次，调成 2X108/ml 的浓度。

（2）待测样品 0.05ml 加血小板悬液 0.2ml，1000r/min 匀速搅拌 1~2 分钟，再加 10μl 瑞斯托霉素（终浓度为 1.25mg/ml），血小板聚集仪测定其血小板凝聚程度。

（3）标准曲线：正常混合血浆用含 4%BSA 的上述缓冲液以 1∶2~1∶32 的比例稀释，并以与测定样品同样的条件测定各自的血小板凝聚强度。

4. 结果计算

以正常人混合血浆的 vWF：Rco 活性为 100%。标准曲线各点凝聚强度值及其对应稀释度在双对数坐标纸上绘制标准曲线，然后以受测标本凝聚强度值查出对应 vWF：Rco 活性值（%）。

4. 参考区间

50%～150%。

5. 注意事项

（1）本试验若以 EDTA 抗凝，测定结果不准。

（2）试管和注射器均应涂硅，或使用塑料制品。

（3）在 vWF 检测中，vWF：Ag 的定量最常用，以前多采用免疫火箭电泳，现已较少用。EUSA 也可用于定量 vWF：Ag，但以胶乳颗粒增强的免疫比浊法最为简便、快速。vWF：A 主要是指 vWF 的 GP Ib 受体分子数量，可在自动凝血仪上与抗原同时测定。计算 vWF：A/vWF：Ag 比值，对血管性血友病（vWD）的分型有价值。

（4）vWF：Rco 和瑞斯托霉素诱导的血小板凝集试验（RIPA）是最常用的 vWF 功能试验，vWF 多聚体分析是诊断 vWD 最为特异的试验，但检测方法难度较大，一般实验室难于常规检测。对一些疑难病例，在有条件时可进行基因诊断。

（5）测定 FⅧ的凝血活性（FVDI：C）并计算 FⅧ：C/vWF：Ag 的比值，也有助于血管性血友病（vWD）的诊断与分型。

6. 临床意义

大部分 vWD 患者本试验结果降低，表明 vWF 功能减退；若 vWF：Rco 与 vWF：Ag 同时测定，对 vWD 的诊断更有价值。

第三节　血小板的检验

一、血小板功能的有关检验

（一）血小板聚集试验（PAgT）

1. 原理

在特定的连续搅拌条件下于富含血小板血浆（PRP）中加入诱导剂时，由于血小板发生聚集，悬液的浊度就会发生相应的改变，光电池将浊度的变化转换为电讯号的变化，在记录仪上予以记录。根据描记虚线即可计算出血小板聚集的程度和速度。

2．试剂与器材

（1）血小板聚集测定仪及记录仪（量程 10mV 电子电位差计）。

（2）富含血小板血浆（PRP）及乏含血小板血浆（PPP）。

（3）100 以微量加液器、硅化试管及注射器或塑料试管及注射器。

（4）血小板聚集诱导剂 ADP、肾上腺素、胶原、花生四烯酸、凝血酶等。

3．操作

（1）用硅化注射器从肘静脉顺利取血 4．5ml，注入含有 0.5ml 109mmol/L 枸橼酸钠的硅化或塑料离心管中，充分混匀。

（2）PRP（富含血小板血浆）的制备：以 1000r/min 离心 10 分钟，小心取出上层血浆，计数血小板并调至（100~200）×109/L。

（3）PPP（贫含血小板血浆）的制备：将剩余血液以 3000r/min 离心 20 分钟，上层较为透明的液体即为 PPP，其血小板一般低于（10~20）×10^9/L。

（4）将 PRP 标本置于仪器比浊管内（体积视聚集仪而定），放入测定孔内并调节透光度为 10，并加搅拌磁棒，在 37℃预热 3 分钟。

（5）打开记录仪走纸开关，描记 10 秒的 PRP 基线，随后在 PRP 中加入诱导剂，同时开始搅拌（1000r/min），测定时间为 6~10 分钟，记录走纸速度一般为 2cm/min，记录聚集波型。

4．参考区间

（1）浓度 $6×10^{-6}$mol/L 的 ADP 时 MAR 为（35.2±13.5)%，坡度为（63.9±22.2）度。

（2）浓度 $4.5×10^{-5}$ mol/L 的肾上腺素可引起双相聚集曲线，此时第一相 MAR 为（20.3±4.8)%；坡度（61.9±32.9）度。

5．注意事项

（1）避免反复穿刺而将组织液抽到注射器内，或将气泡混入。组织液可使少量凝血酶形成而引起血小板聚集。

（2）时间：实验应在采血后 3 小时内完成。时间过长会降低血小板的聚集强度或速度。

（3）温度：采血后的标本应放在 15~25℃的室温下为宜，低温会使血小板激活，黏附、聚集能力增加或有自发性聚集，故切忌放入冰箱。

（4）血浆的 pH：采血后血液中的 CO_2 不断逸出使血浆 pH 上升。pH 6.8～8.5 的标本可获得最佳聚集效果，pH 低于 6. 4 或高于 10.0 时，将会使聚集受抑制或消失。

（5）抗凝剂：Ca^{2+} 是血小板聚集过程中的重要因素。血小板聚集程度随血浆中枸橼酸浓度的降低而增高，因此在贫血患者应按公式（100-细胞比容）×血液（ml）×0.00185 调整抗凝剂的用量。EDTA 由于螯合 Ca^{2+} 作用强，使 ADP 不能引起血小板聚集，因此忌用 EDTA 作为抗凝剂。

（6）红细胞混入、溶血及血浆脂类等因素可降低悬液透光度，掩盖了血小板聚集的变化。因此，采血当天也应禁饮牛奶、豆浆和脂肪性食品。

（7）药物：阿司匹林、氯吡格雷、肝素、双香豆素等均可抑制血小板聚集。阿司匹林抑制血小板聚集作用可持续 1 周，故采血前 1 周内不应服用此类药物。

（8）血小板接触表面：接触血小板的玻璃器皿如未经硅化，可影响血小板凝集力，甚至使原来正常者出现异常结果。

（9）诱导剂：ADP 在保存中会自行分解产生 AMP，所以配制成溶液后应在-20℃冰箱中储存。一般半年内活性不会降低。应用肾上腺素时，应裹以黑纸避光，以减少分解。诱导剂的种类和浓度对血小板聚集结果有影响，因此临床判断时应该注明所用的诱导剂的浓度，以便进行对比。为此各实验室应有自己的参考值。

（10）血小板聚集试验（PAgT）的测定方法较多，包括 PRP 透射比浊法、全血电阻抗法、剪切诱导法、光散射比浊法、微量反应板法和自发性血小板聚集试验等。PRP 透射比浊法最常用，对鉴别和诊断血小板功能缺陷最有价值，但其不足是制备 PRP 时可因离心作用激活血小板，对小的血小板聚集块不敏感，高脂血症可影响 PRP 的透光度。全血电阻抗法应用全血标本，不需要离心血液，更接近体内血小板聚集的生理状态，可作为常规的手术前血小板聚集功能评价、血小板聚集功能增高监测、抗血小板药物疗效观察等，但其不足之处是每次测定需要清洗电极、检测时间长、对血小板的小聚集块不敏感等。

（11）PRP 透射比浊法测定时血小板的浓度对聚集率的影响较大，一般应调整为 $(150～200)×10^9/L$ 较为适宜。当患者全血血小板计数小于 $100×10^9/L$ 或更低时，PRP 的血小板浓度较低，可使血小板聚集率减低。

6. 临床意义

（1）血小板聚集率降低：见于血小板无力症、贮藏池病及低（无）纤维蛋白原血症、尿毒症、肝硬化、Wilson 病、服用血小板抑制药物（如阿司匹林、氯吡格雷、双嘧达莫等）。

（2）血小板聚集率增高：见于血栓性疾病，如急性心肌梗死、心绞痛、糖尿病伴血管病变、脑血管病变、高 β-脂蛋白血症、抗原-抗体复合物、人工瓣膜、口服避孕药等。

（3）阿司匹林抵抗 AR 标准：用 $10\mu mol/L$ ADP 诱导血小板平均聚集率≥70%和用 0.5mmol/L 和 AA 诱导血小板平均聚集率≥20%。

（4）在选用血小板聚集试验的激活剂时，应根据目的不同选择不同种类及其浓度。检测血小板聚集功能亢进时，宜选用低浓度（$2\sim 3\mu mol/L$）的 ADP。检测血小板聚集功能缺陷时，如诊断血小板无力症，应选用高浓度（$5\sim 10\mu mol/L$）的 ADP，并用多种诱导剂均出现聚集减低或不聚集时，才能确定血小板聚集功能缺陷。

（5）服用阿司匹林时，花生四烯酸（AA）诱导的血小板聚集减低更为灵敏，适合于药物剂量与疗效监测。

（6）瑞斯托霉素（RIS）：诱导的血小板凝集试验（RIPA）并不导致血小板的激活，其凝集率的高低不反映血小板的聚集功能，仅与血小板 GP lb 和血浆中 vWF 有关。

（二）血浆 β-血小板球蛋白（β-TG）和血小板第 4 因子（PF_4）测定

1. 原理

酶标双抗夹心法。

2. 试剂与器材

（1）测定 β-TG ELISA 试剂盒。

（2）测定 PF_4 EUSA 试剂盒。

（3）酶标仪。

3. 注意事项

（1）每次必须同时测定系列标准抗原，以便作标准曲线。

（2）凡 ELISA 测定中应注意的问题均要重视。

（3）血浆 P-TG 和 PF，的影响因素较多，当血小板在体外被活化后，可致血浆水平假性增高。即使仅有 1/1000 的血小板在体外释放其 α 颗粒的内含物，血浆 β-TG、PF_4 就可成倍增加，二者比例变化不大；此外，当肾脏排泄功能异常、血小板破坏过多时，血浆 β-TG、PF_4 也可增高。而体内血小板活化，α 颗粒内含物所释放的 β-TG、PF_4 同步升高，但后者可以和内皮细胞表面的硫酸乙酰肝素结合使血浆含量减低，β-TG/PF4 比值升高。同时进行血浆 β-TG 和 PF_4 测定，有助于判断血小板是否在体外活化。

4. 参考区间

血浆 β-TG 为（16.4±9.8）ng/ml；PF_4 为（3.2±2.3）ng/ml。

5. 临床意义

血浆 P-TG 和 PF₄ 增高表示血小板被激活及其释放反应亢进，见于血栓前状态和血栓栓塞性疾病，例如急性心肌梗死、脑血管病变、尿毒症、妊娠期高血压疾病、肾病综合征、糖尿病伴血管病变、弥散性血管内凝血、静脉血栓形成。

二、血小板数量的有关检验

（一）改良 MAIPA 法检测血浆中糖蛋白特异性自身抗体测定

1. 原理

羊抗鼠抗体包被酶标板后，俘获特异的抗血小板膜糖蛋白单抗。将患者血浆与血小板孵育后裂解，裂解液加入俘获单抗的羊抗鼠 IgC 包被的 96 孔酶标板上。再加入碱性磷酸酶标记的羊抗人 IgG，显色反应的深浅与患者血浆中抗体水平呈正相关。

2. 试剂与器材

（1）1.5%EDTA。

（2）0.01mol/L pH 7.4 PBS。

（3）5%PBS/EDTA 0.01mol/L pH 7.4 PBS 94ml+5%EDTA 6.6ml。

（4）0.1mol/L HCl。

（5）0.2mol/L NaOH。

（6）底物缓冲液：二乙醇胺 48.5ml，1mol/L HCl30.0ml，ddH₂O 421.5ml，MgCl₂·6H₂O 50.0ml，10%NaN3 1.0ml，pH 调至 9.8。

（7）底物溶液：PNPP（4-nitrophenylphosphatC₆H₄NO₆PNa₂·6H₂O）（Bohringer Mannheim GmbH）100mg，底物缓冲液 12.25ml。需现配，避光。

（8）溶解缓冲液：Trizma-HCl 6.61g，Trizma-Base0.97g，NaCl 8.5g，Triton X-100 10ml，ddH₂O 加至 IL，pH 调至 7.4；用时加入 10mg/ml 的蛋白酶抑制剂（Leupeptin Sigma 公司，25 mg 粉剂加 2.5mlddH₂0 稀释成终浓度 10mg/ml 分装到 EP 管内-20℃冷藏备用）。

（9）稀释缓冲液：Trizma-HCl 6.61 g，Trizma-Base0.97g，NaCl 8.5g，Triton X-100 5ml，Tween-200.5ml，ddH₂O 加至 IL，pH 调至 7.4。

（10）PBS/Tween 0.01mol/L PBS 4L，Tween-20 2ml。

（11）单抗稀释液：0.01mol/L PBS/Tween/1%BSA。

（12）封闭液：0.01mol/L PBS/Tween/3%BSA。

（13）碳酸缓冲液：Na_2CO_3 0.8g，$NaHCO_3$ 1.47g，NaN，0.1g，ddH_2O 加至 500ml，pH 调至 9.6。

（14）抗体包被液：羊抗鼠抗体+10ml 碳酸缓冲液（亲和纯化的羊抗鼠抗体，1.5mg，浓度 1.8mg/ml，缓冲液 0.01mol/L Na3PO4，0.25mol/LNaCl，pH 7.6，2~8℃保存）。

（15）单抗 CD41：特异性抗血小板糖蛋白（GP）Ⅱb/Ⅲa。

（16）单抗 CD42b：特异性抗血小板糖蛋白（GP）Ⅰ。

（17）聚苯乙烯酶标反应板。

（18）酶标仪。

3．操作

（1）抗体包被

①羊抗鼠抗体包被：抗体包被液 10ml，抗体终浓度 3μg/ml，加样每孔 100μl。

②4℃孵育过夜。

③0.01mol/L PBS/Tween 洗涤两次，甩干。

④每孔加 200μl，封膜，置室温下 30 分钟。

⑤去除封闭液，吸干。

⑥即用，否则塑料薄膜覆盖，置−70℃备用。

（2）单抗俘获

①制备单抗稀释液（4pig/ml）。

②抗体包被多孔板：每孔加入 50 以单抗稀释液。

③盖膜，摇床，室温孵育 60 分钟。

④0.01mol/L PBS/Tween 洗板 3 次。

⑤盖膜，待用于 MAIPA。

4．参考区间

阴性。

5．注意事项

（1）注射器和试管必须涂硅或用塑料制品。

（2）标准曲线及代测标本均应作双份，如两孔 A 值相差≥0.1，均应重测。

（3）因皮质激素可影响结果，故应停药 2 周以上才能抽血检测。

（4）血小板自身抗体检测的方法较多，MAIPA 是目前检测特异性血小板自身抗体最主要的方法。已有报道用 MAIPA 检测血小板的洗脱液比血浆的自身抗体阳性率更高。用流式微球液相芯片技术可以同时检测多种血小板自身抗体。研究表明血小板自身抗体主要是针对 GP Ⅱ b/ Ⅲ a 和 GP Ⅰ b/Ⅸ抗原表位的抗体，其他可见抗 GP Ⅰ a/ Ⅱ a、GP Ⅳ、GPV、GMP-140 和 HLA-ABC 等。一般情况下，与循环血小板结合的抗体多为抗血小板膜蛋白的抗体，血浆中游离的自身抗体可有抗血小板内成分的抗体。IgG 型抗体被证实起最重要作用，而 IgM 和 IgA 型抗体较少。

6. 临床意义

（1）作为诊断原发免疫性血小板减少症（ITP）的指标之一。

（2）作为 ITP 观察疗效及估计预后的指标。

（3）有助于研究其他一些疾病的免疫机制，如系统性红斑狼疮（SLE），Evans 综合征、慢性活动性肝炎、恶性淋巴瘤、多发性骨髓瘤和药物性免疫性疾病等。

（二）血小板寿命测定

1. 原理

TXB2 放射免疫法。

2. 试剂与器材

（1）血小板分离液（相对密度 1.077）。

（2）TEN 血小板洗涤液。

（3）0.05mol/L PBS（pH 7.4），含 0.02mol/L Tris（pH 7.4），9mmol/L EDTA-Na$_2$，0.15mol/L NaCl 溶液。

（4）花生四烯酸。

（5）TXB$_2$ 放射免疫测定试剂盒。

3. 操作

（1）一次性口服阿司匹林 0.6g。

（2）服药前和服药后 2 天、4 天、6 天、8 天、10 天、12 天分别取血（0.05mol/L EDTA-Na$_2$抗凝），分离血小板，洗涤，并将血小板数调至 10r/L。

（3）取血小板悬液 0.2ml，加花生四烯酸（终浓度 0.33mmol/L）0.2ml，37℃温育 10分钟，以 3000r/min 离心 10 分钟，取上清液置低温冰箱保存待测。

（4）TXB2 放射免疫测定。

4. 参考区间

（9.3+1.7）天。

5. 注意事项

（1）洗涤血小板时应充分洗去血浆蛋白。

（2）血小板寿命测定操作较烦琐，抽血量多，因患者服用阿司匹林后有加重出血的危险性。本检测患者的依从性差，目前已经较少应用。

6. 临床意义

血小板生存时间缩短见于血小板破坏增多或消耗过多性疾病，如特发性血小板减少性紫癜、输血后紫癜、脾功能亢进、弥散性血管内凝血、各种血栓病（心肌梗死、糖尿病、外科手术、恶性肿瘤等）。

第四节　凝血因子的检验

一、凝血因子筛查试验

（一）活化凝血时间（ACT）

1. 原理

试管中加入白陶土-脑磷脂的混悬液以充分激活因子，并为凝血反应提供丰富的催化表面，以提高本试验的敏感性。

2. 试剂与器材

（1）4%白陶土，脑磷脂的混悬液。

（2）ACT 测定仪。

3. 操作

（1）在含白陶土-脑磷脂混悬液 0.2ml 的小试管中注入受检者全血 0.5ml，轻轻混匀。

（2）插入 ACT 测定仪，观察凝固时间。

4. 参考区间

（1.70±0.76）分钟。

5. 注意事项

（1）4%白陶土-脑磷脂的混悬液是将脑磷脂用巴比妥缓冲液做 1：50 稀释，再加等量

4%白陶土悬液混合而成。

（2）本试验较敏感，可检出因子VILC小于45%的亚临床型血友病患者。

6. 临床意义

ACT是监测体外循环肝素用量的常用指标之一。在肝素化后使ACT保持在360~450秒为宜，在肝素中和后ACT应小于130秒。

（二）活化部分凝血活酶时间（APTT）

1. 原理

在37℃下以白陶土激活因子XII和XI，以脑磷脂（部分凝血活酶）代替血小板提供凝血的催化表面，在Ca^{2+}参与下，观察贫含血小板血浆凝固所需时间。

2. 试剂与器材

（1）待测血浆及正常对照血浆：以109mmol/L枸橼酸钠溶液做1：9抗凝，3000r/min离心10分钟，获贫含血小板血浆，应使用塑料试管，防止血小板激活。

（2）40g/L白陶土-脑磷脂的混悬液。

（3）0.025mol/L氯化钙溶液。

3. 操作

（1）取待测血浆、白陶土-脑磷脂的混悬液各0.1ml，混匀，置37℃水浴温育3分钟，其间轻轻摇荡数次。

（2）加入经预温至37P的0.025mol/L氯化钙溶液0.1ml，立即开启秒表，置水浴中不断振摇，约30秒时取出试管，观察出现纤维蛋白丝的时间，重复两次取平均值。

（3）同时按上法测定正常对照。

4. 参考区间

（1）手工法

男性（37±3.3）秒（31.5~43.5秒）；女性（37.5±2.8）秒（32~43秒）。待测者的测定值较正常对照值延长超过10秒以上有临床意义。

（2）仪器法

不同品牌仪器及试剂间结果差异较大，需要各家自行制定。

5. 注意事项

（1）标本应及时检测，最迟不超过2小时。血浆加白陶土部分凝血活酶后被激活的时间不得少于 3 分钟。

（2）分离血浆应在 3000r/min 离心 10 分钟，务必去除血小板。

（3）白陶土因规格不一，其致活能力不同，因此参考值有差异。但若正常对照值明显延长，提示白陶土部分凝血活酶悬液质量不佳。

（4）ACT 和 APTT 检测的临床意义相同。但对凝血因子缺乏的敏感性依次为 ACT、APTT。ACT 更多用于体外循环肝素化的检测。APTT 是目前最常用的内源凝血系统的筛查试验。但由于活化剂的成分不同，其检测的参考区间差异较大，临床上应该使用正常对照值以利异常结果的判断。对肝素、狼疮抗凝物和凝血因子缺乏症检测所选用的 APTT 试剂应该有所区别。上述试验对高凝状态的检出不敏感。APTT 延长的纠正试验常用，有鉴别诊断的意义。

6. 临床意义

（1）延长

①因子Ⅷ、Ⅸ、Ⅺ和血浆水平减低，如血友病 A、B 及凝血因子Ⅺ、Ⅻ缺乏症；因子Ⅶ减少还见于部分血管性血友病（vWD）患者；②严重的凝血酶原、因子Ⅴ、因子Ⅹ和纤维蛋白原缺乏，如严重肝脏疾病、阻塞性黄疸、新生儿出血病、口服抗凝剂以及纤维蛋白原缺乏血症等；③纤溶活性增强，如继发性（DIC）、原发性（后期）及循环血液中有纤维蛋白（原）降解产物（FDP/D-D）；④血液循环中有抗凝物质，如抗因子 VDI 或 IX 抗体，狼疮抗凝物质等；⑤监测普通肝素（uFH）治疗，要求 APTT 延长史正常对照值的 1.5~2.0 倍。

（2）缩短

①高凝状态，如弥散性血管内凝血的高凝血期、促凝物质进入血流以及凝血因子的活性增强等；②血栓性疾病，如心肌梗死、不稳定型心绞痛、脑血管病变、糖尿病伴血管病变、肺栓塞、深静脉血栓形成、妊娠期高血压疾病和肾病综合征以及严重灼伤等。

二、凝血因子活性检查

（一）凝血因子Ⅷ（FⅨ：C）、Ⅺ（FⅪ：C）的活性测定（一期法）

1. 原理

待检血浆或稀释的正常人血浆分别与缺乏因子 VILC、1X：C、Ⅺ：C、M：C 的基质血浆混合，作白陶土部分凝血活酶时间测定。将待检血浆测定结果与正常人血浆作比较，分别计算出待检血浆中所含因子Ⅷ：C，Ⅸ：C，Ⅺ：C，Ⅰ：C相当于正常人的百分率。

2．试剂与器材

（1）缺乏因子Ⅷ：C、Ⅸ：C、Ⅺ：C、Ⅻ：C的基质血浆可用先天性或人工制备的缺乏这些因子的血浆，也可购自商品（缺乏以上因子）血浆为基质血浆，应于低温（-80~-40℃）下保存。

（2）脑磷脂悬液：用兔脑或人脑制作脑磷脂悬液，临用时用生理盐水做1>100稀释，必要时可调整稀释度。

（3）5g/L白陶土生理盐水悬液。

（4）0.05mol/L氯化钙溶液。

（5）咪唑缓冲液（pH 7.3）

①甲液：1.36g咪唑、2.34g氯化钠溶于200ml蒸馏水中，再加0.1mol/L盐酸溶液74.4ml，最后加蒸馏水至400ml。

②乙液：109mmol/L枸橼酸钠溶液。

咪唑缓冲液可在临用前将甲液5份与乙液1份混合即可。

（6）血液凝固分析仪。

3．操作

（1）空白测定管

取基质血浆、咪唑缓冲工作液、脑磷脂悬液及5g/L白陶土生理盐水悬液各0.1ml，混匀，置37℃预温2分钟，加0.05mol/L氯化钙溶液0.1ml，开动秒表记录凝固时间。要求空白测定管的测定时间在240~250秒。凝固时间的长短可用脑磷脂悬液的浓度来调节。

（2）待检标本测定

待检血浆用枸橼酸钠抗凝，分离后即置于冰浴中，测定前以咪唑缓冲工作液作1：20稀释。取待检稀释血浆、咪唑缓冲工作液、脑磷脂悬液及5g/L白陶土生理盐水悬液各0.1ml，混匀，置37℃水浴预温2分钟整，加0.05mol/L氯化钙溶液0.1ml，开动秒表记录凝固时间，查标准曲线，得出各因子活性再乘以2。若凝固时间过长，应减少稀释倍数，使凝固时间处于标准曲线的线性范围内。

3．标准曲线绘制

取多个正常人新鲜混合血浆，以咪唑缓冲工作液作1：10，1：20，1：40，1：80，1：100、1：200，1：500，1：1000稀释。将各稀释度的样品分别与缺乏因子ⅧLC基质血浆、脑磷脂悬液及5g/L白陶土生理盐水悬液各0.1ml混合，置37℃水浴预温2分钟整，加 0.05mol/L 氯化钙溶液 0.1ml，开动秒表记录凝固时间，以凝固时间的对数和浓度（1：10 作为 100%）的对数计算出回归方程或以稀释液（或活性）为横坐标，凝固时间为纵坐标，在双对数曲线纸上绘制标准曲线。

4. 参考区间

因子Ⅷ：C（103±25.7）%；因子Ⅸ：C（98.1±30.4）%；因子Ⅺ：C（100±18.4）%；因子Ⅻ：C（92.4±20.7）%。

5. 注意事项

（1）缺乏某因子的基质血浆的因子水平应<1%，而其他因子的水平必须正常。该基质血浆应置-80~-40℃冰箱中保存。

（2）待检标本采集后应立即测定或将分离血浆置-40~-20℃冰箱内待测，但不能超过 2 个月。同时避免反复冻融。

（3）每次测定都应做标准曲线。正常人新鲜混合血浆要求至少 30 人份以上。分装、冻干可保存-40~-20℃以下 2~3 个月。

（4）在 FⅧ：C、FⅨ：C、FⅪ：C、FⅫ：C 活性测定中，由于待测血浆均进行了一定比例的稀释，可以避免一些异常抗凝物的干扰。但是高浓度的肝素、纤维蛋白/纤维蛋白原降解产物（FDP）、自身抗体（如因子抑制物）等，仍有可能引起因子活性的假性减低。

（5）发色底物法常用于测定 FV1O：C、F1X：C，测定结果的影响因素比乏因子血浆纠正试验少，准确度和精密度都更高。

（6）血液标本采集不当（如采血不顺利，组织液混入血等），保存不当（如低温保存时引起的冷激活等），可使凝血因子活性呈假性增高。若输血后检测凝血因子，不能排除无因子缺陷症，一般应在输血 7 天后再测定。

6. 临床意义

（1）血浆中凝血因子Ⅷ：C，Ⅸ：C，Ⅺ：C 和Ⅻ：C 减低。

①血浆中凝血因子Ⅷ：C 减低：见于血友病 A，按减低程度分为；重型（<2%）、中型（2%~5%）、轻型（5%~25%）、亚临床型（25%~45%）；其次见于 vWD（Ⅰ型、Ⅱ型）和 DIC；抗Ⅶ：C 抗体所致获得性血友病较为少见。

②因子Ⅸ：C 减低：见于血友病 B，临床上减低程度分型与血友病 A 相同；其次见于肝脏疾病、维生素 K 缺乏症、DIC、口服抗凝剂和抗 FIX 抗体存在等。

③因子Ⅺ：C 减低：见于因子为缺乏症、肝脏疾病、DIC 和抗 FXI 抗体存在等。

④因子Ⅻ：C 减低：见于先天性因子如缺乏症、DIC、肝脏疾病以及部分血栓病患者。

（2）血浆中凝血因子Ⅷ：C、Ⅸ：C、Ⅺ：C 水平增高主要见于高凝状态和血栓病，尤其是静脉血栓形成、肾病综合征、妊娠期高血压疾病、恶性肿瘤等。肝病时因子Ⅷ：C 增高。

（二）凝血因子Ⅱ（FⅡ：C）、Ⅴ（FⅤ：C）的活性测定（一期法）

1．原理

受检者稀释血浆分别与缺乏因子Ⅱ：C、Ⅴ：Ⅴ、Ⅶ：C、Ⅴ：C 的基质血浆混合，作凝血酶原时间测定。将受检者血浆测定的结果与正常血浆作比较，分别计算受检血浆中所含因子Ⅱ：C、Ⅴ：C、Ⅶ：C、Ⅹ：C 相当于正常人的百分率。

2．试剂与器材

（1）缺乏因子Ⅱ：C、Ⅴ：C、Ⅶ：C、Ⅹ：C 的基质血浆先天性或人工制备的缺乏这些因子的血浆（要求它们的活性小于 1%），冻干保存。

（2）兔脑或人脑浸出液。

（3）0.025mol/L 氯化钙溶液。

（4）血液凝固分析仪。

3．操作

（1）取至少 30 人份正常人的血浆混合，以 10 倍稀释作为 100%，然后进行倍比稀释成 50%，25%，12.5%，6.25%。

（2）按上述操作，分别测定各稀释度的凝固时间（秒）。

（3）将所测凝固时间（秒）为纵坐标，正常人混合血浆不同水平因子的活性（%）作横坐标，在双对数纸上绘出标准曲线或建立回归方程。

4．结果计算

受检血浆所测得的凝固时间，通过标准曲线或回归方程，得出相当于正常人因子活性的百分比，将该值乘以 2，即为受检血浆凝血因子活性的水平（%）。

5．参考区间

因子Ⅱ：C（97.7±16.7）%；因子Ⅴ：C（102.4±30.9）%；因子Ⅶ：C（103±17.3）%；因子Ⅹ：C（103±19.0）%。

6．注意事项

同血浆凝血酶原时间测得及因子Ⅶ：C、Ⅸ：C、Ⅺ：C 和Ⅻ：C 测定。

7. 临床意义

（1）血浆中因子Ⅱ：C、Ⅴ：C、Ⅶ：C、Ⅹ：C的水平增高：同因子Ⅷ：C，Ⅸ：C，Ⅺ：C和Ⅻ：C测定，但肝脏疾病除外。

（2）血浆中因子Ⅱ：C、Ⅴ：C、Ⅶ：C、Ⅹ：C的减低：见于先天性因子Ⅱ、Ⅴ、Ⅶ、Ⅹ缺乏症，但较少见。获得性减低者见于维生素k缺乏症、肝脏疾病（最多和最先减少的是因子现，其次和中度减少的是因子Ⅱ和Ⅹ，最后和最少减少的是因子Ⅴ）、DIC和口服抗凝剂等。在血液循环中有上述凝血因子的抑制物时，这些因子的血浆水平也减低。

第五节　抗凝因子检验

一、抗凝血酶测定

（一）抗凝血酶抗原测定

1. 原理

抗凝血酶抗原测定（AT：Ag）采用酶联免疫吸附法。

2. 试剂与器材

（1）0.1mol/L碳酸盐缓冲液（pH 9.6）。

（2）抗人 AT 单抗。

（3）AT 标准品。

（4）酶标的抗 AT 单抗。

（5）洗涤液：0.01mol/L PBS（含 0.05%Tween-20）。

（6）样品稀释液：0.25mol/L EDTA-Na$_2$-PBS（含 2%BSA）。

（7）邻苯二胺溶液（1mg/ml）：用 pH 4.5 0.1 mol/L 枸橼酸盐缓冲液配制。

（8）3mol/L 硫酸终止液。

（9）30%过氧化氢溶液。

（10）酶标仪。

3. 操作

（1）用碳酸盐缓冲液将抗 AT 单抗配制为适当浓度，加入到酶标板中，每孔 0.1ml，

4℃包被过夜。

（2）用洗涤液洗去未结合的单抗。

（3）将经样品稀释液一系列稀释的标准品及待测标本加入含固相抗体的酶标板中，每孔 0.1ml，37℃温育 2 小时，再用洗涤液洗涤 3 次。

（4）每孔加 0.1ml 适当浓度的酶标抗 AT 抗体，37℃再温育 2 小时，用洗涤液洗涤 3 次。

（5）加新鲜配制的含 lmg/ml 邻苯二胺、3%过氧化氢的枸橼酸盐缓冲液，每孔 0.1ml，显色 10 分钟。

（6）每孔加 0.05ml 3mol/L 硫酸溶液终止反应。

（7）在酶标仪上于 492nm 波长测各孔吸光度值。

（8）以标准品的浓度为横坐标，尤其对应的吸光度值为纵坐标，在半对数纸上绘制标准曲线。

（9）以待测样本的吸光度值从标准曲线上查出其对应的 AT 数值，再乘以稀释倍数，得出标本中 AT：Ag 的含量。

4. 参考区间

（290±30.2）mg/L。

5. 注意事项

（1）样本采用枸橼酸钠抗凝而不能用肝素抗凝血浆。

（2）保存待检血浆从冰箱中取出后应立即置 37℃水浴中融冻，但不能反复冻融。

6. 临床意义

（1）先天性 AT 缺陷：按 AT：Ag 及 AT：A 测定结果分为 CRM 型（AT：Ag 与 AT：A 均减低）和 CRM+型（AT：Ag 正常而 AT：A 减低）。

（2）获得性 AT 缺乏，见于肝脏疾病、DIC、应用肝素等。

（二）抗凝血酶活性测定（AT：A）

1. 原理

发色底物法。

2. 试剂与器材

（1）标准血浆。

（2）底物 S2238 的浓度为 5×10^{-7} mmol/L。

（3）凝血酶溶液牛凝血酶用生理盐水配成 7.5～7.7 U/ml，每 10ml 溶液中加入聚乙二醇 6000（PEG6000）0.5g 混合。

（4）Tris－肝素缓冲液：0.05mol/L Tris，7.5×10^{-3} mol/L，EDTA－$Na_2 \cdot 2H_2O$，1.75×10^{-4} mol/L 氯化钠，用 1mol/L 盐酸调节 pH 至 8.4，每升缓冲液中含肝素 3 万单位。

（5）50% 的醋酸。

（6）酶标仪。

3．操作

（1）将标准血浆及待测血浆做一系列稀释。

（2）将一系列稀释的标准血浆及待测标本与 Tris－肝素缓冲液混合，于 37℃ 温育 5 分钟。

（3）加过量的凝血酶 50μl，混匀，37℃ 放置 30 秒。

（4）加底物 150μl，混匀，37℃ 精确温育 30 秒。

（5）加 50% 的醋酸终止反应后，在 405 nm 下测吸光度值。

（6）以标准品 AT：A 为横坐标，以其相应的吸光度值为纵坐标，在半对数纸上作标准曲线。

（7）根据受检者标本的吸光度值在标准曲线上查出其 AT：A，若标本预先经过稀释必须乘以稀释倍数。

4．参考区间

（108.5±5.3）%。

5．注意事项

AT：A 的发色底物测定以往常用过多的肝素和凝血酶与待测血浆中 AT 作用后，测定剩余的凝血酶活性来反映 AT 的活性。由于凝血酶易使血浆纤维蛋白凝固，而且活性不如 FXa 稳定，所以在测定中用 FXa 替代凝血酶可以减少干扰和增加结果的稳定性。AT：A 和 AT：Ag 同时测定，有助于 AT 缺陷症分型。

6．临床意义

同 AT：Ag 测定。

二、蛋白 C 测定

（一）蛋白 C 抗原测定

1. 原理

蛋白 C 抗原测定（protein C antigen，PC：Ag）采用免疫火箭电泳法。

2. 试剂与器材

（1）抗人 PC 抗体。

（2）PC 缓冲液：每升溶液中巴比妥钠 1.62g、Tris5.65g、甘氨酸 7.07g，EDTA－Na$_2$ 1.80g、PEG（MW6000）10g，pH 调至 8.8。

（3）生理盐水。

（4）标准血浆。

（5）考马斯亮蓝染色液：取考马斯亮蓝 R－2502.5g，冰醋酸 100ml 乙醇 450ml，蒸馏水 450ml，溶解后混匀。

（6）考马斯亮蓝脱色液：取乙醇 1000ml，冰醋酸 250ml，蒸馏水 1000ml，混匀。

（7）电泳仪。

（8）两分规。

3. 操作

（1）用 PC 缓冲液配制 10g/L 的琼脂糖溶液，制板方法与一般免疫火箭法相同。

（2）将标准血浆稀释为原倍、1：2（100%）、1：4、1：8、1：16 共 5 个稀释度。

（3）待检血浆做 1=2 稀释。

（4）电泳：先于 50V 低电压下加样，每孔 15μl，每板必须同时做标准曲线。待加样完后，提高电压至 110V，在室温不高于 30℃条件下电泳 18 小时。

（5）染色：电泳完毕后关闭电源。取出琼脂糖凝胶板，置于生理盐水中漂洗杂蛋白（12~24 小时），取出后用蒸馏水稍冲一下，除去盐类，用多层滤纸压干，以便吸去大部分水，再用电吹风吹干，然后用考马斯亮蓝染色 3~5 分钟，再用脱色液洗脱至底色白、峰形清晰为止。

（6）测定火箭峰高度：用两分规测定火箭峰高度，以加样孔上缘至峰顶为准。将 5 个标准的各自读数，通过回归得到标准曲线。然后求出各待检样本的 PC：Ag 含量。

4. 参考区间

（102.5±20.1）%。

5. 临床意义

（1）先天性 PC 缺陷

Ⅰ型者 PC：Ag 含量与活性均降低，Ⅱ型者 PC：Ag 正常而活性降低。

（2）获得性 PC 减少

可见于 DIC、肝功能不全、手术后及口服双香豆素抗凝剂等。

（二）蛋白 C 活性测定

1. 原理

蛋白 C 活性测定（protein C activity，PC：A）采用发色底物法。

2. 器材

（1）缓冲液 A：0.04mol/L 巴比妥缓冲液，pH 7，4。

（2）Protac 激活液：每瓶 3U，加缓冲液 A 3ml，分装，置-20℃保存，使用时稀释成 0.15 U/m。

（3）发色底物液：用重蒸馏水将 Chromozym-PCA 配成 1.6mmol/L。

（4）正常混合血浆用缓冲液 A 稀释成浓度为原液、80%、60%、40%、20%、10%等。

（5）待检样本用生理盐水做 1：2 稀释。

（6）终止液用冰醋酸溶液。

（7）酶标仪及酶标板。

3. 操作

（1）将待测已稀释样本 25μl 加入酶标板孔中，同时也将 6 个不同稀释度正常混合血浆各 25μl 分别加入各孔内，在上述待测样本及标准管各孔加入激活液 100μl 置 37℃水浴温育 8 分钟。

（2）再加入发色底物 chromozym-PCA 100μl，混匀，置 37℃水浴中继续温育 10 分钟，使其充分显色。

（3）以缓冲液 A 为空白管，酶标仪 405nm 读出多孔的 A 值。

（4）以正常人混合血浆的各稀释孔的 A 值为纵坐标，相应的 PC：A 含量为横坐标做出标准曲线。待测样本查标准曲线，结果乘以 2。

4. 参考区间

（100.24±13.18）%。

5. 注意事项

除本法外，尚有血浆凝固法。后者检测可能受到狼疮抗凝物（LAC），高浓度的FⅧ（>250%）等的影响。如果存在活化蛋白C抵抗（APC-R）时，可出现血浆凝固时间假性缩短，将待测血浆用缺乏PC的基质血浆进行1∶2、1∶4等适当比例稀释后可以纠正。

6. 临床意义

与PC：Ag相同。

三、蛋白S抗原测定

（一）原理

蛋白S抗原测定（PS：Ag）采用免疫火箭电泳法。血浆总PS（TPS）包括游离PS（FPS）和与补体C_4结合蛋白结合的PS（C_{4bp}-PS）。火箭电泳法在琼脂板上可同时检测TPS和FPS。在待测血浆中加一定量聚乙二醇6000，则C4bp-PS会沉淀下来，上清部分即为FPS。

（二）试剂与器材

（1）抗人PS血清。

（2）巴比妥钠缓冲液：每升含巴比妥钠10.32g、甘氨酸7.52g、Tris 0.6g、EDTA 1.46g，pH 9.0。

（3）25%聚乙二醇6000（PEG6000）。

（4）余同FⅧ：Ag的检测。

（5）电泳仪。

（三）操作

（1）受检血浆用0.13 mol/L枸橼酸钠抗凝，FPS处理同标准曲线制作，TPS与FPS均每孔加10μl，余均同标准曲线。

（2）检测样品的峰高代入公式中X，Y为样本的PS值。

（3）标准曲线绘制

①取抗人 PS 血清，用巴比妥钠缓冲液配制成 1%含 PS 抗血清的琼脂糖凝胶板。

②TPS 标准血浆稀释为原倍（100%），1：2（50%），1：4（25%），1：8（12.5%），1：16（6.25%）。

③每孔加样 10μl。

④电泳条件同 PC：Ag 检测。

⑤FPS：吸取 2 支各 300μl 正常混合血浆，每支加 25%聚乙二醇 6000 50μl，充分混匀，室温下放置 30 分钟，然后以 3000r/min 离心 10 分钟，取上层血浆，一支作原倍（100%；另一支作 1：2（50%），1：4（25%），1：8（12.5%），1：16（6.25%）稀释。与 TPS 在同一琼脂板上进行电泳。

（6）染色：将电泳后的琼脂板置 1%磷钼酸染色液中数分钟，一般 5~15 分钟（以磷钼酸液新鲜度而定，新鲜则短，使用多次后则相应延长染色时间），即可见清晰的火箭沉淀峰。

（7）采用直线回归，将测得的峰高与相应的血浆稀释度做直线回归处理，$Y=bX+a$。

（四）参考区间

TPs：（96.6±9.8）%；FPS：（100.9±11.6）%。

（五）注意事项

（1）游离 PS 标本，制备好的上层血浆应当天检测，否则会影响实验结果。

（2）同一份标本，同时做 TPS 和 FPS，加样时可以单孔为 TPS 样本；双孔为 FPS 样本，以便分析结果。

（3）血浆中约 60%C4BP-PSM0%为 FPS，只有 FPS 辅助 APC 发挥灭活 FVa 和 FVilla 功能。故检测 FPS 更有临床价值。

（六）临床意义

（1）PS 作为 PC 的辅因子，对因子 Va、Ⅷa 有加速灭活作用。先天性 PS 缺陷者常伴发严重的深静脉血栓栓塞。

（2）获得性 PS 缺乏：见于肝功能障碍、口服双香豆素类抗凝药物。

第六节 病理性抗凝物质检验

一、筛查试验

(一) 复钙交叉试验

1. 原理

延长的复钙时间,如果能被 1/10 量的正常血浆所纠正,表示受检血浆中缺乏凝血因子;如果不能被等量的正常血浆所纠正,则提示受检血浆中有抗凝物质。

2. 试剂与器材

(1) 0.1mol/L 草酸钠或 0.13mol/L 枸橼酸钠抗凝的正常血浆和待测血浆。

(2) 0.025mol/L 氯化钙溶液。

3. 操作

放置于 37℃ 水浴中 1 分钟,加 0.025mol/L 氯化钙溶液 0.1ml 混合的同时启动秒表,记录血浆中出现纤维蛋白丝的时间(分钟),重复两次,取平均值。

4. 参考区间

若第 3 管的复钙时间不能恢复至正常值(2 分 18 秒~4 分 17 秒),则表示受检血浆中有抗凝物质存在。

5. 注意事项

(1) 抽血应顺利,不应有溶血及凝血。

(2) 取血后应立即检测,血浆在室温中放置不超过 2 小时。

6. 临床意义

本试验可区别复钙时间延长的原因,是血液循环中有无病理性抗凝物质的一项筛查试验。

(二) 凝血酶时间延长的纠正试验 (游离肝素时间测定)

1. 原理

甲苯胺蓝可中和肝素的抗凝作用。当凝血酶时间(TT)延长,可在受检血浆中加入甲苯胺蓝，若延长的 TT 恢复正常或明显缩短，则表示受检血浆中肝素或类肝素增多，否则视其他抗凝血酶类物质存在。

2. 试剂与器材

（1）0.1%甲苯胺蓝溶液。

（2）0.1mol/L 草酸钠或 0.13mol/L 枸橼酸钠抗凝血浆。

（3）凝血酶溶液：凝血酶加生理盐水稀释，使正常对照血浆的凝固时间在 16~18 秒。

3. 操作

（1）取受检抗凝血浆 0.1ml，加 0.1%甲苯胺蓝 0.1ml，摇匀，置 37℃水浴中。

（2）随即加入凝血酶溶液 0.1ml，即刻记录血浆凝固时间，重复 2 次或 3 次，取平均值。

4. 结果判断

在凝血酶时间（TT）延长的患者，加入甲苯胺蓝后 TT 明显缩短，两者相差大于 5 秒，提示患者血浆中有肝素或类肝素增多；如 TT 并不因为加入甲苯胺蓝而缩短，提示 TT 延长不是由肝素或类肝素物质所致。

5. 注意事项

凝血酶溶液在每次操作时都需作校正试验，使正常血浆的 TT 值在 16~18 秒。复钙交叉试验和游离肝素时间检测均为临床常用的病理性抗凝物质存在的筛选试验。前者可以鉴别凝血异常是内源凝血系统因子缺乏还是由病理性抗凝物质存在引起；后者对检测肝素或类肝素物质的存在比较敏感和特异。但二者均只是定性检测试验。

6. 临床意义

在过敏性休克，使用氮芥或放疗后，严重肝病，弥散性血管内凝血或肝叶切除后或肝移植术后等患者的血浆中可能有类肝素物质的增多。

二、血浆肝素浓度测定

（一）原理

发色底物法。

（二）试剂与器材

（1）FXa 试剂（含冻干牛 FXa）。

（2）AT（含冻干人 AT 和缓冲液 0.05mol/L Tris-HCl，0.175mol/L NaCl，7.5mmol/L ED-TA，pH 8.4）。

（3）发色底物 Spectrozyme FXa。

（4）光电比色仪。

（三）操作

1. 标本准备

0.129mol/L 枸橼酸钠 1∶9 抗凝血，以 3000r/min 离心 10 分钟。为彻底祛除剩余血小板，1 小时内再以 3000r/min 离心 10 分钟。缺乏血小板血浆须保存在 2~8℃，2 小时内完成检测，或-20℃保存 1 个月，用前 37℃融化 15 分钟。

2. 试剂准备

（1）FXa 试剂：加 5ml 蒸馏水，2~8℃可保存 2 周，-20℃可保存 4 个月。

（2）AT：加 5ml 蒸馏水，2~8℃可保存 2 周，-20℃可保存 4 个月。

（3）发色底物 Spectrozyme FXa：加 5ml 蒸馏水，2~8℃可保存 2 个月，-20℃可保存 6 个月（勿反复冻融）。

3. 标准品准备

用同样的方法采集正常血浆，以制备肝素标准品。以 0.9%NaCl 配成 8USPU/ml 的肝素，然后用正常血浆配成下列肝素标准品：

0.8U/ml：900μl 血浆+100μl 肝素（8USPU/ml）；

0.4U/ml：500μl 血浆+500μl 0.8U/ml 标准品；

0.2U/ml：500μl 血浆+500μl 0.4U/ml 标准品；

0.0U/ml：500μl 血浆。

200μl AT，加 25M1 血浆样品或肝素标准品，混匀，37℃温育 2 分钟，加 200μl FX a 并混匀，37℃精确温育 1 分钟；混合液中加 200μl 发色底物 Spec-trozyme FXa，混匀，37℃精确温育 5 分钟；加 200 小醋酸，混匀；最后，加 200μl 水。在波长 405nm 处读取吸光度值，空白对照液可按下列顺序配制：200μl 醋酸→200μlAT→25μl 正常对照血浆→200μlFXa→200μl 发色底物 Spectrozyme FXa→200μl 水。

4. 标准曲线

以吸光度值与对应的肝素标准品浓度绘制标准曲线，纵、横坐标分别为 405nm 吸光度值和肝素浓度。待测血浆中肝素浓度可从标准曲线上直接查到。标准曲线应每次制备。

（四） 参考区间

正常人用本法检测肝素为0。根据抗凝治疗的强度不同，本检测值有相应变化。本法检测肝素的范围是0~0.8U/ml。

（五） 注意事项

（1） 采血与离心必须细心，以避免血小板激活，导致血小板第4因子释放，后者可抑制肝素活性。

（2） 反应中温育时间和温度均应严格按要求，否则将影响检测结果。

（3） 严重黄疸患者检测中应设自身对照。

（4） 制作标准曲线的肝素制剂应与患者使用的一致。

（5） 采血时间必须与用药时间紧密对应，使检测结果可以指导临床的药物剂量调整。

（6） 肝素治疗个体差异较大，过量用药可以导致出血，用药不足无法避免血栓形成。肝素浓度的检测可以有效地提供药动学信息，指导临床合理调整药物的剂量。

（六） 临床意义

在过敏性休克，使用氮芥或放疗后，严重肝病或 DIC，肝叶切除后或肝移植术后等患者血浆中肝素增多。主要应用于肝素治疗的监测。

三、凝血因子Ⅷ抑制物测定（Bethesda 法）

（一） 原理

将受检血浆与正常人血浆混合，温育一定时间后，检测剩余因子Ⅷ的活性，以 Bethesda 单位来计算抑制物的含量，1 个 Bethesda 单位相当于灭活 50%因子训的量。

（二） 试剂与器材

（1） 0.05mol/L 咪唑缓冲液（pH 7.3）咪唑 0.34g，氯化钠 0.585g，加蒸馏水至 100ml。

（2） 白陶土–脑磷脂悬液。

（3） 缺乏因子Ⅷ血浆（FWLCV1%）。

（4） 正常人混合血浆。

（5） 0.025mol/L 氯化钙。

（三）操作

（1）用咪唑缓冲液制备受检者 1/2（受检者血浆 1 份加缓冲液 1 份）和 1/3（受检者血浆 2 份加缓冲液 1 份）的稀释血浆。

（2）温育混合物的制备：对照为正常人混合血浆 0.2ml 加缓冲液 0.2ml；受检者 1/2 稀释血浆 0.2ml 加对照血浆 0.2ml；受检者 1/3 稀释血浆 0.2ml 加对照血浆 0.2ml。

将上述 3 支含混合物试管置 37℃ 水浴箱中温育 2 小时。

（3）用测 FⅧ：C 的方法，检测各管的 Ⅷ：C 水平。

（四）注意事项

同凝血因子Ⅷ：C 测定。当筛查试验如复钙交叉试验、APTT 纠正试验出现阳性结果时，患者有血友病 A 史或因子Ⅷ活性下降，用凝血因子Ⅷ抑制物测定（Bethesda 法）可以定量反映抑制物的水平，用于血友病 A 患者产生因子Ⅷ抑制物或获得性血友病 A 的诊断与疗效的监测。该检测是一种经典的方法。

（五）参考区间

正常人体内无抑制物。

（六）临床意义

本法多用于血友病 A 患者出现抗因子Ⅷ：C 抗体者，也用于获得性血友病 A 者，也可用于测定其他凝血因子所产生的抗体。

第七节　纤溶系统的检验

一、优球蛋白溶解时间

（一）原理

血浆经稀释后，加稀醋酸使 pH 降低至 4.5 时优球蛋白组分即沉淀，经离心可除去纤溶抑制物。而沉淀的优球蛋白组分中含纤维蛋白原、纤溶酶原和纤溶酶原激活物等。将此沉淀物溶解于缓冲液中，再加氯化钙（加钙法）或凝血酶（加酶法）使其凝固，置37℃下观察凝块完全溶解所需时间，即为优球蛋白溶解时间（ELT）。

（二）试剂与器材

（1）109mmol/L枸橼酸钠溶液。

（2）1%醋酸溶液。

（3）硼酸盐缓冲液（pH 9.0）取氯化钠9g，硼酸钠1g，加蒸馏水溶解后，加水至1000ml。

（4）0.025mol/L氯化钙溶液。

（三）操作

（1）109mmol/L枸橼酸钠0.2ml，加1.8ml血液，混匀，并分离血浆。

（2）尖底离心管1支，加蒸馏水7.5ml，加1%醋酸约0.12ml，使pH为4.5，置冰浴中。

（3）取0.5ml血浆加到上述置冰浴中的离心管中，混匀，继续置冰浴中10分钟，使优球蛋白充分析出。

（4）用3000r/min离心5分钟，倾去上清液，倒置离心管于滤纸上，吸去残余液体。

（5）加硼酸缓冲液（pH 9.0）0.5ml于沉淀中，置37℃水浴中，轻轻搅拌使之完全溶解。

（6）加入0.025mol/L氯化钙0.5ml，开动秒表记录凝固时间。

（7）置37℃水浴中，观察凝块完全溶解，并记录时间。

（四）参考区间

溶解时间（ELT）大于120分钟。小于70分钟为异常，是诊断纤溶活性亢进的指标之一；大于120分钟提示纤溶活性减低。

（五）注意事项

（1）采血时止血带不宜扎得过紧，时间不得超过5分钟。

（2）第2、3步骤要在15分钟内完成。

（3）观察溶解标本以不见絮状物为准。

（4）当纤溶极度亢进时，体内纤溶酶原基本被耗尽时，本试验可呈假阴性。

（5）ELT 测定依赖于血浆中有足够的纤维蛋白原和纤溶酶原，当血浆中优球蛋白浓度较低时，可能仅出现较纤细的纤维蛋白丝或无纤维蛋白凝块形成而影响测定，ELT 可延长。肝素抗凝治疗不会影响 ELT 测定，因为肝素不会在醋酸溶液中发生沉淀。由于 ELT 的测定时间较长，影响因素多，近年来已较少在临床应用。

（六）临床意义

本试验用以观察总的纤溶活性。当原发性或继发性纤溶亢进（如 DIC）时，ELT 缩短（小于 70 分钟有价值）。ELT>120 分钟，提示纤溶活性减低，临床意义不大。

二、纤维蛋白（原）降解产物检验

（一）血浆硫酸鱼精蛋白副凝固试验（3P 试验，凝固法）

1．原理

在凝血酶作用下，纤维蛋白原释放出肽 A 肽 B 后转变为纤维蛋白单体（FM），与纤维蛋白降解产物（FDP）形成可溶性复合物。硫酸鱼精蛋白可使该复合物中 FM 游离出来，后又自行聚合呈肉眼可见的纤维状、絮状或胶冻状，它反映了 FDP（尤其是碎片 X）的存在。

2．试剂与器材

（1）109mmol/L 枸橼酸钠溶液。

（2）10g/L 硫酸鱼精蛋白溶液（pH 6.5）。

3．操作

（1）取 0.5ml 贫含血小板的枸橼酸抗凝血浆（PPP）放入试管中。

（2）置 37℃水浴中 3 分钟。

（3）加 10g/L 硫酸鱼精蛋白溶液 0.05ml，混匀，置 37℃水浴中 15 分钟，立即观察结果。

4．结果判断

（1）阴性：血浆清晰不变，无不溶解物产生。

（2）阳性：血浆中如有细或粗颗粒沉淀出现、或有纤维蛋白丝（网）或有胶冻形成。

5．参考区间

正常人为阴性。

6. 注意事项

（1）本试验不能用草酸盐、肝素或 EDTA 盐等作抗凝剂。

（2）抽血不顺利、抗凝不完全、标本保存于冰箱、到时未立即观察结果等均会导致假阳性结果。

（3）若水浴温度太低或纤维蛋白原的含量过低都会造成假阴性结果。

（4）3P 试验检测血浆中 FDPs 的灵敏度为>50mg/L，主要反映血浆中可溶性 FM 和 FDPs 中的较大的片段（X 片段）增多，只有二者同时存在时 3P 试验才呈阳性。

（5）采血后及时送检，可以避免假阳性结果。

7. 临床意义

（1）3P 阳性

见于 DIC 早期或中期，但在大出血（创伤、手术、咯血）或样本置冰箱后可呈假阳性。

（2）3P 阴性

见于 DIC 晚期和原发性纤溶症。

（二）凝血酶时间（TT）测定

1. 原理

在凝血酶作用下，待检血浆中纤维蛋白原转变为纤维蛋白。当待检血浆中抗凝物质增多时，凝血酶时间延长。

2. 试剂与器材

（1）109mmol/L 枸橼酸钠溶液。

（2）凝血酶溶液：可将浓凝血酶液加生理盐水，直至正常人对照血浆的凝固时间为 16~18 秒。

（3）秒表。

3. 操作

（1）取待检枸橼酸钠抗凝血浆 0.1ml，置于 37℃水浴中温育 5 分钟。

（2）加入凝血酶溶液 0.1ml，记录凝固时间。如此重复 2~3 次，取平均值。

4. 参考区间

16~18 秒，若超过正常对照 3 秒以上者为异常。

5. 注意事项

（1）采血后宜在 1 小时内完成检测，血浆标本置冰箱保存不应超过 4 小时。

（2）肝素或 EDTA-Na2 抗凝血浆不宜做本试验。

（3）当血浆中纤溶酶活性增高，导致纤维蛋白/纤维蛋白原降解产物（FDP）增加时，可使 TT 明显延长，故 TT 是一项常用的纤溶活性筛选试验。然而，TT 的长短与血浆中纤维蛋白原的浓度、结构和凝血酶抑制物等抗凝血酶的物质存在密切相关，故 TT 还可用于低/异常纤维蛋白原血症和类肝素物质增多的筛查。

（4）TT 测定时，所加入血浆的凝血酶试剂的浓度对其结果影响极大，将对照血浆的 TT 值调在 16~18 秒，再测标本较为合适。

6. 临床意义

（1）凝血酶时间延长

见于肝素增多/类肝素抗凝物质存在，纤维蛋白（原）降解产物（FDP）/D-D 增多以及低（无）纤维蛋白原血症异常纤维蛋白原血症等。

（2）凝血酶时间缩短

常见于血样本有微小凝块或钙离子存在时。

第八章 | 尿液检验

第一节 尿液标本的采集与处理

一、尿液标本种类和收集

实验室应制定并实施正确收集和处理尿标本的指导手册，并使负责收集尿标本的人员方便获得这些资料或向患者告知收集说明。尿液标本收集注意事项如下：

（一）标本留取时间

（1）收集常规尿液分析的尿标本：应留取新鲜尿，以清晨第一次尿为宜，较浓缩，条件恒定，易检出异常，便于对比。

（2）收集急诊患者尿液分析的尿标本：可随时留取（随机尿）。

（3）收集特殊检验尿液分析的尿标本

①收集计时尿标本：应告知患者留尿起始和终止时间；留取前应将尿液排空，然后收集该时段内（含终止时间点）排出的所有尿液。

②收集使用防腐剂的尿标本：应建议患者先将尿液收集于未加防腐剂的干净容器内，然后小心地将尿液倒入实验室提供的含防腐剂容器中。

③收集多项检测尿标本：应针对不同检测项目分别留取尿标本（可分次留取，也可一次留取分装至不同容器中）。

④收集特定时段内尿标本：尿液应保存于 2~8℃ 条件下。

⑤收集时段尿尿标本：如总尿量超过单个容器的容量时，须用两个容器，检测前必须充分混匀两个容器内的尿液，最常用的方法是在两个尿容器之间来回相互倾倒尿标本；第二个容器收集的尿量一般较少，故注意加入防腐剂的量相应减少。

⑥收集卧床导尿患者的尿标本：将尿袋置于冰袋上；如患者可走动，应定期排空尿

袋，将尿液存放在 2~8℃ 条件下。

（二）标本收集容器

应清洁、无渗漏、无颗粒；制备容器的材料与尿液成分不发生反应；容器和盖均无干扰物质附着，如清洁剂等；容器的容积一般应 250ml，收集 24 小时尿标本的容器的容积应为 3L 左右；容器口为圆形，直径应 24cm；容器底部应较宽，适于稳定放置；容器盖应安全、密闭性好而又易于开启；推荐使用一次性容器；收集微生物检查标本容器应干燥无菌。

（三）标本容器标识

尿标本容器的标签材料应具有置于冰箱后仍能粘牢的特性；应在容器上粘贴标签，不可只粘贴于容器盖上；标签提供的信息应至少包含：①患者姓名；②唯一性标志；③收集尿液的日期和时间；④如尿标本加入防腐剂应注明名称，并加上防腐剂如溢出可对人体造成伤害的警示内容（还需口头告知患者）。

（四）标本留取书面指导

至少应包括：①洗手清洁：患者留取标本前要洗手，并实施其他必要的清洁措施；②信息核实：交给患者的尿液收集容器应贴有标签，并要求核对患者姓名；③最少留尿量：留取所需检验项目的最小尿标本量（还需口头告知患者）；④避免污染和干扰源：如避免污染经血、白带、精液、粪便；烟灰、糖纸等；避免光照影响尿胆原等化学物质分解或氧化；⑤容器加盖：防止尿液外溢；⑥记录标本留取时间。

二、尿液防腐与保存

通常，尿标本采集后应在 2 小时内完成检验，避免使用防腐剂；如尿标本不能及时完成检测，则宜置，于 2~8℃ 条件下保存，但不能超过 6 小时（微生物学检查标本在 24 小时内仍可进行培养）。根据检测项目特点，尿标本可采用相应的防腐剂防腐，而无需置冰箱保存。

选择适当的防腐剂。有多种防腐剂适用于该分析时，应选择危害性最小的防腐剂。常用尿液防腐方法见表 8-1。

表 8-1　常用尿液防腐方法

类型	说明	用途
甲醛	每 0.11 尿加入 400g/L 甲醛 0.5ml	用于管型、细胞检查；甲醛具还原性，不适于尿糖等化学成分检查
硼酸	每升尿加入约 10g 硼酸	在 24h 内可抑制细菌生长，可有尿酸盐沉淀。用于蛋白质、尿酸、5-羟吲哚乙酸、羟脯氨酸、皮质醇、雌激素、类固醇等检查；不适于 pH 检查
甲苯	每 0.11 尿加入 0.5ml 甲苯	用于尿糖、尿蛋白检查
盐酸	每升尿加入 10ml 浓盐酸	用于钙、磷酸盐、草酸盐、尿 17 酮类固醇、17 羟类固醇、肾上腺素、儿茶酚胺等检查；因可破坏有形成分，沉淀溶质及杀菌，故不能用于常规筛检
碳酸钠	24h 尿中加入约 4g 碳酸钠	用于卟啉、尿胆原检查；不能用于常规筛检
麝香草酚	每 0.11 尿加入 0.1g 麝香草酚	用于有形成分检查

三、检验后尿液标本的处理

（一）尿标本

应按生物危害物处理，遵照各级医院规定的医疗废弃物处理方法进行处理。

（二）一次性使用尿杯

使用后置入医疗废弃物袋中，统一处理。

（三）尿容器及试管等器材

使用后可先浸入消毒液（如 0.5% 过氧乙酸、5% 甲酚皂液等）浸泡消毒 12~24 小时后再处理。

第二节　尿液理学与化学检验

一、尿液理学检验

（一）尿量

使用量筒或其他带刻度的容器直接测定尿量。

个体尿量随气候、出汗量、饮水量等不同而异。一般健康成人约为 1.01~l.5L/24h，即 1ml/（h·kg）；小儿如按体重（kg）计算尿量，则较成人多 3~4 倍。

1. 增多见于

（1）生理性：饮水过多，饮浓茶、咖啡、乙醇类或精神紧张等。

（2）病理性：常见于糖尿病、尿崩症、慢性肾炎和神经性多尿等。

2. 减少见于

（1）生理性：饮水少和出汗多等。

（2）病理性：常见于休克、脱水、严重烧伤、急慢性肾炎、心功能不全、肝硬化腹水、流行性出血热少尿期、尿毒症和急慢性肾衰竭等。

（二）尿液颜色

根据观察到的尿颜色进行报告。

正常尿颜色：因尿含尿色素可呈淡黄色。尿液浓缩时，颜色可呈深黄色，并受某些食物及药物的影响。

病理性尿颜色：凡观察到尿液呈无色、深黄色、浓茶色、红色、紫红色、棕黑色、绿蓝色、乳白色等，均应报告。浓茶样深红色尿可见于胆红素尿；红色尿见于血尿、血红蛋白尿；紫红色尿见于卟啉尿；棕黑色尿见于高铁血红蛋白尿、黑色素尿；绿蓝色尿见于胆绿素尿和尿蓝母；乳白色尿可能为乳糜尿、脓尿。

（三）尿液透明度

根据尿的外观理学性状，将尿液透明度分为清晰透明、微浑、浑浊、明显浑浊四个等级。

浑浊尿的鉴别步骤为：①加热：浑浊消失，为尿酸盐结晶；②加入醋酸数滴：浑浊消失且产生气泡，为碳酸盐结晶；浑浊消失但无气泡，为磷酸盐结晶；③加入 2%盐酸数滴：浑浊消失，为草酸盐结晶；④加入 10%氢氧化钠数滴：浑浊消失，为尿酸结晶；呈现胶状，为脓尿；⑤在 1 份尿液中，加入乙醚 1 份和乙醇 2 份，振荡，浑浊消失，为脂肪尿；⑥尿液经上述处理方法后：仍呈浑浊，多为菌尿。

二、尿液化学检验

（一）尿液干化学分析

1. 临床表现尿液干化学分析仪

尿液干化学分析仪由机械系统、光学系统和电路系统三部分组成。采用反射光度法原理对配套尿干化学试带进行检测，发生化学反应产生颜色变化的试带，被波长不同的发光二极管照射后，产生反射光，反射光由光电管接受，光信号转化成为电讯号，电讯号传送至模拟数字转换器，转换成数值，经微处理控制器处理，自动显示结果。

使用尿液干化学分析仪应注意如下问题：

（1）检验人员有合格的能力

检验人员必须经规范培训合格才能上岗，上岗前必须仔细阅读仪器说明书，了解仪器的测定原理，熟悉操作方法、校正方法、仪器日常维修和保养要求等。

（2）仪器校正带校准

部分仪器开机后虽会自动校正，但应每天用仪器自带的校正带进行测定，观察测定结果与校正带标示结果是否一致，只有完全一致才能证明仪器处于正常运转状态，同时记录测定结果。

（3）保持仪器洁净

如尿液污染，应立即进行清除。

（4）执行日常保养

按厂商规定，定期对仪器光学部分和机械部分进行保养。

（5）使用配套专用试带

不同型号仪器应使用各自相应的尿试带。

（6）操作温度

检测时，仪器、尿干化学试带和标本的最佳温度为 20~25℃。

2. 尿液干化学分析试带

（1）试带法常用检验项目

①原理

尿液干化学试带是以滤纸为载体，将各种试剂成分浸渍后干燥，作为试剂层，固定在塑料底层上，并在表面覆盖一层起保护作用的尼龙膜，通常能检测 8~11 项尿化学试验。

②操作

按仪器说明书操作半自动或全自动尿液干化学分析仪。

③注意事项

a. 标本要求：测定尿 pH、葡萄糖、酮体、隐血、胆红素、亚硝酸盐时，标本必须新鲜。

b. 试带保存：尿葡萄糖、胆红素试带易失效，应避光保存于室温干燥处。

c. 尿蛋白质：通常，试带法检测结果为阴性时，应再用加热醋酸法或磺基水杨酸法复查，以免漏诊阳性结果。

d. 尿隐血：由于红细胞易于沉淀，所以测试前标本必须混匀。为防止强氧化剂或某些产过氧化物酶细菌的干扰、可将尿液煮沸 2 分钟，再用试带进行检测。

④临床意义

a. 尿酸碱度：肉食者多为酸性，食用蔬菜水果可致碱性。久置腐败尿或泌尿道感染、脓血尿均可呈碱性。磷酸盐、碳酸盐结晶多见于碱性尿；尿酸盐、草酸盐、胱氨酸结晶多见于酸性尿。酸中毒及服用氯化铵等酸性药物时尿可呈酸性。

b. 尿蛋白质：分为短暂性蛋白尿，如功能性（发热、运动、充血性心力衰竭和癫痫发作等）和体位性（仅见于直立性体位），或持续性蛋白尿，如肾前性（免疫球蛋白重链和轻链分泌、肌红蛋白尿和血红蛋白尿等）、肾性（IgA 肾病、肾毒性药物所致小分子蛋白尿和进展性肾病等）和肾后性（如尿路感染、前列腺或膀胱疾病和阴道分泌物污染等）。

c. 尿葡萄糖：阳性见于糖尿病、肾性糖尿病、甲状腺功能亢进等。内服或注射大量葡萄糖及精神激动等也可致阳性反应。

d. 尿酮体：阳性见于妊娠剧吐、长期饥饿、营养不良、剧烈运动后。严重未治疗的糖尿病酸中毒患者，酮体可呈强阳性反应。

e. 尿隐血：尿隐血来自两种情况：①尿红细胞：无论试验前红细胞是否破坏，只要红细胞达到一定浓度，试带检测时均可出现隐血阳性。主要见于肾小球肾炎、尿路结石、泌尿系统肿瘤、感染等。②尿血红蛋白：即含游离血红蛋白的血红蛋白尿。正常人尿液中无游离血红蛋白。当体内大量溶血，尤其是血管内溶血，血液中游离血红蛋白可大量增加。当超过 1. 00~1. 35g/L 时，即出现血红蛋白尿。此种情况常见于血型不合输血、阵发性睡眠性血红蛋白尿、寒冷性血红蛋白尿症、急性溶血性疾病等。还可见于各种病毒感染、链球菌败血症、疟疾、大面积烧伤、体外循环、肾透析、手术后所致的红细胞大量破坏等。

f. 尿胆红素：阳性见于肝实质性及阻塞性黄疸。溶血性黄疸时，一般尿胆红素阴性。

g. 尿胆原：阴性见于完全阻塞性黄疸。阳性增强见于溶血性疾病及肝实质性病变如肝炎。

h. 尿亚硝酸：阳性见于尿路细菌感染，如大肠埃希菌属、克雷伯菌属、变形杆菌属和假单胞菌属感染。注意，亚硝酸盐结果阳性与致病菌数量没有直接关系。

i. 尿比密：增高见于少尿、急性肾炎、高热、心功能不全、脱水等；尿比密增高同时伴尿量增多，常见于糖尿病。尿比密减低见于慢性肾小球肾炎、肾功能不全、尿崩症等。连续测定尿比密比一次测定更有价值，慢性肾功能不全呈现持续性低比密尿。如临床怀疑肾小管疾病时建议采用冰点渗透压法测定尿渗量以明确诊断。

j. 尿白细胞酯酶：阳性提示尿路炎症，如肾脏或下尿道炎症，表明尿液中白细胞数量 >20 个/μl；阳性也可见于前列腺炎。

k. 尿维生素 C：主要用于排除维生素 C 对干化学分析结果的干扰，阳性提示成带尿液隐血、胆红素、亚硝酸盐和葡萄糖检测结果可能为假阴性。

⑤注意事项

a. 注意尿干化学分析试带测定结果与手工法化学试验测定结果的差异：如尿蛋白质试带测定的是白蛋白，对球蛋白不敏感；用葡萄糖氧化酶测定尿葡萄糖的灵敏度比班氏法高，但高浓度仅测到"3+"为止；尿胆红素试带法结果比 Hamson 法灵敏度低；尿白细胞酯酶检测白细胞只能测出有无粒细胞，而不与淋巴细胞发生反应等。

b. 尿干化学分析试带结果的确认检验：通常采用相同或更高灵敏度或特异度的相同或不同方法来检测同一物质。但是，采用相同干化学分析试带重复检测不能作为确证试验。

c. 试带法检测结果宜采用显微镜检查法来加以确认：国际上普遍认为，宜采用显微镜检查法来加以确认试带法检测结果。试带法白细胞酯酶和亚硝酸盐阳性时，宜采用病原生物学检查来排除尿路感染可能，采用显微镜检查法来确认菌尿或白细胞尿。当显微镜检查提示存在异常上皮细胞时，宜做细胞病理学检查来确认结果。疑为膀胱移行上皮细胞癌时，宜采用图像流式细胞分析法和 DNA 分析法来确证。

（2）常用确证试验

国内常用的试带法确认试验介绍如下，包括磺基水杨酸法测定尿蛋白质、Hamson 法测定尿胆红素和显微镜法检查尿红细胞和白细胞（后者见本章第四节）。

①磺基水杨酸法尿蛋白质测定

a. 原理

磺基水杨酸为生物碱试剂，在酸性环境下，其阴离子可与带正电荷的蛋白质结合成不溶性蛋白盐而沉淀。

b. 试剂

100g/L 磺基水杨酸乙醇溶液：取磺基水杨酸 20g，加水至 100ml，取此液与等量 95% 乙醇或甲醇液混合。

200g/L 磺基水杨酸溶液：取磺基水杨酸 20g，加水至 100ml。

c. 操作

第一，加尿标本：取小试管加尿液 3~5ml。

第二，加试剂：加 100g/L 磺基水杨酸乙醇溶液 3~4 滴或 200g/L 磺基水杨酸溶液 1~2 滴，形成界面。

第三，观察结果：如尿显浑浊，表示存在尿蛋白，浑浊深浅与尿蛋白量成正比。

第四，结果判断：阴性：尿液不显浑浊，外观仍清晰透明；可疑（±）：轻微浑浊，隐约可见，含蛋白量约为 0.05~0.2g/L；阳性（+）：明显白色浑浊，但无颗粒出现，含蛋白量约为 0.3g/L；（2+）：稀薄乳样浑浊，出现颗粒，含蛋白量约为 1g/L；（3+）：乳浊，有絮片状沉淀，含蛋白量约为 3g/L；（4+）：絮状浑浊，有大凝块下沉，含蛋白量≥25g/L。

d. 注意事项

第一，磺基水杨酸法灵敏度：0.05~0.1g/L 尿。

第二，浑浊尿处理：应先离心或过滤。

第三，强碱性尿处理：应加 5%醋酸溶液数滴酸化后再作试验，否则可出现假阴性。

第四，假阳性结果：可见于有机碘造影剂、超大剂量使用青霉素；尿含高浓度尿酸或尿酸盐（出现阳性反应与尿蛋白阳性结果不同，前者加试剂 1~2 分钟后出现白色点状物，向周围呈毛刺状突起，并慢慢形成雾状）。

②Hamson 法尿胆红素测定

a. 原理

用硫酸槌吸附尿液中胆红素后，滴加酸性三氯化铁试剂，使胆红素氧化成胆绿素而呈绿色反应。

b. 试剂

第一，酸性三氯化铁试剂（Fouchet 试剂）：称取三氯乙酸 25g，加蒸馏水少许溶解，再加入三氯化铁 0.9g，溶解后加蒸馏水至 100ml。

第二，100g/L 氯化钡溶液。

第三，氯化钡试纸：将优质滤纸裁成 10mm×80mm 大小纸条，浸入饱和氯化钡溶液内（氯化钡 30g，加蒸馏水 100ml）数分钟后，放置室温或 37℃ 温箱内待干，贮于有塞瓶中备用。

c. 操作

试管法：取尿液 5ml，加入 100g/L 氯化粗溶液约 2.5ml，混匀，此时出现白色的硫酸钡沉淀。离心后弃去上清液，向沉淀物加入酸性三氯化铁试剂数滴。若显现绿色或蓝绿色者为阳性结果。

氯化钡试纸法：将氯化初试纸条的一端浸入尿中，浸入部分至少 50mm 长，5～10 秒后，取出试条，平铺于吸水纸上。在浸没尿液的部位上滴加酸性三氯化铁试剂 2～3 滴，呈绿、蓝色为阳性，色泽深浅与胆红素含量成正比。

d. 注意事项

第一，本法灵敏度：0.9/nmol/L 或 0.5mg/L 胆红素。

第二，胆红素在阳光照射下易分解，留尿后应及时检查。

第三，假阳性：见于尿含水杨酸盐、阿司匹林（与 Fouchet 试剂反应）。

第四，假阴性：加入 Fouchet 试剂过多，反应呈黄色而不显绿色。

（二）尿本–周蛋白定性试验

1. 试验方法

（1）过筛法

①热沉淀反应法

a. 原理

本–周蛋白又称凝溶蛋白，是一种免疫球蛋白的轻链或其聚合体。此种蛋白在一定 pH 条件下加热至 40～60℃ 时沉淀，温度升高至 100℃ 时，沉淀消失，再冷却时又可重现沉淀。

b. 试剂

第一，200g/L 磺基水杨酸溶液。

第二，2mol/L 醋酸盐缓冲溶液（pH 4.9±0.1）：取醋酸钠（CH3COONa·3H$_2$O）17.5g，加冰醋酸 4.1ml，再加蒸馏水至 100ml，调 pH 至 4.9。

c. 操作

第一，先用磺基水杨酸法作尿蛋白定性试验：如试验阴性，则可认为尿标本中本–周蛋白阴性；如试验阳性，则继续以下试验。

第二，取清晰透明的尿液 4ml 于试管中，再加入醋酸盐缓冲溶液 1ml，混匀后，放置 56℃ 水浴中 15 分钟。如有浑浊或出现沉淀，再将试管放入沸水中，煮沸 3 分钟，观察试管中浑浊或沉淀的变化，如浑浊变清、浑浊减弱或沉淀减少，均提示本–周蛋白阳性。若煮沸后，浑浊增加或沉淀增多，表明此尿液中还有其他蛋白质。此时，应将试管从沸水中取出，立即过滤；如滤液开始透明，温度下降后浑浊，再煮沸时又透明，提示本–周蛋白为阳性。

②对甲苯磺酸法

a. 原理

本–周蛋白在酸性条件下，与对甲苯磺酸形成沉淀。一般蛋白质的等电点多在 5.0 以下，而本–周蛋白等电点略高于一般蛋白质，故本法测定本–周蛋白有相对特异性。

b. 试剂

对甲苯磺酸溶液：对甲苯磺酸 12g，加冰醋酸至 100ml，溶解后即可使用。

c. 操作

第一，取尿标本：取透明尿液 2ml 于试管中。

第二，加试剂：加对甲苯磺酸溶液 1ml，混匀，室温静置 15~30 分钟。

第三，观察结果：5 分钟内出现沉淀或浑浊，提示本周蛋白为阳性。

d. 注意事项

第一，尿液应新鲜：避免白蛋白、球蛋白分解变性而干扰试验。

第二，尿液应清晰：浑浊尿应离心沉淀，取用上清尿液作试验。

第三，设置对照管：本–周蛋白过多时，在 90℃ 以上不易完全溶解，故需与对照管比较（也可将尿液稀释后再测）。

第四，煮沸过滤：应在保持高温状态下迅速除去尿白、球蛋白。

第五，对甲苯磺酸法灵敏度高与热沉淀反应法，但前者有假阳性。

（2）确证试验——免疫电泳分析法

如本–周蛋白含量少时，应将尿液透析浓缩约 50 倍，在醋酸纤维素薄膜上点样进行电泳，本–周蛋白可在 α~γ 球蛋白区出现一条浓集的区带。为进一步确诊，可将尿液与抗 K 轻链及抗入轻链血清进行免疫学测定，以区分轻链类型。

2. 临床意义

本-周蛋白阳性，见于：

（1）浆细胞恶性增殖

可能产生过多轻链或重链合成被抑制，致使过多轻链通过尿液排出。

（2）多发性骨髓瘤

约50%患者。

（3）巨球蛋白血症

约15%患者。

（4）其他疾病

肾淀粉样变、慢性肾盂肾炎及恶性淋巴瘤等。

（三）尿肌红蛋白定性试验

1. 原理

肌红蛋白（Mb）和血红蛋白（Hb）一样，分子中含有血红素基团，具有过氧化物酶样活性，能催化 H_2O_2 作为电子受体使色原（常用的有邻联甲苯胺、氨基比林）氧化呈色，色泽深浅与肌红蛋白或血红蛋白含量成正比。Mb 能溶于80%饱和度的硫酸铵溶液中，而 Hb 则不能，两者由此可予以区别。

2. 试剂

（1）10g/L 邻联甲苯胺（o-tolidine）

冰醋酸溶液取邻联甲苯胺1g，溶于冰醋酸和无水乙醇各50ml 的混合液中，置棕色瓶中，冷藏保存，可用8~12 周，若溶液变暗色，应重新配制。

（2）过氧化氢溶液

冰醋酸1份，加3%过氧化氢溶液2份。

（3）硫酸铵粉末

用化学纯制品。

3. 操作

（1）测试尿标本是否存在血红素

依次在试管中加入新鲜尿液4滴，邻联甲苯胺（或四甲基联苯胺）溶液2滴，混合后，加入过氧化氢溶液3滴，如出现蓝色或蓝绿色，表示尿中存在 Hb 和（或）Mb。

（2）尿硫酸铵沉淀反应

尿液离心或过滤使透明；吸取上清液 5ml，加入硫酸铵粉末 2.8g，使之溶解混合（饱和度达 80%），静置 5 分钟，用滤纸过滤；取滤液按上述操作步骤"1"重复测试是否存在血红素，如呈蓝色，则表示尿 Mb 阳性，如不显蓝色，则表示血红素已被硫酸铵沉淀，为尿 Hb 阳性。

4. 临床意义

肌红蛋白尿症可见于下列疾病：

（1）遗传性肌红蛋白尿

磷酸化酶缺乏、未知的代谢缺陷，可伴有肌营养不良、皮肌炎或多发性肌炎等。

（2）散发性肌红蛋白尿

当在某些病理过程中发生肌肉组织变性、炎症、广泛性损伤及代谢紊乱时，大量肌红蛋白自受损伤的肌肉组织中渗出，从肾小球滤出而成肌红蛋白尿。

（四）尿乳糜定性试验

尿液混有脂肪即为脂肪尿。乳糜微粒与蛋白质混合使尿液呈乳化状态浑浊即为乳糜尿。

1. 原理

脂肪可溶解于乙醚中，而脂肪小滴可通过染色识别。

2. 试剂

（1）乙醚（AR）。

（2）苏丹Ⅲ醋酸乙醇染色液。5% 乙醇 10ml，冰醋酸 90ml，苏丹Ⅲ粉末一药匙，先将乙醇与冰醋酸混合，再倾入苏丹Ⅲ粉末，使之充分溶解。

（3）猩红染色液，先配 70% 乙醇和丙酮 1：1 溶液，然后将猩红染色液加入至饱和为止。

3. 操作

（1）取尿液加乙醚

取尿 5 ~ 10ml，加乙醚 2 ~ 3ml，混合振摇后，使脂肪溶于乙醚。静置数分钟后，2000r/min 离心 5 分钟。

（2）涂片加液

吸取乙醚与尿液的界面层涂片，加苏丹Ⅲ醋酸乙醇染色液或猩红染色液 1 滴。

（3）镜检观察

是否查见红色脂肪小滴。

（4）结果判断

①浑浊尿液：加乙醚后而澄清，则为脂肪或乳糜尿。

②镜检涂片：脂肪滴呈红色。

4. 注意事项

（1）尿液中加少量饱和氢氧化钠，再加乙醚，有助于澄清。

（2）将分离的乙醚层隔水蒸干，若留有油状沉淀，也可加苏丹Ⅲ，镜检证实有无脂肪小滴。

5. 临床意义

（1）正常人为阴性。

（2）因丝虫或其他原因阻塞淋巴管，使尿路淋巴管破裂而形成乳糜尿。丝虫病患者的乳糜尿的沉渣中常见红细胞，并可找到微丝蚴。

（五）尿苯丙酮酸定性试验

1. 原理

尿中的苯丙酮酸在酸性条件下与三氯化铁作用，生成 Fe^{3+} 和苯丙酮酸烯醇基的蓝绿色螯合物，磷酸盐对本试验有干扰，应先将其改变成磷酸铵镁沉淀后除去。

2. 试剂

（1）100g/L 三氯化铁溶液

称取三氯化铁 10g，加入蒸馏水至 100ml。

（2）磷酸盐沉淀剂

氧化镁 2.2g、氯化铵 1.4g、280g/L 氢氧化化液 2.0ml，加水至 100ml。

3. 操作

（1）加液过滤

尿液 4ml 加磷酸盐沉淀剂 1ml，混匀，静置 3 分钟，如出现沉淀，可用滤纸过滤或离心除去。

（2）加试剂

滤液中加入浓盐酸 2~3 滴和 100g/L 三氯化铁溶液 2~3 滴，每加 1 滴立即观察颜色。

（3）结果判断

如尿滤液显蓝绿色并持续 2~4 分钟，即为阳性。如绿色很快消失，提示可能有尿黑酸，可报告苯丙酮酸阴性。本法灵敏度约为 100mg/L；尿液作系列稀释后再测定，可粗略定量。

4. 注意事项

（1）尿标本

一定要新鲜，尿中若含酚类药物（如水杨酸制剂）及氯丙嗪，也可与氯化铁结合显色，试验前应停用此类药物。胆红素也可造成假阳性。

（2）用 2，4-二硝基苯肼溶液（与赖氏法测定转氨酶试剂同）试验

试剂与尿液等量混合，如显黄色浑浊为苯丙酮酸阳性。本法灵敏度为 200mg/L。

（3）儿童年龄

小儿出生后 6 周内不易查出，故宜出生 6 周后检查。

5. 临床意义

（1）正常人为阴性。

（2）大多数苯丙酮尿症患者的尿液可出现阳性；约有 1/4~1/2 病例可能会漏检。

（六）尿妊娠试验

妊娠试验（pregnancy test）又名尿绒毛膜促性腺激素试验（urine hCG test）。人绒毛膜促性腺激素（hCG）是由胎盘绒毛膜滋养层细胞所合成，具有促进性腺发育的糖蛋白激素，分子量约在 37000D 左右，由 237 个氨基酸残基和糖组成，有两个非共价键结合糖蛋白亚单位，称之为 α 和 β 亚单位。α 亚单位的氨基酸排列顺序和黄体生成素（LH）、促卵泡成熟激素（FSH）、促甲状腺激素（TSH）的 α 亚单位大体相同，故相互之间可发生交叉反应。而 β 亚单位则不同，结构特异，不存在于其他糖蛋白激素中。根据这一特点可制取 β-hCG 单克隆抗体，从而将上述激素之间的交叉反应降低到最低值，提高了试验的特异性及灵敏度，能更精确地反映 hCG 在尿液中的浓度。

金标抗体测定与酶标抗体测定，在原理上基本相似，只是金标抗体反应后直接呈现（金的）红色，适用于床旁或即时检验。

1. 原理

金标抗体检测法：两个抗人 β-hCC 单克隆抗体，一个抗体吸附于硝酸纤维素薄膜（NC 膜）上，另一个抗体结合于金溶胶颗粒表面（即金标抗体）。尿液中 hCG 先与 NC 膜

上的抗体结合，然后再与金标单抗溶液反应，最终形成"抗体-hCG-金标抗体"夹心式复合物，显红色金斑点。

2. 操作

（1）见试剂盒说明书。

（2）结果判断

①阳性反应：质控点（线）和测定点（线）均呈红色。

②阴性反应：仅质控点（线）呈红色。

③无效反应：质控点（线）和测定点（线）均不显色。

3. 注意事项

（1）质控点（线）与测定点（线）均不呈红色，表示试剂失效。

（2）金标早早孕检测试剂盒有薄膜渗滤法（呈现两个红色斑点）和试带法（呈现两条红杠）。因操作简便，可作家庭监测受孕应用。

（3）本法灵敏度 0.8~2.0ng/L。

（4）在滴加金标抗体溶液前，应上下颠倒试剂瓶混匀溶液。

4. 临床意义

（1）早期妊娠诊断

受孕 2~6 天即呈现阳性。

（2）妊娠与相关疾病和肿瘤

诊断及鉴别诊断。

（3）过期流产或不完全流产

本试验呈阳性，提示子宫内仍有活胎盘组织。

（4）人工流产后

本实验仍呈阳性，提示宫内尚有残存胚胎组织。

（5）宫外孕

hCG 低于正常妊娠，仅有 60% 阳性。

（七）尿液比密和渗量测定

1. 尿液比密测定

（1）原理

尿液比密测定方法很多，常用方法有试带法、折射计法和比密计法。目前，比密计法因操作烦琐和影响因素多，已不再是测定尿液比密的准确方法。但基层医院仍有使用，故介绍如下。

物质的重量与同体积的纯水，在一定温度下（4℃、15.5℃）相比，得到的密度为该物质的比密（俗称比重）。尿比密计是一种液体比密计，可测出规定温度下尿液的比密。

（2）操作

①充分混匀尿液后，沿管壁缓慢倒入小量筒或小量杯中，如有气泡，可用滴管或吸水纸吸去。

②比密计放入杯中，使悬浮于中央，勿触及杯壁或杯底。

③等比密计停稳后，读取与尿液凹面相切的刻度，即为被测尿液的比密。

（3）注意事项

①比密计校正

新比密计应用纯水在规定温度下观察比密是否准确。蒸馏水15.5℃应为1.000，8.5g/L氯化钠溶液在15.5℃应为1.006，50g/L氯化钠液在15.5℃应为1.035。

②温度影响

温度高时，液体的比密低，反之则比密高，故一般比密计上都注明测定温度。如不在指定的温度下测定时，则每高于指定温度3℃时，比密应加0.001，每低3℃，则减去0.0010。

③尿内容物的影响

a. 尿内含糖、蛋白时，可增高尿液比密。

b. 盐类析出，比密下降，应待盐类溶解后测比密。

c. 尿素分解，比密下降。

d. 尿液含造影剂，可使比密大于1.050。

（4）参考区间

正常成人随机尿标本1.003~1.030，晨尿>1.020，新生儿1.002~1.004。

（4）临床意义

①比密增高

尿量少且比密增高，见于急性肾炎、高热、心功能不全和脱水等；尿量多且比密增加，见于糖尿病。

②比密降低

见于慢性肾小球肾炎、肾功能不全和尿崩症等。

2. 尿液渗量测定

（1）原理

尿液渗量测定是反映尿中具有渗透活性粒子（分子或离子等）数量的一种指标，与粒子大小及电荷无关。因分子量大的蛋白影响小，故是评价肾脏浓缩功能较理想的指标。

溶液中有效粒子状态，可用该溶液沸点上升（从液态到气态）或冰点下降（液态到固态）的温度变化（ΔT）用以表示。1 个渗透克分子（osmole，Osm）浓度可使 1kg 水的冰点下降 1.858℃，因此渗摩尔量：

$$Osm/(kg \cdot H_2O) = \frac{观察取得冰点下降℃数}{1.858}$$

冰点渗透压计，包括标本冷却室、热敏电阻，其工作原理是根据溶液的结冰曲线。溶液的浓度、温度过低、样品的容量和热传导状态等均会影响结冰曲线的形态，继而影响冰点测定结果。

（2）操作

①标本收集

使用清洁干燥的容器，不加防腐剂。用较高速度离心，除去全部不溶性颗粒。但尿中盐类沉淀应使之溶解，不可除去。如不能立即测定，应置冰箱内保存，临用前将标本预温，使盐类沉淀完全溶解。

②操作准备

使用时，应先接通标本冷却室的循环水，继而注入不冻液，调试并保持不冻液温度为 −7~8℃后再开始标本的测定。在测试过程中，要保持搅动探针的适当振幅（1~1.5cm）。

③校正渗透压

用氯化钠（GR 级）12.687g/（kg·H_2O）校正 400mOsm/（kg·H_2O）读数。

④测定尿渗量

记录读数。

（3）参考区间

尿液渗量一般为（600~1000）mOsm/（kg·H_2O），24 小时内最大范围为（40~1400）mOsm/（kg·H_2O），血浆渗量约为（275~305）mOsm/（kg·H_2O），尿与血浆渗量之比为 3∶1~4.7∶1。

（4）临床意义

①正常人禁水 12 小时，尿渗量>800mOsm/（kg·H_2O），尿渗量∶血浆渗量>3。

②尿渗量∶血浆渗量<3，表示肾脏浓缩功能不全。急性肾小管功能障碍时，尿与血浆

渗量之比<1.2，且尿 Na^+>20mmol/L。

③渗量检测应结合血液电解质考虑：如糖尿病、尿毒症时，血液渗量升高，但尿 Na^+ 下降。

（八）尿液化学检验的质量管理

1. 使用尿液干化学试带应注意的问题

（1）仔细阅读尿试带说明书

不同厂家生产用于尿液化学检查的试带，同一厂家生产的不同批号的试带不具有等同性。使用试带前，要仔细阅读产品说明书，严格按其说明进行操作。了解各项目的测定原理及操作有关事项。

（2）严格试带与尿液的反应时间

需严格遵循厂家说明书的规定操作。

（3）其他

必须准确掌握尿试带每种成分检测的灵敏度和特异性。

（4）尿试带反应结果读取

因人工读取尿试带结果有个体差异，故应选择合适光源，并让试带靠近比色卡。

（5）充分熟悉假性反应

操作者应熟知（包括厂家说明书提供的）引起尿试带出现的假阴性、假阳性反应的因素。

（6）试带保存原则

应根据厂家推荐的条件（如温度、暗处等）保存于厂商提供的容器中，在有效期内使用。试带应避免直射光下照射或暴露于潮湿环境中。贮存试带容器应密封。

（7）尿试带取用原则

一次只取所需要量的试带，并应立即将瓶盖盖好。多余试带不得放回原容器中，更不应该合并各瓶的试带。操作中注意切勿触摸试带上的反应检测模块。

2. 复检要求

在临床医生未要求做镜检、非泌尿道疾病、肾病、糖尿病、应用免疫抑制剂和妊娠者，且尿标本外观、浊度正常情况下，如尿试带结果同时满足以下四项条件：①白细胞酯酶结果为阴性；②亚硝酸盐结果为阴性；③尿蛋白结果为阴性；④隐血（血红蛋白或红细胞）结果为阴性，则可不进行尿液沉渣显微镜检查。否则，则必须进行镜检复核。

第三节　尿液有形成分检验

一、尿液有形成分分析仪

在国内外已推出了能对部分尿液有形成分进行自动筛检分析的仪器，称尿液有形成分分析仪，这些系统多数采用电阻抗、光散射（包括对有形成分进行各种染色如荧光染色后的流式细胞术检测）或数字影像分析术的原理，识别或分类红细胞、白细胞、上皮细胞、小圆上皮细胞、管型、细菌、精子、黏液丝、结晶等有形成分，已逐步成为尿液显微镜检查的首选筛检方法。

（一）原理

1. 筛检方法一

采用流式细胞术和电阻抗法原理。先用荧光染料对尿中各类有形成分进行染色，然后经激光照射，每一有形成分发出的荧光强度、散射光强度及电阻抗大小进行综合分析，得出红细胞、白细胞、上皮细胞、管型和细菌定量数据，以及各种有形成分的散射图和RBC、WBC 直方图，尿中红、白细胞信息和病理性管型、小圆上皮细胞、结晶、酵母样细胞等信息。

2. 筛检方法二

采用影像分析术和自动粒子识别系统原理。先用 CCD 数字摄像机自动捕获数百幅图像，然后进行数字化图像分析，用自动粒子识别软件进行比较，最后定量报告尿中多种有形成分的数量，包括红细胞、白细胞、白细胞聚集、透明管型、未分类管型、鳞状上皮细胞、非鳞状上皮细胞、细菌、酵母菌、结晶、黏液和精子等。

（二）试剂

按仪器分析所需试剂的说明书准备试剂。

（三）操作

各种仪器操作步骤不尽相同，操作前应首先仔细阅读仪器操作说明书。简单步骤如下：

1. 准备标本

充分混匀收集的全部新鲜尿液，倒入洁净的试管中（标本量约 10ml）。

2. 启动仪器

打开仪器电源，待仪器动核查通过后，进入样本分析界面。

3. 进行质控

如质控通过，则可继续下一步操作；如失控，则分析并解决原因后，才能继续患者标本检测。

4. 检测标本

在仪器上输入样本号，按开始键手工进样，或由自动进样架自动进样。

5. 复核结果

根据实验室设定的仪器分析结果复检规则（包括显微镜复核），确认仪器分析结果。

6. 发送报告

在确认仪器和复检结果的基础上，可发送检验结果报告。

（四）注意事项

1. 尿标本

自动化仪器检测常采用不离心新鲜尿液标本。

2. 尿容器

应确保尿容器的洁净，避免存在任何污染物。

3. 干扰结果的自身因素

尿中存在大量黏液、结晶、真菌、精子等会使管型、红细胞、细菌等项目计数结果假性增高或减低。

二、尿液有形成分显微镜检查

（一）尿沉渣显微镜检查

1. 试验方法

（1）尿沉渣未染色检查法

①器材

a. 离心试管

可用塑料或玻璃制成；须足够长，防止离心时尿液标本溢出；须干净、透明，便于尿液外观检查；须带体积刻度（精确到 0.1ml）；容积须>12ml 而<15ml；试管底部应为锥形，便于浓缩沉渣；无化学物质污染；试管须有盖，可防止试管内液体溅出及气溶胶形成；建议使用一次性离心试管。

b. 移液管

必须洁净；使用一次性移液管。

c. 尿沉渣板

须标准化，具有可定量沉渣液的计数池，并一次性使用。如采用在普通玻片上滴加尿沉渣液后加盖玻片的检查方法，则不能提供标准化、可重复的结果。

d. 显微镜

应使用内置光源的双筒显微镜；载物台能机械移动玻片；物镜能放大 10 倍、40 倍，目镜能放大 10 倍；同一实验室使用多台显微镜，其物镜及目镜的放大倍数应一致。

e. 离心机

应使用水平式有盖离心机；离心时须上盖，以确保安全。离心时的相对离心力应稳定在 400g。应每 12 个月对离心机进行一次校正。

②操作

a. 尿标本用量：应准确取尿 10ml。如标本量<10ml，应在结果报告单中注明。

b. 离心留尿量：在相对离心力 400g 条件下离心 5 分钟。离心后，一次性倾倒或吸弃上清尿液，留取离心管底部液体 0.2ml。

c. 尿沉渣制备：充分混匀尿沉渣液，取适量滴入尿沉渣板，加盖玻片（18mm×18mm）后镜检。

d. 结果报告：方法 1：以每微升（以）单位体积各尿沉渣成分数量报告结果；方法 2：管型，以低倍（10×10）镜视野全片至少 20 个视野所见的平均值报告；细胞，以高倍（40×10）镜视野至少 10 个视野所见的最低−最高数的范围报告；尿结晶等，以每高倍镜视野所见数换算为半定量的"−、±、1+、2+、3+"等级报告

（2）尿沉渣染色检查法

有时，活体染色（如 Stemheimer−Malbin 染色或 0.5%甲苯胺蓝染色）有助于细胞和管型的鉴别。但也不足以鉴别或确认尿沉渣中所有成分，如在检查下列有形成分时，可采用一种或多种特殊染色。

①脂肪和卵圆脂肪小体：采用油红 O 染色和苏丹Ⅲ染色。

②细菌：采用革兰染色和巴氏染色。

③嗜酸性粒细胞：采用 Hansel 染色、瑞氏染色、吉姆萨染色、瑞，吉染色和巴氏染色。

④含铁血黄素颗粒：采用普鲁士蓝染色。通常，特殊染色需要制备特定涂片，如浓缩涂片、印片或细胞离心涂片。巴氏染色常用于肾小管上皮细胞、异常尿路上皮细胞、腺上皮细胞和鳞状上皮细胞的鉴别。Hansel 染色用于检测嗜酸性粒细胞尿。

2. 参考区间

因各实验室所用尿标本量、离心力、尿沉渣液量、观察尿沉渣用量、尿沉渣计数板规格等均不尽相同，尿沉渣检查参考区间应由实验室通过必要的验证或评估来确定。

3. 注意事项

实验室应统一尿液有形成分形态的鉴别标准和报告方式。

4. 临床意义

（1）白细胞：增多表示泌尿系统有化脓性炎症。

（2）红细胞：增多常见于肾小球肾炎、泌尿系结石、结核或恶性肿瘤。

（3）透明管型：可偶见于正常人清晨浓缩尿中；透明管型在轻度或暂时性肾或循环功能改变时可增多。

（4）颗粒管型：可见于肾实质性病变，如肾小球肾炎。

（5）红细胞管型：常见于急性肾小球肾炎等。

（6）白细胞管型：常见于急性肾盂肾炎等。

（7）脂肪管型：可见于慢性肾炎肾病型及类脂性肾病。

（8）宽形管型：可见于慢性肾衰竭，提示预后不良。

（9）蜡样管型：提示肾脏有长期而严重病变，见于慢性肾小球肾炎晚期和肾淀粉样变。

（二）1 小时尿沉渣计数

目前，12 小时尿沉渣计数（Addis 计数）因影响结果准确性的因素很多，故在临床上已很少应用。现常采用 1 小时尿沉渣计数。

1. 操作

（1）患者先排尿弃去，准确收集 3 小时尿液于清洁干燥容器内送检（如：标本留取时间 5：30~8：30）。

（2）准确测量 3 小时尿量，充分混合。取混匀尿液 10ml，置刻度离心管中，1500r/min 离心 5 分钟，用吸管吸弃上层尿液 9ml，留下 1ml，充分混匀。吸取混匀尿液 1 滴，注入血细胞计数板内。细胞计数 10 个大方格，管型计数 20 个大方格。

2. 计算

$$1 小时细胞数 = 10 大格细胞总数 \times \frac{1000}{10} \times \frac{3 小时尿总量 ml 数}{3}$$

$$1 小时管型数 = \frac{20 大方格管型总数}{2} \times \frac{1000}{10} \times \frac{3 小时尿总量 ml 数}{3}$$

式中：1000 为 μl 换算成 ml 数；10 为尿液浓缩倍数。

3. 参考区间

（1）红细胞男性<3 万/小时，女性<4 万/小时。

（2）白细胞男性<7 万/小时，女性<14 万/小时。

（3）管型<3400 个/小时。

4. 注意事项

（1）尿液应新鲜检查，pH 应在 6 以下，若为碱性尿，则血细胞和管型易溶解。

（2）被检尿液比密最好在 1.026 以上，如小于 1.016 为低渗尿，细胞易破坏。

（3）如尿中含多量磷酸盐时，应加入少量稀醋酸液，使其溶解；但切勿加酸过多，以免红细胞及管型溶解；含大量尿酸盐时，应加温使其溶解，以便观察。

5. 临床意义

（1）急性肾炎患者红细胞增加。

（2）肾盂肾炎患者白细胞可明显增加。

（三）尿液有形成分检查的推荐参考方法

国际实验血液学学会（ISLH）提出了尿中有形成分计数的推荐参考方法，用于自动化尿液有形成分分析仪中红细胞、白细胞、透明管型和鳞状上皮细胞参考计数。

1. 试剂

（1）染色贮存液

①2%阿辛蓝溶液：阿辛蓝 1mg 溶解于 50ml 蒸馏水中。

②1.5%派洛宁 B 溶液：派洛宁 B 0.75mg 溶解于 50ml 蒸馏水中。

溶液用磁力搅拌器充分搅拌，混匀 2~4 小时，在 20℃ 过夜后过滤。并用分光光度计核查吸光度，阿辛蓝溶液的最大吸光度为 662nm，派洛宁 B 溶液的最大吸光度为 553nm。贮存液在 20℃ 能保存 3 个月以上。

（2）染色应用液

使用时，将 2 种贮存液按 1∶1 比例混合。应用液在 20℃ 能保存 2~4 周。

2. 操 作

（1）器材准备

使用前，先用流水，再用乙醇冲洗并干燥计数盘和盖玻片。将 Fuchs-Rosenthal 计数盘放在显微镜载物台上，加盖玻片。

Fuchs-Rosenthal 计数池结构：分 16 大格；每大格体积为 1mm（长）×1mm（宽）×0.2mm（高）= 0.2μl；每块计数盘有 2 个计数池，总体积 = 2×16×0.2μl = 6.4μl。

（2）尿标本染色

于试管中，将 1 份染色应用液和 9 份尿标本混匀，染色 5 分钟。

（3）混匀混合液

将试管内染色尿标本颠倒混匀 20~40 次。

（4）计数盘充液

用移液管吸取尿液，以 45°角充入计数池中。充池量约 15~16μl。充池后，静置 5 分钟。

（5）显微镜计数

先用低倍镜（10×10 倍）扫描整个计数盘，保证颗粒分布均匀。然后，用高倍镜（10×40 倍）计数颗粒数量。大型颗粒（管型和鳞状上皮细胞）可在低倍镜下观察并计数。

计数原则：和血细胞计数相同，颗粒计数符合泊松分布的特征，为达到颗粒计数统计学精度，必须计算足够容积中的颗粒数。通常，管型和鳞状上皮细胞至少计数 50 个，使计数 CV<14%；白细胞和红细胞至少计数 200 个，使计数 CV<7%。为避免颗粒重复计数或漏计数，可采用"数左不数右，数上不数下"的规则。

（6）结果报告

计数结果以"个/μl"报告。

3. 注意事项

（1）计数推荐方法

使用相差显微镜和活体染色技术。

（2）尿标本

尿液有形成分检查参考方法采用不离心新鲜尿液标本。

（3）器材

标本容器须使用塑料或硅化玻璃，避免颗粒黏附；容量为 5～12ml。使用塑料或硅化玻璃移液管，避免尿中颗粒黏附，容量误差应<5%；盖玻片须适用于在相差显微镜下观察，边角应呈圆形，边缘光滑。不能使用薄盖玻片（<0.4mm）。盖玻片用 25mm（长）×22mm（宽），允许误差±1mm。盖玻片置于计数盘上如能见衍射光环，则表示平整。

（4）充池要求

速度不能太快；凡充池液太多，计数区域充池不全、有气泡或有碎片等异常，均必须重新充池。

（5）计数时间

应于 1 小时内完成计数；计数时如发现计数池液体干涸，须清洗后重新充池。

（三）尿液有形成分检验的质量管理

1. 室内质控

尿液有形成分分析仪红细胞、白细胞计数检验项目，可参照《临床实验室定量测定室内质量控制指南》进行室内质控。应至少使用正常和异常 2 个浓度水平的质控品，每工作日至少检测 1 次，至少使用 13s、22s 失控规则。应制定程序对失控进行分析并采取相应的纠正措施，应检查失控对之前患者样品检测结果的影响。

2. 复检要求

当自动化尿液分析（包括尿干化学分析和尿液有形成分分析）结果异常时，需要做手工法尿沉渣显微镜检查复核。当自动化尿液分析结果阴性时，结合临床实际可不做显微镜复检。

如使用自动化尿液有形成分分析仪筛检尿液有形成分时，实验室应：

（1）制定尿液有形成分分析的显微镜复检标准以实验室自定义（结合临床医师要求；临床特定疾病，如泌尿道疾病、肾病、糖尿病、应用免疫抑制剂等；理学和化学检查结果异常等情况）和尿液有形成分分析仪固有提示的异常为依据制定复检标准。

（2）规定验证复检标准的标准和方法，假阴性率应<5%。以显微镜检查结果作为真阳性和真阴性判断标准，各种仪器筛检结果与之比较，得出阳性符合率、阴性符合率、假阳性率和假阴性率数据。

（3）记录和保存显微镜复检结果。

（三）镜检能力要求

镜检应能识别的尿液有形成分如下所述，能力考核时应采用至少 50 幅显微摄影照片（包括正常和异常尿液有形成分）或其他形式图像，要求能正确识别照片或图像中280%的有形成分。

尿液主要有形成分的形态特征如下：

1. 上皮细胞

（1）鳞状上皮细胞

直径 30~50μm，扁平和圆形、多角形或卷曲呈管状；核圆形、居中，染色质中度致密；胞质大量、无色，伴角化颗粒。

（2）肾小管上皮细胞

直径 15~35μm，多面体形或卵圆形；核圆形和偏位，染色质颗粒状；胞质含颗粒，无色。

（3）移行上皮细胞

直径 20~40μm，多面体形或球形；核圆形或卵圆形，染色质细颗粒状；胞质无色、细颗粒状，可呈尾形。

2. 血细胞

（1）红细胞

正常红细胞直径 7~8μm，呈圆形、近卵圆形双凹圆盘形，高渗标本呈锯齿形，边缘和表面不规则，低渗标本呈球形"影"细胞；胞质淡橘黄色，可无色，染色后呈红色或紫色。异型红细胞呈圆形或近卵圆形，泡状胞质；胞质淡橘黄色，可无色，染色后呈红色或紫色。

（2）中性粒细胞

直径 10~12μm，呈圆形、卵圆形或阿米巴形；新鲜尿中核呈分叶状，陈旧尿中核模糊、呈卵圆形，染色质粗颗粒状聚集；新鲜尿中胞质颗粒状，陈旧尿中胞质无颗粒。

（3）嗜酸性粒细胞

直径大于中性粒细胞，呈圆形、卵圆形；核呈分叶状，染色质粗颗粒状；胞质含粗颗粒，Wright 染色呈橘红色。

（4）淋巴细胞

直径 $7 \sim 10 \mu m$，呈圆形、卵圆形；核呈圆形、卵圆形或锯齿形，染色质致密；胞质透明。

（5）单核细胞和巨噬细胞

直径 $12 \sim 14 \mu m$，胞质含吞噬物质或多核者较大，呈圆形、卵圆形或不规则形；核呈分叶、锯齿、折叠状，巨噬细胞可多核，染色质细颗粒状；胞质呈泡沫状、空泡、含吞噬物质。

3. 管型

（1）透明管型

长形、雪茄形，有时扭曲或卷曲形，圆形末端或一端锥形，边缘光滑；长度不定，宽度常等于肾小管宽度，约为 $30 \sim 50 \mu m$；外观透明无色，折光性低，含少量颗粒；成分主要是 Tamm-Horsfall 黏蛋白和白蛋白。

（2）颗粒管型

长圆柱形，罕见折叠或弯曲，圆形末端，边缘光滑；长度不定，宽度常等于肾小管宽度，约 $25 \sim 50 \mu m$；外观可含少量或大量球形颗粒散布在基质上，颗粒大小各异，可细可粗；是透明基质散布各种大小颗粒。

（3）红细胞管型

圆柱状、雪茄形，圆形末端；长度不定，但常不长，宽度不定，可较宽；基质部分或全部覆盖完整或破碎红细胞。

（4）白细胞管型

形态和大小似红细胞管型，但基质部分或全部覆盖完整或破碎白细胞和大量颗粒。

（5）细胞管型

形态和大小似红细胞管型，但基质部分或全部覆盖完整或破碎肾小管上皮细胞，并常在管型中见到白细胞。

（6）蜡样管型

圆柱状，钝圆或方形末端；边缘有裂隙或锯齿；长度不定，但相对较短而粗硬，宽度不定，可较宽；是致密凝固蛋白质，是细胞凋亡的终末产物，牛油蜡样黄色基质，厚的胶样，高折光性。

（7）宽管型

形态似蜡样管型，常较宽，直径是肾小管宽度几倍，常 $>40 \mu m$。

（8）脂肪管型

圆柱状、雪茄形、钝圆末端；长度不定，但常不长，宽度不定，可较宽；基质部分或全部覆盖各种大小的球形颗粒，高折光性，内部结构不易辨认，管型上常见肾小管上皮细胞。

4. 微生物

（1）细菌

单个微生物常 $1\mu m$，可变；以 2 种形态为主，呈圆形或杆状；外观无色，Wright 染色呈深蓝色；成堆或成链状，也可单个。

（2）寄生虫

可见蛲虫、阴道毛滴虫、埃及血吸虫卵等。

（3）真菌

酵母菌约 $5\sim7\mu m$，假菌丝长度可超过 $50mm$；酵母菌形态呈卵圆形，假菌丝形态较长伴分支状，末端有出芽；外观无色和厚壁，显示出芽。

5. 结晶

（1）无定形尿酸盐结晶

细颗粒；pH<5.8；双折光性；无色或红黄色、粉红色、棕红色和砖灰色。

（2）无定形磷酸盐结晶

微小颗粒；pH>6.3；无色。

（3）草酸钙结晶

$3\sim12\mu m$；卵圆形、双锥体形；pH<5.4；强双折光性；无色，偶见胆汁染色。

（4）胆固醇结晶

大；直角平板形，有一个或多个突起，呈层状；pH 中性或酸性；中折光性；无色。

（5）胱氨酸结晶

大小不定；六边形，常部分层状；pH<5.5；无折光性；无色。

（6）三联磷酸盐结晶

大小不定；呈六边形、星形、直角形；pH 6.2~7.0；中折光性；透明。

（7）尿酸结晶

中等大小；长菱形，偶见六角形，也可呈星形、圆筒形、立方形、玫瑰花形；pH<5.8；强折光性；多色，呈黄色、米黄色或棕黄色等。

6. 其他

（1）污染物

如纤维、淀粉颗粒、花粉和脂肪滴等。

（2）黏液丝

大小不定；常长条形，可卷曲；外观纤细透明、波浪形，SM 染色呈粉红色或蓝色。

（3）精子

头 4~6μm，尾 40~60μm，可相互分离；头呈圆形或椭圆形，尾呈纤维丝状；胞质无色。

第九章 脑脊液检验

第一节 脑脊液检查概述

一、脑脊液概述

脑脊液是一种分布于脑室系统和蛛网膜下腔内的比重为1.005的无色透明细胞外液，95%的脑脊液在侧脑室形成（部分为主动分泌），成人脑脊液总量为110～200ml（平均130ml），平均日产量约520ml。脑脊液主要是由血循环经脑脉络膜丛和脑内毛细血管内皮细胞滤过而生成的血浆超滤液，与血浆相比，其蛋白、脂质与钙含量较低，而氯化物、叶酸与镁的含量较高。在血、脑脊液和脑之间分别存在血-脑脊液屏障和脑脊液-脑屏障，统称为血-脑屏障。

脑脊液循环（人体第三循环）通路为：从大脑半球深处的两侧脑室经室间孔进入相邻间脑的第三脑室，向后经中脑导水管通向桥延脑背方的第四脑室，最后经四脑室外侧孔和正中孔流至各脑池和脊髓蛛网膜下腔。脑脊液的回吸收主要由突入脑上矢状窦的蛛网膜颗粒和脊髓静脉的蛛网膜绒毛实现，也存在经室管膜、脑和脊髓软膜以及沿脑和脊神经鞘进入淋巴管和血管周围间隙的少量吸收途径。

脑脊液的作用有：缓冲外力对脑、脊髓、神经根等的影响；调节颅内压力和平衡脑血流量，在容积固定的骨性颅腔中，各占一定比例的脑组织、血液和脑脊液在一定范围内可相互调节平衡；充当清除中枢神经系统某些新陈代谢产物与毒素的媒介；营养脑神经。

近年来，随着基础与临床医学在生化学、细胞学和免疫学等方面的迅速发展，脑脊液检查在临床针对神经系统疾病，尤其是对中枢神经系统疾病的诊断、鉴别诊断和预后判断等有着极其重要的意义。

二、腰椎穿刺术

临床上采集脑脊液最常用、最安全的方法为侧卧位腰椎穿刺术，手术程序为：摆体位，选穿刺点，消毒操作进针，取脑脊液送检，术后医嘱与观察护理。具体操作步骤为：

（一）腰椎穿刺器械

商品化腰椎穿刺包内包括进行腰椎穿刺的必需器件：一支带针芯的腰穿针、皮肤消毒液、手术巾、收集管和一个测压计。首选 22-gauge 穿刺针，因为穿刺孔较小可减少发生 CSF 渗漏的危险。一般说来，婴儿使用 1.5 英寸（3.8 cm）的针，儿童使用 2.5 英寸（6.3 cm）的针，成人使用 3.5 英寸（8.9 cm）的针。

（二）体位

患者应采取侧卧位或坐位。为获得准确的开放压并减少穿刺后头痛的危险，侧卧位较好。不是所有患者都可以在任何体位接受腰椎穿刺，因此医师要学会在患者左侧、右侧卧位以及直立位时进行该操作。患者的基本姿势一旦确定后，医师应指导患者采取胎儿体位或"像猫一样"弓起腰部，以增加棘突间的间隙。当患者为坐位时，腰椎应与桌面垂直，当患者为侧卧位时，腰椎应与桌面平行。

（三）界标

在两侧髂嵴上缘之间画一条线，与经过 L4 棘突的中线相交。在 L3 与 L4 或 L4 与 L5 之间的间隙进针，因为这些位置点位于脊髓终末段的下方。医师应在消毒皮肤和注射局麻药之前摸清界标，因为这些操作有可能使界标模糊不清。使用皮肤标记笔标出正确的位置。

（四）穿刺前准备

医师带上消毒手套后，用适当的消毒剂（聚维酮-碘或含氯己定的溶液）消毒皮肤，从中心开始，一圈一圈向外扩大。然后覆盖消毒巾。

（五）止痛和镇静

腰椎穿刺可使患者感到疼痛和不安，适合使用最小剂量的局部麻醉药。如果时间允许，医师可在对患者进行皮肤消毒前，为其局部使用麻醉药乳膏。在皮肤消毒并铺上消毒巾后，可以皮下注射局部麻醉药，也可以使用全身镇静药和止痛药。

（六）腰椎穿刺

医师再一次摸清界标后，在中线位置、下一个棘突的上缘插入带针芯的穿刺针，针头朝向头部，约呈 15 度，似乎是向着患者脐部的方向。CSF 漏可引起穿刺后头痛，最新资料提示，采用"铅笔头样"针头可降低头痛的发生危险，因为这种针头可使硬脊膜囊的纤维散开，而不会将其切断。如果使用较常用的斜面针头，针头的斜面应位于矢状面，这样也可以使与脊柱轴平行的纤维散开，而不会将其切断。

如果进针位置正确，穿刺针应依次通过皮肤、皮下组织、棘上韧带、棘突间的棘间韧带、黄韧带、硬膜外隙（其中包括内椎静脉丛、硬脊膜和蛛网膜），进入蛛网膜下腔，并位于马尾神经根之间。当穿刺针通过黄韧带时，医师可感觉到一种突破感。此时，应将针芯拔出 2mm，观察是否有脑脊液流出。如果穿刺不成功，并碰到骨，将穿刺针退至皮下组织，但不要退出皮肤，调整好方向后再次进针。针头一旦进入蛛网膜下腔，就有 CSF 流出。如果穿刺时有创伤，CSF 可能稍带血色。收集 CSF 时，CSF 应清澈无血，除非存在蛛网膜下腔出血。如果脑脊液流出不畅，可将针头旋转 90 度，因为针头开口处可能被神经根堵塞。

（七）开放压

只有侧卧位患者可以测量开放压。用一根软管将测压计与穿刺针的针座相连。这项操作应在收集任何样本前完成。当液柱不再上升后，读出测量值。您有可能看到因心脏或呼吸运动引起的液面搏动。

（八）样本收集

应让 CSF 滴入收集管内，不应进行抽吸，因为即使是很小的负压，也很易导致出血。收集的液量应限制在最小需要量，通常为 3~4ml。如果患者接受开放压测定，医师应将旋转阀转向患者，让测压计内的 CSF 流入收集管内，进行 CSF 样本收集。收集了足量样本后，插入针芯，拔出穿刺针。

（九）随访

应对穿刺部位进行消毒，并用纱布覆盖。虽然人们普遍认为卧床休息可降低腰穿后头痛发生率，但事实并非如此。

三、腰椎穿刺指征

腰椎穿刺既可用于诊断又可用于治疗。为了安全有效地实施这项操作，医师需了解腰椎穿刺的禁忌证、相关的解剖学和最大程度减少并发症发生危险的方法。虽然腰椎穿刺极少发生危险，但一旦发生，可以很严重，甚至有可能危及患者的生命。了解腰椎穿刺的适应证、禁忌证和正确的操作方法，可将危险发生率降至最低。

（一）适应证

（1）确定脑脊液性质，协助诊断中枢神经系统炎症或出血性疾病。

（2）测定脑脊液压力，借以了解颅内压高低及蛛网膜下腔通畅情况。

（3）对颅内（或脊髓）蛛网膜下腔出血、炎症或手术后病人。引流脑脊液可减轻临床症状，预防蛛网膜下腔粘连或脑积水。

（4）进行腰椎麻醉或鞘内注射药物。

（5）进行氧气治疗粘连蛛网膜炎。

（6）通过腰椎穿刺进行其他检查，如椎管造影、气脑造脑室脑池放射性核素扫描等。

（二）禁忌证

腰椎穿刺时患者的体位可影响患者的心肺功能，因此有一定程度心肺功能障碍的患者应避免接受腰椎穿刺。下列患者也应避免接受这项操作，包括有脑疝形成征兆的患者、因颅内压升高导致初期脑疝形成的患者、颅内压有可能升高和有局灶性神经系统症状的患者。如果医师对实施腰椎穿刺存在顾虑，应在开始该操作前对患者进行头颅计算机体层摄影（CT）检查，但 CT 不一定能确定患者是否有颅内压升高的征象。凝血障碍可增加脊髓血肿的发生危险，但现在人们还不清楚什么程度的凝血障碍会增加脊髓血肿的发生危险。对于以前接受过腰部手术的患者，如果由介入放射科医师利用影像学技术对其进行腰椎穿刺，则可能增加操作的成功率。

（三）注意事项

（1）严格掌握禁忌证。凡疑有颅内压增高者必须做眼底检查，如有明显视视盘水肿或有脑疝先兆者，禁忌穿刺。

（2）凡病人处于休克、衰竭或濒危状态以及局部皮肤有炎症、颅后窝有占位性病变或伴有脑干症状者均禁忌穿刺。

（3）针头刺入皮下组织后进针要缓慢，以免用力过猛时刺伤马尾神经或血管，以致产生下肢疼痛或使脑脊液混入血液影响结果的判断。

（4）穿刺时病人如出现呼吸、脉搏、面色异常等症状时，应立即停止手术，并作相应处理。

（5）鞘内给药时，应先放出同量脑脊液，然后再注入药物。

（6）做气脑检查时，应先缓慢放液 10 毫升，再注入滤过空气 10 毫升，如此反复进行达所需量时再行摄片。

（7）放脑脊液速度不宜快，一般 10～15 滴/分，正常颅压病人一次放脑脊液不超过 5ml，以防脑疝形成。

（四）并发症

肥胖患者的界标很难确定，这对于医师是一种挑战。骨关节炎、强直性脊柱炎、脊柱后侧凸、腰部手术史、退行性椎间盘疾病可能使腰椎穿刺较难完成。对于有此类疾病的患者，可能需要请麻醉科医师或介入放射科医师会诊，以提高腰椎穿刺的成功率。

腰椎穿刺的并发症包括脑疝、心肺功能受损、局部或牵涉痛、头痛、出血、感染、蛛网膜下表皮囊肿和 CSF 漏。最常见的并发症是头痛，其在腰穿后 48 小时内的发生率高达 36.5%。头痛的原因是 CSF 从穿刺部位渗漏的速度超过 CSF 的生成速度。头痛发生率的增加与所用腰穿针的粗细有关。最严重的并发症是脑疝，如果颅腔与脊髓腔之间的压力差大，就有可能导致脑疝。在腰椎穿刺过程中，这种压力差可增加，导致脑干疝形成。医师通过详细询问病史和神经系统体检，可以发现易发生脑疝的高危患者。如果医师对进行腰椎穿刺仍有顾虑，CT 可能有帮助，但颅内压升高不一定都能被影像学检查发现。但是，不是所有的患者都需要接受 CT 检查，因为它可延误诊断和治疗。有出血性素质的患者非常容易发生出血，出血可导致脊髓受压。关于凝血障碍程度与出血危险的关系，尚无绝对标准，所以医师必须根据临床情况进行判断。蛛网膜下表皮囊肿是因皮肤栓子进入蛛网膜下腔引起的，采用有针芯的穿刺针就可避免其发生。

第二节　脑脊液检查方法

一、脑脊液动力学检查

（一）具体方法为

患者左侧卧位，颈部用血压计袖带气囊缠好并接连血压计，按正规操作方法腰穿，成功后不放脑脊液，立即接上测压管（或测压表）。让病人轻轻伸直头与下肢，全身尤其是腹部放松，测压管中脑脊液上升到一定程度即保持稳态，可见液平面随呼吸与脉搏有轻微波动，此时的读数为初压，正常成人为 80～180mmH$_2$O（0.785～1.766kPa），儿童为 40～100mmH$_2$O（0.393～1.019kPa）。助手用手压病人腹部增加腹压，持续 20 秒后放松，期间每隔 5 秒记录脑脊液上升及下降的压力数值，直到恢复初压并稳定 30 秒为止。然后使血压计袖带气囊充气加压并保持至 20mmHg，持续 10 秒后放气，依前法从加压起每隔 5 秒记录脑脊液上升及下降压力值，到稳定 30 秒不变为止。再依次加压至 40mmHg 和 60mmHg，保持 10 秒后放气，依前法每隔 5 秒记录各次脑脊液上升及下降压力值，到稳定 30 秒不变为止。加压至 60mmHg 时，一般脑脊液压力可达 400mmH$_2$O，患者可产生较明显不适感，故压颈试验压力不能高于 80mmHg，以免动脉血流受阻造成脑缺血。试验结束放出所需要检查的脑脊液后再记录终末压力。用小方格纸绘制完整的压力曲线图，重点比较压力曲线上升与下降的时间及其下降的坡度变化。

若疑有颈椎病变时（如颈椎间盘突出或颈椎关节病变等），还应小心加做头前屈和后仰位时的压颈试验。

注意：在做以上 Queckenstedt 压颈试验时，应时刻留意患者的神态、脸色、呼吸等情况，尤其是当加压至 60mmHg 时，应经常询问患者的感受，如有特别不适，应立即停止试验。

（二）脑脊液动力学检查的常见情况

（1）增加腹压时脑脊液压力均匀上升，解除腹压后能迅速回到初压；颈部加压到 20mmHg 及 40mmHg 时，脑脊液压力可迅速上升至 200mmH$_2$O 以上，除去颈部压力后又能迅速降回初压；放脑脊液后其压力大致不变或略低。表明椎管通畅无阻塞。

（2）增加腹压时脑脊液压上升，除去腹压后可回到初压；颈部加压至 20mmHg 及 40mmHg 时，脑脊液压上升较慢，压力值较低，去除颈部压力后压力下降较慢，常常不能回到初压水平；放脑脊液后压力下降较快，且终压低于初压。表明椎管有部分阻塞。

（3）增加腹压时可见脑脊液压上升，去除腹压后下降；颈部加压至 60mmHg 后脑脊液压力亦无明显变化；放脑脊液后终压显著下降。表明椎管有完全阻塞的可能。

（4）若压一侧颈静脉脑脊液压上升，而压另一侧颈静脉脑脊液压不上升，提示不上升侧有可能存在颅内静脉窦闭塞（如乙状窦静脉血栓形成），此检查称为 Tobey－Ayer 氏试验。

（5）如果脑脊液初压正常，当放出 5ml 脑脊液后，压力下降大于 50mmH$_2$O 时，也应考虑有阻塞的可能。

（6）放出一些脑脊液后，压力下降很少，很快压力又恢复到初压水平，提示有交通性脑积水或颅内压增高可能。

（7）阿亚拉（Ayala）指数可用于说明脑脊液量与压力间的变化关系，计算公式为：

Ayala 指数＝脑脊液终压×放液量/脑脊液初压

Ayala 指数正常值为 5.5~6.5，指数值小于 5，表明蛛网膜下腔容积变小，提示有椎管梗阻或颅内占位的可能；指数值大于 7，表明蛛网膜下腔容积扩大，提示有交通性脑积水、脑萎缩和浆液性脑膜炎的可能。

（8）侧卧位脑脊液压力检查高于 $200mmH_2O$ 以上时应视为颅内压增高，任何使脑组织体积增大或脑脊液分泌量增加吸收减少的病变均可造成颅内压增高。但应注意，如患者精神高度紧张、躁动、颈屈曲过度、腹肌紧张、咳嗽等均可造成脑脊液压力增高的假象，此时应使患者安静，身体放松，头稍伸直后再测压。颅内占位病变，尤以后颅窝肿瘤占位可明显增高颅内压，其次颅内炎症、水肿、出血、颅脑外伤、心力衰竭、败血症、中毒、癫痫持续状态等都可出现颅内压增高现象。

（9）侧卧位脑脊液压力检查低于 $60mmH_2O$ 者称颅内压降低。脑脊液循环受阻或分泌量减少可造成颅内压降低。检查时穿刺针位置不当或针有堵塞，脱水剂使用不当造成严重脱水或休克状态、脊髓肿瘤、椎间盘病变压迫、粘连性脊髓蛛网膜炎等造成椎管部分或完全性阻塞，颅脑外伤致脑脊液漏等等均可出现低颅压现象。

应注意，脑脊液压颈动力学试验是检查椎管内有无阻塞的一种粗略的方法，临床上若疑有椎管梗阻，尤其是腰椎穿刺点附近或以下有病变时应进一步行椎管造影或 MRI 等检查。

二、脑脊液实验室检查

（一）外观性状学检查

正常脑脊液为无色透明水样液体，除人为穿刺外伤引起的血性脑脊液外，脑脊液出现任何颜色或透明度异常均应视为病理性，但新生儿脑脊液黄色可为生理性。

1. 红色

主要与穿刺损伤性出血鉴别，如为蛛网膜下腔出血，三管试验均匀血性，静置不凝固，离心后上液黄色，因含铁质上液潜血联苯胺试验（＋），镜下多见皱缩红细胞。如为损伤性出血，三管试验初为血性，逐渐变淡转为无色透明，离心后上清为透明水样，因无铁质上液潜血联苯胺试验（－），镜下红细胞形态完整，但同样可见部分皱缩红细胞，因为脑脊液盐基浓度为 163 毫当量/升，略大于血浆盐基浓度（155 毫当量/升），当血液与脑脊液混合后，红细胞在高渗溶液中会很快出现皱缩现象。

2. 黄色

（1）脑或蛛网膜下腔出血 5~6 小时红细胞破坏可逐渐产生黄变，48 小时明显，3 周消失。

（2）由于椎管阻塞或癌肿浸润致脑脊液蛋白增高，产生梗阻性和郁滞性黄变症，与出血性黄变症不同点在于蛋白量极高，当脑脊液蛋白量超过 1500mg/L 时，腰穿采集脑脊液可以发生自发性凝固，称为 Froin 氏现象。

（3）严重黄疸（血清胆红素>150mg/L）或来自血液中的其他黄色物质如胡萝卜素、脂色素等由于血脑屏障的病理性改变（如脑膜炎）弥散入脑脊液的影响。

3. 褐色或黑色

主要见于中枢神经系统脑膜黑色素瘤的侵犯。

4. 混浊

脑脊液中蛋白及白细胞含量很高（每立方毫米在 500 以上），或有大量细菌如脑膜炎双球菌存在时可以呈现乳白色混浊。绿色混浊主要见于绿脓杆菌性或急性肺炎双球菌性化脓性脑膜炎。病理性脑脊液放置 6~8 小时后出现蛛网状或毛玻璃样薄膜，是由于纤维蛋白素渗出增多所致，多见于结核性脑膜炎。

（二）生化学检查

1. 葡萄糖

脑脊液中的葡萄糖来源于血液，正常值为 2.5~4.4mmol/L（50~75mg/dl），其含量约为血糖的 1/2~2/3。儿童与新生儿脑脊液中葡萄糖含量较成人略高，可达 3.3~5.0mmol/L（60~90mg/dl），但无明显临床意义，若脑脊液中糖含量低于 2.25mmol/L（45mg/dl）则为异常。血糖含量、血脑屏障的完整性以及脑脊液中糖被酵解的程度，是影响脑脊液中糖含量的主要因素（应同时查血糖水平）。

脑脊液中葡萄糖降低较有意义，可见于：

第一，化脓菌、结核菌、真菌性脑膜炎时，被破坏的脑膜细胞释放出葡萄糖酵解酶，将糖酵解为乳酸，使糖含量降低；感染可引发中枢神经系统代谢改变，其代谢产物抑制了血脑屏障的膜携带运转功能，使从血液进入脑脊液的葡萄糖量减少。

第二，癌肿，尤其是脑膜癌病，由于癌细胞代谢活跃，可将葡萄糖迅速酵解；而癌细胞本身就能使碳水化合物发生不正常代谢，并可以阻止糖通过血脑屏障。癌肿转移时，糖含量可降至零。

第三，脑的囊虫病、血吸虫病、肺吸虫病、弓形体病等寄生虫感染。

第四，各种原因引起的低血糖症如胰岛细胞瘤、糖尿病患者胰岛素使用过量等均可致脑脊液糖含量降低。

第五，其他如神经梅毒、蛛网膜下腔出血急性期、中枢神经系统结节病、鼻咽癌、高颈位脊髓病变的深度 X 线或 60Co 放射治疗，或脑脊液留置太久等，均可引起脑脊液糖降低。

脑脊液中葡萄糖升高见于：

第一，脑室出血或蛛网膜下腔出血，血液进入脑室系统者。其原因可能是血液直接进入脑脊液；或血液刺激下丘脑、丘脑室旁核、第 IV 脑室底迷走核，引起脑脊液糖含量增高。

第二，急性颅脑损伤、一氧化碳中毒、缺氧性脑病、弥漫性脑软化等引起下丘脑损伤，产生碳水化合物代谢障碍，可致脑脊液糖含量升高。

第三，糖尿病合并神经系统损害如糖尿病性脑脊髓病变、糖尿病昏迷、糖尿病性周围神经病变等，脑脊液糖含量可增高，最高可达 11mmol/L（200mg/dl）以上。

第四，中枢神经系统病毒感染如流行性乙型脑炎、某些病毒性脑膜炎等，脑脊液糖含量可轻度增高。

第五，其他可见于早产儿、新生儿时期或高糖输液时。

2. 蛋白质

脑脊液蛋白质来源于血浆和自身合成，正常含量约为血浆浓度的 0.5%，且随不同部位而有差异，脑室 0.05～0.15g/L，小脑延髓池 0.1～0.25g/L，腰池 0.15～0.4g/L；随年龄不同也有所差别，正常儿童脑脊液蛋白含量 0.1～0.2g/L，50 岁以上者为 0.3～0.4g/L。一般而言，脑脊液总蛋白不超过 0.4g/L 为正常范围。

（1）脑脊液蛋白质升高较有意义

可见于化脓菌、结核菌、真菌性脑膜炎，椎管阻塞，癌肿侵犯转移，出血性脑血管病以及免疫性疾病如 Guillan-Barre 综合征。

脑脊液蛋白质降低多见于低蛋白血症。脑部的各种炎症、出血、梗死、肿瘤等破坏血脑屏障，可造成血浆蛋白质渗入的增加，而中枢神经系统实质性病变如多发性硬化、亚急性硬化性全脑炎（SSPE），Guillan-Barre 综合征等可促使脑脊液蛋白质自身合成的增多。含血脑脊液的蛋白质亦增高，为鉴别原脑脊液有无蛋白增高，可用 700 个/mm³ 红细胞增加 10mg/L 蛋白量来推算，含血脑脊液的蛋白量减去含红细胞折算成的蛋白量，即为原脑脊液蛋白质的量。

脑脊液蛋白质中 67% 为白蛋白、33% 为球蛋白，其中包括 IgG、IgA、IgM 等大分子物质。球蛋白的增高可见于变性、梅毒等，白蛋白的增高多见于感染性多发性神经根神经炎、各类脑炎、脑膜炎等，而中枢神经系统肿瘤则两者均增高。

（2）脑脊液中各蛋白质的常见检测方法有：

潘氏（Pandy）试验：脑脊液中的球蛋白与饱和石炭酸结合形成不溶性蛋白盐，呈现轻度白色絮状物者为正常情况（+），异常情况有：明显白色絮状物者为（++），白色絮状沉淀者（+++），絮状凝块者（++++）。

胶金反应试验（胶金曲线）：脑脊液中的球蛋白易使胶质沉淀，而白蛋白保持混悬状态。可用一定量的玫瑰红色胶体金液滴加于 10 个稀释的不同梯度浓度标本脑脊液管中。正常脑脊液仅含微量球蛋白，不能使胶质溶液变色，以此为标准标记为 "0"，因此，正常曲线记录为 0000000000。异常的变色标记有：呈红紫色为轻度，标记为 1；淡紫色或紫色为中度，标记为 2；依次蓝色为 3；微蓝色为 4；完全沉淀呈无色者最重，标记为 5。当球蛋白增高时，A/G 比例改变，形成异常的胶金曲线。

首带型——多见于麻痹性痴呆、多发性硬化、SSPE、糖尿病性神经病变、脑炎、变性、某些脑瘤等。

中带型——可见于脊髓痨、脑膜炎、脑膜血管梅毒、脊髓灰质炎、某些肿瘤等。

末带型——主要见于化脓性脑膜炎。

蛋白质：脑脊液中球蛋白与白蛋白之商为 1/3～1/5。蛋白质增高提示脑脊液有球蛋白增高，可见于脑实质病变如多发性硬化、麻痹性痴呆、SSPE 等。蛋白质降低提示脑脊液白蛋白增高，主要说明脑膜有损害，也可见于椎管内压迫症、脑瘤等。

免疫球蛋白测定：正常脑脊液中球蛋白总量仅占 44.7%，其中 α_1 球蛋白 $6.8\pm2.6\%$、α_2 球蛋白 $9.6\%\pm2.3\%$、β 球蛋白 $21.6\pm4.7\%$、γ 球蛋白 $11.1\pm2.7\%$。$\alpha_1\alpha_2$ 球蛋白增高多见于细菌性脑膜炎、脊髓灰质炎等中枢神经系统的急性炎症。如：α_1 球蛋白比例倒置对严重动脉硬化症的诊断有意义，还可见于脑干、颈髓部的胶质瘤。B 球蛋白增高主要见于中枢神经系统的萎缩与退行性病变。γ 球蛋白中 IgG 为 12mg/L、IgA 为 2mg/L、IgM 为 0.6mg/L，IgM 在正常脑脊液中极微量，一般测不到。结核性脑膜炎时，IgA 显著增高；化脓性脑膜炎时 IgM 可显著增高，脑脊液中 1gM 的增高超过 30mg/L 可基本排除病毒性感染的可能；IgG 增高则多见于多发性硬化、梅毒性脑膜炎等。

蛋白电泳：脑脊液蛋白电泳与血清蛋白电泳图相似，主要分为前白蛋白、白蛋白、

$α_1$、$α_2$、$β_1$、$β_2$、$γ$ 球蛋白等。常用检测技术有：纸上蛋白电泳法、醋酸纤维薄膜法和琼脂糖凝胶法。脑脊液蛋白含量低，须事先浓缩 100～200 倍。脑脊液蛋白电泳所见白蛋白比值减低，主要由于脑脊液中球蛋白增高之故。脑脊液与血清蛋白电泳的区别有：脑脊液中有前白蛋白，血清没有；脑脊液 $β$ 球蛋白明显而血清中 $γ$ 球蛋白明显；脑脊液中的 $γ$ 球蛋白仅为血清中的一半。

IgG 指数：脑脊液 IgG 指数是脑脊液与血清中各自 IgG 和白蛋白之比值的相对值，目的在于排除血清 IgG 对脑脊液 IgG 水平的影响，从而确定有无中枢神经系统内源性合成脑脊液 IgG 的增加。

IgG 指数 =（脑脊液 IgG/脑脊液白蛋白）/（血清 IgG/人血白蛋白）

IgG 指数正常值≤0.58，若>0.7 为异常。脑脊液蛋白质轻度增高或正常，而 IgG 指数>0.7 时，提示异常的脑脊液蛋白质来源于中枢神经系统自身的合成。70%的多发性硬化患者 IgG 指数增高；若脑脊液蛋白质异常增高，而 IgG 指数<0.7 时，提示异常蛋白质主要来源于血液。

反之，脑脊液与血清中各自白蛋白和 IgG 之比值分别以 QAIb 和 QIgG 表示。QAIb 是消除了血清中白蛋白的影响后反映出脑脊液的白蛋白。因白蛋白全在肝脏合成，故人血白蛋白水平较稳定，不随机体组织炎症、损伤等的应激反应而波动，其分子量也远比 IgG 小；凡血脑屏障受损致脑脊液 IgG 增加的同时必定伴有脑脊液白蛋白或 QAIb 的增高。考虑到脑脊液主要来源于血液，应用 QIgG 可排除血清 IgG 异常水平对脑脊液含量的影响。

24 小时鞘内 IgG 合成率（mg/d）：24 小时鞘内 IgG 合成率异常提示异常脑脊液中 IgG 球蛋白来源于中枢神经系统。正常人脑脊液中 IgG 来自血液中，各种因素造成血脑屏障受损时血中 IgG 和白蛋白进入脑脊液，要准确测定脑脊液自身增加的 IgG 量，先要校正从血中来的 IgG 量，即要减去血脑屏障正常情况下血清进入脑脊液的 IgG 量，再减去因血脑屏障破坏，渗透性增加而由血清进入脑脊液的 IgG 量。上述公式是在假定每日分泌脑脊液量为 500ml 的情况下，所得结果即代表中枢神经系统内部每日合成的 IgG 量。正常值每日≤3.3mg，若>5mg 则可疑异常，>10mg 时可确定异常。

髓鞘碱性蛋白（MBP）：累及中枢神经系统白质髓鞘的病变时，用放射免疫分析或酶联吸附法可检测出释放到脑脊液和血清中的微量 MBP。多发性硬化急性期 90%患者有脑脊液和血清 MBP 增高，MBP>8ng/ml 提示有活动性脱髓鞘病变，但 MBP 并不是多发性硬化特异性的诊断指标。

C 反应蛋白：C 反应蛋白是一种能与肺炎双球菌的 C 多糖体发生沉淀的蛋白质，正常脑脊液中不存在。当中枢神经系统发生急性感染时血脑屏障和脑组织的破坏，血清与脑脊液中 C 反应蛋白可升高，至恢复期又可消失。脑炎或浆液性脑膜炎时，C 反应蛋白可以仅存在于脑脊液而不见于血清。

β_2 微球蛋白：β_2 微球蛋白是分子量为 11.8 万的一种多肽蛋白质，由正常或恶变的间质细胞、上皮细胞和造血细胞合成与分泌。正常值儿童为 $0.011 \pm 0.005 g/L$，成人为 $0.0115 \pm 0.0037 g/L$。β_2 微球蛋白在脑脊液含量增高，提示中枢神经系统有较严重的病变。

纤维结合蛋白：纤维结合蛋白是一种高分子糖蛋白，有血浆型和细胞型两种，较少透过血脑屏障。血浆正常值为 $37.1 \pm 1.65 mg/dl$，脑脊液正常值为 $0.13 \pm 0.049 mg/dl$，仅为血浆含量的 0.28%。结核性脑膜炎和格林—巴利综合征病人脑脊液有较高比例的纤维结合蛋白改变，但无特异性诊断价值。然而脑脊液纤维结合蛋白的动态变化与脑脊液中特异性抗体水平相平行，临床上可通过动态检测脑脊液纤维结合蛋白的变化以了解疾病的转归和预后。

3. 氯化物

脑脊液氯化物来自血液，但高于血液浓度，含量与血浆浓度密切相关（应同时查血氯水平）。若按氯离子计算，脑脊液中氯离子浓度约为血清的 1.2~1.3（平均 1.25）倍。正常值为 120~130mmol/L（700~750mg/dl），儿童略低。

（1）脑脊液氯化物降低较有意义，往往与糖降低同步发生，可见于：化脓菌、结核菌、真菌性脑膜炎时，致病菌将葡萄糖分解成乳酸与丙酮酸，使脑脊液 pH 值降低，酸碱平衡调节所致。结核性脑膜炎由于纤维蛋白素渗出增多，常引起颅底粘连，可使氯化物降低明显且早于糖的降低。

各种原因引起的酸中毒时，使脑脊液 pH 值下降可造成氯化物降低。

间脑垂体内分泌病变引起的各种代谢性疾病如糖尿病、Addison 病等，各种原因引起的严重呕吐、发热出汗、饥饿、长期低盐饮食，各种肾病等凡可引起低氯血症者，均可引起脑脊液氯化物降低。

注意：如脑脊液氯化物低于 85mmol/L 以下，此时有呼吸中枢抑制的可能，应积极处理。

（2）脑脊液氯化物升高见于：中枢神经系统病毒感染，如病毒性脑炎、脑膜炎、脊髓炎等，常伴随脑脊液氯化物增高。

各种呼吸肌麻痹行气管切开后使用呼吸机人工辅助呼吸时，过度换气可引起呼吸性碱中毒，当血 pH 值>7.5~8.0 时，酸碱平衡调节作用可引起脑脊液中氯化物含量增高。

各种肾病所致肾功能不全尿毒症时氯化物潴留，或输入过多氯化物，血氯升高的同时造成脑脊液中氯化物也升高。

三、细胞学检查

脑脊液细胞学检查可协助中枢神经系统疾病的诊断，研究中枢神经系统的免疫功能状态，了解病情演变及转归，指导制订治疗方案等。离体后的细胞可很快变形或死亡，应尽早检查。首先须将细胞完整地收集起来进行常规细胞计数，正常值脑室内为（0~5）×10^6/L，腰池中为（5~10）×10^6/L。白细胞计数达（10~50）×10^6/L 为轻度增加，（50~100）×10^6/L 属中度增加，200×10^6/L 以上为显著增高。

腰穿损伤或合并出血时白细胞计数（若出血在 12 小时内，患者无贫血情况下），可按红细胞：白细胞＝700：1~1000：1 计算，或按公式：混血前脑脊液白细胞数＝血性脑脊液白细胞数－（脑脊液红细胞数/700）计算。但出血 24 小时后，由于红细胞破坏溶解，脑膜受出血刺激而使白细胞大量增加，就不能按上述比例或公式计算了。

细胞染色是脑脊液细胞学的重要技术之一。理想的染色剂能清楚、分色显示出细胞的内部结构，常用染色方法有：迈-格染色法。还有一些特殊染色技术，在细胞形态学和功能动力学研究、特殊细胞的区别和疾病鉴别诊断等方面均有重要价值。如吖啶橙荧光染色法适用于癌瘤细胞的辨认及其活力的判断；非特异性酯酶染色法有助于脑脊液 T 细胞的辨认及细胞免疫功能的快速检测；高碘酸－雪夫染色法用于鉴别腺癌细胞和淋巴母细胞；过氧化酶染色法用于鉴别形态相似的幼稚细胞；脂类染色法可区别脂类吞噬细胞；硝基四氮唑（NBT）染色法可鉴别成熟和幼稚的嗜中性粒细胞等等。

采用免疫金-银技术将抗体吸附在胶体金上制成免疫金试剂，并将组织切片染色，同时加入银剂以增强免疫金的染色效果，对检测特异性抗原特别敏感。

正常脑脊液可见到的细胞有：淋巴细胞（60%~80%），其中 T 细胞77.2%，B 细胞8.0%、D 细胞2.4%、N 细胞13.4%；单核样细胞；软脑膜和蛛网膜细胞；室管膜细胞；脉络膜细胞；来自腰穿的红细胞、粒细胞、鳞状上皮细胞和软骨细胞等。病理性细胞有：转化型淋巴细胞（淋巴样细胞）：浆细胞；激活性单核细胞；巨噬细胞；粒细胞（中性、嗜酸性、嗜碱性）；红细胞；肿瘤细胞；狼疮细胞；真菌、细菌及髓鞘碎片等。

临床上多核细胞增多主要见于病变累及脑膜、室管膜的中枢神经系统急性感染或慢性感染急性发作期，如化脓性脑膜炎、结核性脑膜炎、流行性脑膜炎、脑脓肿、硬膜下积脓、霉菌性脑膜炎等疾病初期。单核细胞增多可见于中枢神经系统慢性感染，如结核性脑膜炎及霉菌性脑膜炎等，或病毒性、细菌性感染使用抗生素治疗后、脑脓肿后期、梅毒性脑膜炎、某些脑瘤等。淋巴细胞增多多见于中枢神经系统梅毒、结核、真菌性脑膜炎、病毒性脑膜炎、脊髓灰质炎、流行性脑脊髓膜炎治疗期、脑室内肿瘤等慢性疾病，尚可见于异物、外伤、脊髓肿瘤等。嗜酸性粒细胞增多主要见于脑囊虫病、血吸虫病，肺吸虫病、旋毛虫病、弓形体病、脑型疟疾等中枢神经系统寄生虫感染。浆细胞增多可见于结核性脑膜炎、各种脑膜炎恢复期、实质性神经梅毒、播散性硬化以及免疫机制障碍等情况。其他还有如中枢神经系统恶性肿瘤可见肿瘤细胞；中枢神经系统白血病可见不成熟的幼稚白细胞。

正常脑脊液中无红细胞，若有，首先应排除腰穿所致损伤性出血；红细胞增多的血性脑脊液最常见于颅内动脉瘤与血管畸形破裂、脑出血、脑脊髓外伤、肿瘤卒中及出血性疾病等；可从颜色估计出血量，按每立方毫米计算，红细胞多于 1000 个时呈粉红色；超过5000 个时明显红色；10000 个以上呈鲜红色。也可按公式计算：

$$(\text{ml}) = \frac{/\,\text{mm}^3 \times 150\text{ml}}{/\,\text{mm}^3} \tag{9-1}$$

脑脊液检查是诊断与鉴别中枢神经系统炎症感染性疾病最重要的手段，在脑脊液细胞病理学可反映出炎症性疾病三个不同时期的变化。急性炎症渗出期主要呈粒细胞反应；亚急性增殖期为激活淋巴细胞或单核—吞噬细胞反应；恢复期为淋巴细胞反应。

脑脊液细胞学检查也有助于鉴别出血性脑卒中或腰穿损伤性出血，前者脑脊液在出血早期就可见大量红细胞和明显的嗜中性粒细胞反应，2~3 天达高峰；出血后数小时至 3 天脑脊液出现吞噬红细胞现象，5 天后见含铁血红素吞噬细胞，7 天后可有胆红素吞噬细胞。

脑脊液细胞学检查有助于发现肿瘤细胞，对中枢神经系统肿瘤的诊断与鉴别有帮助。肿瘤细胞多具有体积巨大、核浆比例失调、着色深、胞核膜增厚不匀、细胞外形异常等特征，细胞间常群集成团、成簇或呈花瓣样、腺管样排列，细胞界限不清，分裂活跃等。脑脊液中白血病细胞的形态学特征与周围血象和骨髓象中所见大致相同，极易辨认；辅以免疫学方法如 ANAE 法、淋巴细胞单克隆抗体免疫荧光技术等可对淋巴细胞白血病和恶性淋巴瘤进行较好分型和鉴别。

脑内寄生虫病在脑脊液细胞学是以持续性嗜酸粒细胞增多为主要特征，可占脑脊液白细胞的 60% 以上；若在脑脊液标本中发现某些病原体如弓形体、弓浆虫等则有助于临床确诊。

另外，浆细胞增多也为中枢神经系统存在活动性免疫反应的一大特点。

四、酶学检查

目前已在脑脊液中发现了许多酶，这些酶在正常人是很低的，而在某些疾病时升高。还有许多酶在某些疾病中有特异意义。如酸性蛋白酶，在多发性硬化时可高达 3 倍，慢性期亦增高 1 倍。磷酸酯酶在脑膜炎时增高最为明显。脑脊液酶活性升高的机理较复杂，大致可归纳为：血脑屏障破坏通透性改变时，脑组织神经细胞内酶的逸出；脑脊液中各种细胞的解体；肿瘤代谢有关酶的释出；未破坏的脑细胞酶流出量增多，而脑脊液酶清除率下降；颅内压升高时酶随脑脊液量的增加而相应增多等。临床上，各种细菌性脑膜炎、脑外伤、脑血管病、中毒性脑病、痴呆、脑神经变性病、中枢神经系统肿瘤、癌性神经肌病、继发性癫痫、多发性硬化等，脑脊液中均可见谷草转氨酶和谷丙转氨酶增高。细菌性脑膜炎、脑积水、癫痫、痴呆、脑肿瘤、肌萎缩侧索硬化、Huntington 舞蹈病、Nieman－Pick 病等变性病，其脑脊液乳酸脱氢酶可增高。细菌性脑膜炎、多发性硬化、中枢神经系统肿瘤的脑脊液可见溶酶体酶增高。

五、病原学检查

脑脊液静置自然沉降或 1500r/min 离心 15min，取沉渣涂片行革兰氏染色及抗酸杆菌染色镜检。若疑新型隐球菌性或白色念珠菌性脑膜炎，则做印度墨汁染色暗视野镜检；疑结核性脑膜炎，可将脑脊液冷藏静置 12 小时后若有薄膜形成，以此薄膜（或沉淀物）作涂片检查；或采用直接荧光抗体法检出病原菌。用脑脊液自然沉降的沉渣作涂片较离心沉降者佳，可免细胞因受离心沉淀的冲击而使胞质破裂；做薄层涂片可使细胞铺平而使胞质充分暴露，故较厚片为佳。

玻片离心沉淀法的细胞收集率高，相应也提高了各种化脓菌与抗酸染色法发现结核杆菌的检出机会。对某些病毒感染如单纯疱疹病毒性脑炎的脑脊液淋巴样细胞的检查，常可发现对诊断有意义的特征性胞质内包涵体。霉菌性脑膜炎可直接发现隐球菌或白色念珠菌。

一般涂片查菌可靠性为 30%～40%，要提高检查的阳性率，须同时进行细菌培养甚至动物接种。做普通细菌培养或真菌培养时，脑脊液标本必须在保温下立即送检，病毒标本须冷藏后送检。疑结核性脑膜炎时，结核杆菌培养阳性率不高，可在特异性抗原物质如结核菌纯蛋白衍生物 PPD 刺激下进行体外培养，若转化率明显增高即为阳性，可诊断结核性脑膜炎。

第三节 外伤性脑脊液鼻漏修补

一、外伤性脑脊液鼻漏的一般特征

外伤性脑脊液鼻漏的常见原因是头部遭受意外创伤，一般伤后当即出现脑脊液鼻漏。

临床根据伤后出现鼻漏时间，将外伤造成的脑脊液鼻漏分型为急性外伤性脑脊液鼻漏和迟发性外伤性脑脊液鼻漏，时间界限定为受伤后48小时，伤后48小时以内出现脑脊液鼻漏称为急性外伤性脑脊液鼻漏，约占外伤性脑脊液鼻漏患者的80%。急性外伤性脑脊液鼻漏病人一般有伤后鼻腔流出血性液体，且常伴有眶周青紫（熊猫眼征）、结膜下出血等面部体征。急性外伤性脑脊液鼻漏发病机制为外伤造成硬脑膜破损、骨折或骨质缺损、黏膜损伤同时出现，蛛网膜撕裂，脑脊液从上述腔隙流出。迟发性外伤性脑脊液鼻漏定义为伤后48小时以后出现的脑脊液鼻漏，一般在伤后三个月内出现鼻漏，最长有伤后10余年出现脑脊液鼻漏的文献报道。迟发性外伤性脑脊液鼻漏患者卧床时一般不出现鼻腔漏液，在日常活动，尤其是低头时出现鼻腔流液。因为病人卧床，漏液积存于鼻窦及鼻旁窦腔内，或顺鼻后孔流向咽部，表现为患者咽部有痒感或咸味感，经常做吞咽动作，所以迟发性脑脊液鼻漏患者常以起床时鼻腔流液为主诉就诊。外伤性迟发性脑脊液鼻漏发病相关因素有：

（1）创伤造成前颅底骨折及骨质缺损，硬脑膜出现损伤，但未破裂，外伤同时造成脑实质受损，受损脑实质水肿或其他因素（胸腹压升高等）造成颅内压升高，高颅压将受损伤的硬脑膜及部分脑组织挤压入颅底缺损处，造成受损伤的硬脑膜破裂，出现脑脊液鼻漏。

（2）骨折及脑挫裂伤形成局部血肿，血肿将硬膜破口及骨质缺损处封堵填塞，随受伤时间延长，血块吸收，漏口显现，脑脊液从缺损部位流出。

（3）颅脑外伤急性期内，脑挫伤、脑组织水肿及颅内血肿使颅压升高，硬脑膜或脑组织堵塞在缺损处，颅压下降后，突入缺损下的组织回纳，脑脊液从缺损处流出。

（4）部分伤后出现脑脊液鼻漏的病人，初始流量小，漏口很快封闭，脑脊液鼻漏很快停止，早期脑脊液鼻漏未被发现。生活中打喷嚏等胸腹压增高动作，使颅内压暂时升高，颅压波动造成颅底缺损处硬脑膜反复卡压、缓慢侵蚀，已愈合的破口再次破裂，再次形成脑脊液鼻漏。

外伤性脑脊液鼻漏发生的一个重要因素是颅内压力升高，外伤可造成脑脊液循环动力学的改变，脑脊液循环、吸收障碍均可导致颅内压升高，脑脊液主要产生于侧脑室内的脉络丛，脑脊液的产生量约每小时18~30ml，颅内与椎管内蛛网膜下腔、诸脑室、脑池内的脑脊液总量为100~160ml，维持脑脊液的生成、循环及吸收平衡。大部分的脑脊液循环遵循如下规律，侧脑室的脉络丛产生脑脊液，这部分脑脊液经室间孔流入第三脑室，经中脑导水管向下流入四脑室。诸脑室内脉络丛产生的脑脊液最终在第四脑室汇合，经第四脑室正中孔和侧孔流向脑和脊髓表面的蛛网膜下腔。矢状窦旁的蛛网膜颗粒是脑脊液重吸收的主要结构，蛛网膜下腔的脑脊液经此部位重吸收至矢状窦，脑脊液产生、循环及重吸收完成。脑和脊髓内神经、血管周围间隙，室管膜等，也是脑脊液回吸收的重要部位。颅脑损伤最常出现蛛网膜下腔出血，蛛网膜下腔出血及红细胞破碎产物的物理作用及化学刺激，能引发脑膜无菌性炎症，炎症反应进一步可造成蛛网膜与软脑膜粘连，蛛网膜绒毛发生堵塞，脑脊液吸收受阻，进而出现脑脊液循环障碍，引起颅内压力的增高，脑脊液顺压力梯度，流入硬脑膜及颅底骨质的缺损部位，经鼻腔流出，引起外伤性脑脊液鼻漏。

二、外伤性脑脊液鼻漏的主要诊断方法

外伤性脑脊液鼻漏的诊断主要靠病史、症状、体征和辅助检查。我们一般根据病人有头部外伤史，伤后有血性脑脊液自鼻腔流出的临床表现及相关体征，典型的病例，临床诊断并不困难。且多数病人短期内鼻漏能自行停止，临床上一般无明确诊断需求。少数病人鼻漏不能自行停止，为制订下一步治疗方案，明确诊断成为必需。确诊外伤性脑脊液鼻漏有两个中心任务，一是鼻腔流出液定性，通过鼻腔流出液的物理性状观察及化验检测，定性一般并不困难。二是漏口定位，手术修补前漏口定位一直为临床难题，这方面的研究很多，但目前还没有一种方法能对所有漏口准确定位。对于漏口定位困难的患者，我们常联合多种定位方法，综合判断漏口位置。

（一）常用的定性诊断方法

1."手帕"实验

外伤早期鼻腔流出血性液体，单纯出血会很快凝固，如混合有脑脊液，取少量滴在干纱布上，血迹周围可出现较大"晕圈"，表明出血被稀释，可能有脑脊液成分。此法能粗略判断血性液含水量大小，对受伤早期脑脊液鼻漏的诊断有所帮助，但为主观检查，无客观依据，不能仅靠此法明确诊断外伤性脑脊液鼻漏。

2.试纸法葡萄糖氧化酶检测

采用试纸法检测漏出液是否含有葡萄糖，此法是早期应用的一种脑脊液鼻漏诊断方法，费用低、简单易行。但由于鼻腔溢液和泪液等均含有葡萄糖成分，用 Dextrostix 和 Uristix 试纸法作为诊断依据假阳性率较高。

3.糖定量检测

通过检测鼻腔漏出液中葡萄糖含量数值，其数值在 1.7mmol/L，以上，可定性为脑脊液，脑脊液鼻漏可明确诊断。该方法能进一步检查漏出液中的葡萄糖浓度，定性脑脊液的准确度比葡萄糖氧化酶检测有较大幅度提高。

4. β-2 转铁蛋白检测

利用脑脊液、房水和内耳淋巴液中含有 β-2 转铁蛋白成分，而血液和鼻腔分泌物中不含 β-2 转铁蛋白，可以此鉴别。常用的免疫固定电泳检测技术，其敏感度和特异度高达 90%以上。

5. β-2 示踪蛋白检测

β-2 示踪蛋白，同 β-2 转铁蛋白一样，鼻腔分泌物中也不含有此种成分。β-2 示踪蛋白分析，该方法快速简单，具有更高的敏感度和特异性，分别高达 93%和 100%。此检测方法在欧洲应用广泛，美国多用于实验研究，目前在国内应用较少。

（二）常用的漏口定位方法

1. HRCT 检查

CT 检查是首选的影像学检查方式，既往普通 CT 分辨率较低，漏诊率高。高分辨率 CT，能行层厚达 1mm 的轴位扫描，应用三维重建技术，行冠状位和矢状位颅底重建，微小病变检出率明显提高，其定位诊断的准确率高达 87%以上，薄层冠状面图像重建，对颅底骨折和骨质缺损部位显示清晰。还可以通过鼻窦腔内的积液或软组织影等间接征象，指导定位漏口，如颅底骨质缺损处所在窦腔存在积液，则此处缺损可定为该患者鼻漏责任漏口，对确定漏口部位和手术入路的设计很有帮助。但前颅底结构复杂，许多部位如筛窦、筛板等处骨质菲薄，腔隙多，创伤容易造成上述部位多发骨折及多处骨质缺损，单纯依靠 CT 检查，判断责任漏口位置困难，存在一定的假阳性率，需结合其他检查。

2. CT 脑池造影（CTC）

CTC 检查较 CT 检查有更高的特异性，可进一步定位漏口。我们常用含有三个碘原子标记的非离子水溶性造影剂（如碘海醇注射液等），腰穿经腰大池注入蛛网膜下腔，造影剂随脑脊液循环进入脑池，行颅脑 CT 轴位扫描。CTC 检查能显示造影剂流出部位，明确漏口位置、大小，结合 CT 检查所示颅底骨折、骨质缺损情况，定位准确度明显提高。缺点为持续性脑脊液鼻漏患者检查阳性率高，对于非持续性脑脊液鼻漏患者，该检查有一定的假阴性率，且为有创检查，造影剂能引起头痛等刺激症状，部分患者不能接受，离子型造影剂注入蛛网膜下腔有引起癫疯发作的可能，临床上应用要谨慎。

3. 放射性核素示踪剂法

采用腰穿将 TG 标记的白蛋白（半衰期为 6 小时）等放射性核素注入蛛网膜下腔，棉拭子在内镜辅助下放入蝶筛隐窝、中鼻道等脑脊液常见流出部位。留置一段时间，棉拭子取出鼻腔并检测其放射活性。该方法对诊断脑脊液鼻漏准确度高，根据棉絮放射物质活性大小，能大致判断漏口方位，但无法显示漏口骨质缺损情况，且操作费时，在目前影像检查技术发展下，已很少使用。

4. MRI 及 MRI 水成像检查

磁共振检查的优点是对脑组织和脑脊液显示对比度高，能多断面成像，可行轴位、冠状位、矢状位多角度的 T_1，T_2 加权像及快速自旋回波 T_2 加权像扫描。T_1 加权像优势为硬膜、脑组织显示清晰，能够清楚显示漏口处的软组织嵌入。T_2 加权像利用脑脊液为高信号这一特点，颅内脑脊液高信号可经漏口向颅外延续，排除病人窦腔内薪膜炎症、增厚造成的 T_2 加权像高信号，可明确该部位为鼻漏漏口。常用排除方法为强化扫描，薪膜增厚可强化，而漏口流出的脑脊液不强化，可排除炎性病变造成的延续性高信号。活动性脑脊液鼻漏和非活动性脑脊液鼻漏 MRI 检查阳性率均较高，文献报道，MRI 检查定位非活动性鼻漏漏口，阳性率接近 100%。磁共振水成像检查技术，无须注射造影剂，检查发现长 T_2 液性信号自颅内经漏口连续性进入鼻窦、鼻腔，即可明确定位。此法为无创检查，敏感性高，目前临床上应用广泛，缺点是特异性较差，存在一定的假阳性率，对骨质缺损情况显示较差，结合颅脑 CT 所示骨质缺损情况，能提高漏口定位率。

5. 鼻内镜检查法

经鼻内镜检查，对于持续性脑脊液鼻漏的病人，顺脑脊液流出方向探查，内镜下可找到脑脊液流出部位。对于漏口流量较低或者非持续性脑脊液鼻漏的病人，可以经腰穿蛛网膜下腔注入荧光素，鼻内镜下观察荧光素流出部位，可帮助定位漏口。有学者研究，鼻内局部使用荧光素相对于鞘内应用荧光素，具有简单安全、并发症少、灵敏度高等特点。鼻内镜还可通过观察漏口流出道周围黏膜浸渍等间接表现，定位查找漏口。鼻内镜为直视下检查方法，能明确脑脊液流出方位，对制订手术方案很有帮助，术前可常规应用。

三、外伤性脑脊液鼻漏的一般治疗

外伤性脑脊液鼻漏患者，早期经休息、降颅压等治疗措施，漏口多可愈合，鼻漏可自行停止。多数临床报道，经保守治疗，约 85% 的脑脊液鼻漏患者能痊愈，所以一般情况下，外伤性脑脊液鼻漏患者均应经保守治疗阶段。即使需手术处理的外伤性脑脊液鼻漏病人，围手术期也要有相应的防治颅内感染、预防术后颅内高压、防止并发症等保守治疗措施。

（一）卧床休息

为避免脑脊液鼻漏加重，促进漏口愈合，病人应绝对卧床休息。一般采用头高 20°～30°卧位，尽量采用卧向鼻漏侧位。头高 20°～30°卧位能使颅压一定程度上降低，且对脑灌注影响较小，利于脑组织沉落，封堵于漏口，促使漏口自然愈合。

（二）预防颅内压增高

低盐高纤维素饮食，防止便秘，可口服"酚酞片"等通便药物，避免出现促使颅内压骤然增高的因素，如用力排便、捍鼻、咳嗽等。对于颅内压明显增高的病人，应积极控制高颅压，常用的药物有 20%的甘露醇、甘油果糖等。对于腰大池置管引流，目前尚存在争议。多数学者认为，通过腰大池置管，持续缓慢引流部分脑脊液，可以使颅内压下降，减小漏口处脑脊液流量，促进漏口愈合。但有学者提出腰大池引流有可能出现引流多度，过度引流造成低颅压，导致漏出的脑脊液返流入颅内，增加了脑膜炎及颅内积气等严重并发症的发生概率。

（三）预防感染

因漏口与颅外相通，脑脊液鼻漏患者有并发脑膜炎可能，外伤性脑脊液鼻漏并发脑膜炎的发生率很高，因此，防止感染是外伤性脑脊液鼻漏治疗的重要任务。首先要保持患者鼻腔内清洁，及时清理鼻腔分泌物，使漏出的脑脊液能够通畅流出，避免因流出不畅通造成局部液体积聚，压力升高和细菌滋生，导致漏出的脑脊液逆流入颅内，引起颅内感染。对于外伤性脑脊液鼻漏是否应用抗生素预防感染，国外少数学者认为全身应用抗生素没必要，但国内多数学者认为应用抗生素可有效降低脑膜炎发生概率，主张全身应用抗生素防止颅内感染，一般推荐应用透过血脑屏障较好的抗生素 2 周。对已发生脑膜炎患者，应行脑脊液培养，静脉应用足够剂量抗生素，尽快控制感染，防止继发脑实质不可逆的病理改变，遗留严重后遗症。

四、外伤性脑脊液鼻漏的手术指征

外伤性脑脊液鼻漏经保守治疗，如长时间漏口不能愈合，容易发生反复的颅内感染及颅内积气。手术修补是最有效、最可靠的治疗方法。

外伤性脑脊液鼻漏的手术指征，多数学者主张：

（1）经保守治疗 2~4 周，鼻漏未能愈合，或者愈合后因某些因素又复发的病人。

（2）反复出现颅内感染者。

（3）经积极治疗，颅内积气无明显减少或增多的；这些病人需考虑手术修补。

脑脊液鼻漏可造成颅内感染，颅内感染可引起很多严重并发症，主张手术修补应积极，超过2周无自愈倾向者，应考虑行手术修补。我们一般经过保守治疗4周以上，脑脊液鼻漏无自愈趋向，以及反复出现脑膜炎表现者，考虑手术修补。对于迟发性外伤性脑脊液鼻漏，发生机制尚未十分明确，这种脑脊液鼻漏可发生于伤后几周至数年，自愈的可能性小，多数需手术治疗。另外，对于颅内感染同时并发气颅的患者，修补鼻漏漏口有利于颅内积气吸收，但不利于炎症控制；不行鼻漏修补，鼻漏能使炎性脑脊液引流，有利于炎症控制，但对气颅控制不利，处理棘手，死亡风险高。

五、外伤性脑脊液鼻漏的手术方法

常用的手术修补有颅内法、颅外法，部分病人需联合两种方法修补，颅内法为开颅手术，常用硬膜外入路。颅外法近年来发展迅速，分为显微镜下鼻外入路、显微镜下经单鼻孔颅外入路，经鼻内镜颅外入路等。

（一）颅内修补法

开颅修补是外伤性脑脊液鼻漏传统手术治疗方法，开颅修补根据患者漏口所在部位选择不同入路方式，常用翼点入路和额下入路。术中根据漏口暴露需要，又可分为硬膜内或硬膜外入路和硬膜内外联合入路。以硬膜外入路最常用，常规开颅，取下骨瓣，沿颅底向深部剥离硬脑膜，发现前颅底骨折线后，在此区域仔细寻找，多能找到漏口。

1. 该方法优点

（1）直视下操作，具有开阔的视野，手术操作空间大，查找、处理多发漏口容易，缝合、修补硬脑膜操作方便。

（2）受伤早期的病人能同时处理颅内血肿等病变，合并视神经管卡压病人，可同时给予视神经管减压。

（3）应用钛合金网等在直视下行颅底重建，对修补物支撑效果更好，防止移植物移位，提高手术成功率，降低复发率。

2. 缺点

（1）手术创伤大，手术时间及住院时间均较长，病人花费高。前颅底损伤的病人，多存在颅底—硬脑膜和脑—硬脑膜粘连，手术分离颅底硬脑膜，暴露前颅底较困难。手术中不可避免地造成额叶底部脑组织损伤，导致嗅觉丧失、癫痫、精神行为异常等并发症。

（2）此入路暴露和处理额窦后壁及筛顶筛板部位的漏口方便，因视交叉等解剖结构存在，经额处理鞍底部位漏口困难。

开颅手术因其创伤大、并发症多，越来越不为患者所接受，目前临床上仅如下情况选择开颅修补：受伤早期，颅骨多处骨折，脑挫裂伤或脑内血肿造成颅内高压，达开颅指征者，手术可清除血肿，同时修补漏口；颅底结构因创伤严重畸形，需手术修复的；颅内较大脓肿形成，占位效应重，需手术处理的；鼻部严重畸形，经鼻入路手术无法完成者。

（二）颅外修补法

颅外法手术修补，不必对脑组织及颅内重要结构进行牵拉，减轻了术后反应，降低了手术并发症。颅外法已成为修补外伤性脑脊液鼻漏的主要修补方法，除去部分存在明确开颅手术指征患者，外伤性脑脊液鼻漏都可以采用颅外法手术修补。

显微镜下鼻外入路，常采用鼻眶间小切口，自前向后清理、切除筛房，充分暴露筛顶和筛板，探查漏口，如漏口部位位于后组筛房、筛顶或蝶窦上壁，应将前后筛房均切除，暴露出蝶窦前壁及其开口，切除部分蝶窦前壁，进入蝶窦腔，显露出鞍底。鼻外入路几乎对所有类型的外伤性脑脊液鼻漏都能修补，优点是操作空间大，对颅内干扰小，尤其处理漏口位于额窦的脑脊液鼻漏有一定优势。缺点为手术需面部切口，面部容貌受影响。

显微镜下经鼻入路，手术采用经单鼻孔入路，在手术显微镜下操作。优点是面部无手术疤痕残留，显微操作神经外科医师均普遍掌握，显微镜的良好照明及放大作用，可减少手术暴露过程中的负损伤，有效降低并发症。缺点是显微镜下只能观察直线视野，额隐窝等死角部位显微镜经鼻入路很难观察，手术对术前影像定位要求高，术前要相对明确漏口所在部位。

神经内镜经鼻入路手术：随近年来神经内镜技术的提高和"微创神经外科"理论的发展，内镜经鼻入路手术范围扩大，在颅底肿瘤切除、前颅底损伤修补、视神经减压等方面得到广泛应用。

对比显微镜下鼻内、鼻外手术入路，经鼻内镜手术修补外伤性脑脊液鼻漏。

1. 优点

（1）神经内镜除具有良好的照明系统外，还配有多角度镜头，可多角度的检查前颅底，能清晰检查显微镜下手术无法观察到的"死角"区域。

（2）入路直接，可迅速到达需修补区域，手术简捷，创伤小，并发症少，能够最大程度保护嗅觉功能。

（3）手术时间明显缩短，术后康复较快，住院时间短。

（4）可作为修补术前检查手段，部分病人术前影像学检查定位困难，术前可经鼻内镜下检查，定位漏口，指导手术。

（5）手术修补成功率高，文献报道一次修补成功率达92%~98%。

2. 缺点

（1）受局限于内镜自身缺点及目前手术器械限制，经鼻内镜下修补蝶窦外侧隐窝处的漏口难度较大，经筛入路有时也能够暴露出此部位漏口，但手术操作困难，有部分病例需经翼点入路开颅修补。部分在额窦后壁外侧、底壁交界处的漏口，经颅容易暴露，内镜不易直接达到的部位，建议选择开颅手术或颅内颅外联合手术修补。

（2）手术区域常常涉及颅内重要结构，如海绵窦、颈内动脉，一旦发生损伤，有发生大出血等重大手术并发症可能。

六、经鼻内镜手术入路关键点

（一）术中漏口定位

经鼻内镜手术修补外伤性脑脊液鼻漏，手术能否成功不取决于漏口大小与其所在位置，准确的定位和发现漏口才是手术成功的关键。提倡根据术前检查漏口定位结果，选择相应的手术暴露方式，进入相应窦腔。我们术中查找漏口的方法有：

（1）注意窦腔积液，因窦腔引流问题，一般漏口所在鼻窦有不同程度积液。

（2）术中严格止血，保持视野干净、清晰，术前应用的肾上腺素棉片能收缩血管，可减少出血。

（3）仔细观察术野内有无搏动性的反光点的，因血与脑脊液对光线的吸收不同，反光点多为漏口所在部位。

（4）病史较长者漏口周围一般有黏膜苍白水肿或局部有粉红色肉芽组织增生，清除后即能找到漏口。

（5）部分脑脊液流出不明显的病例，术中可采用麻醉师"胀肺"或嘱助手压迫同侧颈内静脉，促使颅内压短暂升高，能使漏液量增多，有助于发现漏口。

有时明确漏口部位很难，手术中应严格止血、不断冲洗创面，保持术野干净。根据液体流出方向，清理筛窦和蝶窦，多次手术或病程较长者，漏口周围常有薪膜肥厚、粘连及肉芽组织增生，应刮除增生组织后仔细寻找。

（二）修补材料选择

大部分学者主张选用何种修补材料对手术结果影响不大，没有确切证据证明哪一种比其他种类更好，应用何种材料与手术者的习惯有很大关系。目前常用的修补材料根据组织来源不同分为自体材料和生物人工合成材料，术中应用单一材料修补病例较少，常多种材料联合应用。

1. 自体材料

（1）自体游离组织，大腿阔筋膜、肌肉等。自体筋膜组织坚韧，以大腿阔筋膜的应用最广泛，易于取材，代谢率低，抗感染能力强，存活率高。上皮细胞在一周左右可长入筋膜组织，1~3 个月形成牢固愈合。自体阔筋膜可大量取材、性能好，在临床上应用最广泛，常被作为首选材料使用。

（2）带蒂的自体组织：带蒂鼻中隔、中鼻甲、上鼻甲区域黏膜瓣，带蒂修补材料保留血液供应，移植易成活，移位、复发率低，但不能游离使用，使用受限。

（3）生物合成材料：主要有人工硬脑膜、吸收性明胶海绵、骨蜡和骨水泥等。

2. 人工合成材料优、缺点

（1）人工硬脑膜不受取材限制，可剪成任意大小，不透水，支撑效果好。能为硬膜缺损部位提供有利于成纤维细胞生长和衍生新硬膜组织的胶原支架，具有良好的组织相容性和可降解性，能有效地阻止脑脊液渗漏和防止颅内感染，但无活性。

（2）吸收性明胶海绵吸收快，具有良好的组织相容性，可塑性及贴附性好，使用方便。但阻水性差，单独应用较少，多与自体筋膜或人工硬脑膜联合使用。

（3）骨蜡、骨水泥组织相容性稍差，如合并使用可影响自体材料存活，目前已较少用作脑脊液漏修补材料。

（三）漏口处理

漏口部位明确后，应用刮匙刮除漏口周围增生的肉芽组织，去除漏口内的活动碎骨片，清理漏口周围不健康黏膜组织，要求至少达漏口骨缘 2mm 以上。形成新鲜创面，暴露出健康坚实的硬脑膜边缘，为修补材料附着、存活提供良好的环境。蝶窦外侧壁有视神经及颈内动脉走行，强行移除碎骨片有造成视力下降及大出血可能，术中处理视神经—颈内动脉三角区时操作应谨慎，避免出现严重并发症。一旦术中因颈内动脉损伤出现大出血，应立即行窦腔及鼻腔内填塞，进行压迫止血，行脑血管造影，介入栓塞止血。

患者漏口的组织具有隔离效应，能影响移植物附着和存活，对修补手术结果有直接影响。患者缺损区域的肉芽组织应给予彻底清除，患者的脑组织处理关键看是否存在嵌顿，因一旦发生长期嵌顿，患者的脑组织容易失去活性，还纳后容易发生坏死，并发颅内感染。我们术中的处理原则是如颅底骨质缺损明显大于膨出组织，患者的脑组织无明显嵌顿迹象，可考虑将其还纳，其他情况下均应将其完全切除。处理膨出物时应严密止血，以免出现出血血管缩入颅内，难以处理，造成颅内血肿等并发症。有文献报道因手术对膨出的脑组织处理不够导致两次修补失败，经第 3 次合理处理膨出脑组织后修补获得成功病例。

（四）修补技术

经鼻内镜修补外伤性脑脊液鼻漏的方法有多种，一般根据漏口部位和缺损大小进行选择，我们常用的方法有：

1. 封堵修补法

漏口直径<1cm 的患者，处理方法相对简单，因此多采用封堵修补法。创面处理完毕，先用一块筋膜封堵漏口，生物胶固定，再应用筋膜、肌肉覆盖即可。

2. 贴附修补法

此法适用于直径>1cm 的漏口，贴附修补法有修补材料置于漏口内、外之分。漏口位于额隐窝、筛顶、鞍底、斜坡、蝶窦、嗅裂部位，视野较开阔，操作较易，可将修补材料放置于漏口硬膜外或硬膜下。其中以放入漏口硬膜外最为常用，术中轻柔分离颅骨和漏口周围硬脑膜，将人工硬脑膜植入硬脑膜与骨板之间平铺，能基本保证止漏。植入的人工硬脑膜同时能起到支撑作用，能缓冲颅内压力及流动脑脊液随脑组织搏动对自体材料的冲击，有效提高下方自体材料成活率，提高修补成功率。对于脑脊液流量较高和高颅压的病例，可将人工硬脑膜植入颅内硬膜下，人工硬脑膜的支撑效果更佳，但有学者研究，修补材料置于硬膜下或硬膜外，对手术结果无明显影响。然后按筋膜、肌肉浆、筋膜依次放置（三明治法），最后吸收性明胶海绵覆盖，多层重建，各层之间尽量紧密放置，不要留有空隙。细长的线样骨折，我们将创面处理好后，直接将肌浆、筋膜覆盖创面，生物胶固定即可。

3. 填塞修补法

植入人工硬脑膜及筋膜止漏，将肌肉浆充填入刮除黏膜的窦腔内，再贴补筋膜；蝶窦壁有视神经、颈内动脉走行，处理碎骨片需谨慎，如蝶窦壁多处骨折，可给以填塞。额窦后壁的漏口，内镜下器械很难直接处理，完全填塞可能造成额窦引流不畅，并发额窦炎。

且充填物过多较难存活，我们采用不完全填塞，保证额窦开口引流通畅，明显降低术后并发额窦炎概率。

应用黏膜瓣作为修补材料，黏膜取材后一定要在黏膜面做好标记，放置黏膜瓣时应将黏膜面朝向颅外，可以避免黏膜分泌功能造成的黏液囊肿、脑膜炎等术后并发症。生物胶在脑脊液鼻漏修补中得到广泛应用，上述多种修补方法，我们处理完创面后均给以涂抹生物胶，生物胶能起到良好的止血及黏合作用，各层修补物放置也应用生物胶粘合固定，能有效防止移植物移位。

第十章 微生物检验

第一节 细菌感染及其检验技术

细菌是一类原核细胞型微生物。广义的细菌还包括放线菌、螺旋体、立克次体、支原体和衣原体等。其特点是只有原始的核物质（DNA），无核仁、核膜等核结构，具有两类核酸，缺乏细胞器（除核糖体外无其他细胞器），以非有丝分裂的方式行二分裂繁殖。

一、细菌的形态结构与生理特征

在一定条件下，细菌具有相对恒定的形态和结构，了解细菌的形态与结构，对鉴别细菌、防治细菌感染及研究细菌的生物学特性、致病机制、免疫特征等具有重要意义。

（一）细菌的基本形态

通常用微米（μm）作为测量细菌大小的计量单位。不同种细菌大小不一，同种细菌也可因菌龄和环境因素的影响，大小有所差异。

细菌基本形态有球菌、杆菌和螺形菌。球菌大体上为球形细胞。按其分裂繁殖时细胞分裂的平面不同，菌体的分离是否完全以及分裂后菌体之间相互黏附的松紧程度不同，可形成不同的排列方式，此特点可用于细菌鉴定。杆菌多数为直杆状，亦可呈棒状；多数分散排列，亦可呈链状、栅栏状等。螺形菌菌体弯曲，呈弧菌、螺菌和螺旋体。

（二）细菌的基本结构

细菌的基本结构包括细胞壁、细胞膜、细胞质及核质等。

1. 细胞壁

是细菌最外层结构，与细胞膜紧密相连。主要功能是维持菌体固有的形态，抵抗低渗环境。革兰阳性细菌细胞壁较厚，其主要成分为肽聚糖、磷壁酸和少量蛋白质；革兰阴性细菌细胞壁较薄，肽聚糖含量少，肽聚糖外层还含有由脂蛋白、磷脂和脂多糖组成的多层结构。两者结构的不同导致在染色性、抗原性、致病性及对药物的敏感性等方面有很大差异。

细菌 L 型是细菌细胞壁的肽聚糖结构受到理化或生物因素的直接破坏或合成被抑制，在高渗环境下仍可存活者。细菌 L 型在体内、外，人工诱导或自然情况下均可形成，呈高度多形性，染色不均，多被染成革兰阴性菌。在高渗低琼脂含血清的培养基中培养后形成荷包蛋样、颗粒状或丝状菌落。去除诱发因素后，有些 L 型细菌仍可回复为原菌。

2. 细胞膜

位于细胞壁内侧，基本结构是脂质双层。细胞膜含有多种酶类，参与细胞结构的合成。其中与肽聚糖合成有关的酶类，也是青霉素作用的主要靶位，称其为青霉素结合蛋白，与细菌的耐药性形成有关。

3. 细胞质

为细胞膜包裹的溶胶状物质，由水、蛋白质、脂类、核酸及少数糖和无机盐组成，其中含有许多重要结构如核糖体、质粒、胞质颗粒等。

4. 核质

是细菌的遗传物质，集中于胞质的某一区域，多在菌体中央，也称为细菌的染色体。

（三）细菌的特殊结构

主要包括荚膜、鞭毛、菌毛、芽孢等。

细菌的荚膜是某些细菌在细胞壁外包绕的一层黏液性物质，结合牢固，成分主要为多糖或多肽，去除后并不影响菌细胞的生命活动。为细菌血清学分型的基础。荚膜具有抗吞噬、黏附、抗有害物质损伤等作用，是细菌重要的毒力因子。

鞭毛是细菌的运动器官。根据鞭毛的数量和部位，可分成四类：单鞭毛菌、双毛菌、丛毛菌和周毛菌。鞭毛具有高度抗原性，称鞭毛抗原。有些细菌的鞭毛与致病性有关，如霍乱弧菌。根据细菌能否运动，鞭毛的数量、部位和特异的抗原性，可用于鉴定细菌和进行细菌分类。

菌毛是细菌菌体表面存在的一种丝状物，比鞭毛细、短。分为普通菌毛和性菌毛两大类。与细菌的致病性、毒力和耐药性质粒的传递相关。

芽孢是革兰阳性细菌，在特定环境下，胞质脱水浓缩，菌体内部形成一个圆形或卵圆形小体，是细菌的休眠形式。芽孢对热、干燥、辐射、化学消毒剂等理化因素具有很强的抵抗力，杀灭芽孢最可靠的方法是高压蒸汽灭菌。

（四）细菌的生理特征

1. 细菌的化学组成

包括水、无机盐、蛋白质、糖类、脂质和核酸等。水分是菌细胞主要的组成部分，占细胞总重量的75%~90%。菌细胞去除水分后，主要成分为有机物，还有少数的无机离子。细菌尚含有一些原核细胞型微生物所特有的化学组成，如肽聚糖、胞壁酸等。

2. 细菌的物理性状

包括光学性质、带电现象、半透性和渗透性等。

（1）光学性质：细菌为半透明体，当光线照射至细菌时，部分光线被吸收，而另一部分光线被折射，因此，多数细菌悬液呈浑浊状态，菌数越多则浊度越大，可通过比浊法粗略地估计菌量。同时，由于细菌具有多种光学性质，可使用相差显微镜观察形态和结构。

（2）表面积：细菌体积微小，相对表面积大，有利于同外界进行物质交换。

（3）带电现象：细菌的带电现象与细菌的染色反应、凝集反应，抑菌和杀菌作用等都有密切关系。

（4）半透性和渗透性：细菌的细胞壁和细胞膜都具有半透性，允许水和部分小分子物质通过，有利于吸收营养和排出代谢产物。细菌所处环境相对低渗，若处于比菌体内渗透压更高的环境中，则菌体内水分溢出，胞质浓缩，细菌不能继续生长繁殖。

3. 细菌的营养与生长繁殖

细菌分为自养菌和异养菌两大营养类型。自养菌以简单的无机物为原料，异养菌以多种有机物为原料。营养物质包括水、碳源、氮源、无机盐和生长因子等。细菌摄取营养物质的机制：水和水溶性物质通过半透膜性质的细胞壁和细胞膜进入细胞内，蛋白质、多糖等大分子营养物，经细菌分泌的胞外酶作用，分解成为小分子物质才能被吸收。营养物质进入菌体内的方式有被动扩散和主动转运。①被动扩散：细菌依靠菌体表面细胞壁和细胞膜的半透性调节各种营养物质的摄取；②主动吸收：细菌将许多营养物质以高于细胞外浓度积累在细胞内的过程称为主动吸收；③基因移位：是一种耗能的运输营养方式，它是靠胞外酶将糖类等物质与一种耐热蛋白（HPr）和磷酸结合，使糖类等发生磷酸化而被运送到菌体内并与HPr解离。

4. 影响细菌生长的环境因素

主要包括营养物质、氢离子浓度、温度、气体等。只有处于合适的环境条件下，细菌才能进行正常的代谢繁殖。

5. 细菌的生长繁殖

单个细菌一般以简单的二分裂方式进行无性繁殖。细菌分裂数量倍增所需要的时间称为代时，多数细菌为 20~30min。个别细菌繁殖速度较慢，如结核分枝杆菌的代时长达 18～20h。

细菌群体的生长繁殖：一般细菌约 20min 分裂 1 次。群体生长繁殖可分为 4 期：①迟缓期：是细菌进入新环境后的适应阶段；②对数期：此期细菌以几何级数增长，形态、染色性、生理活性较典型，对外界环境因素的作用较为敏感；③稳定期：随着环境中营养物质的消耗，毒性产物积聚，pH 下降使繁殖速度渐趋下降，死菌数逐渐上升，此期细菌繁殖数与死亡数大致平衡；④衰亡期：细菌繁殖逐渐减慢，死亡逐渐增多，死菌数超过活菌数。

6. 细菌的新陈代谢和能量转换

细菌能量代谢活动主要涉及 ATP 形式的化学能。细菌有机物分解或无机物氧化过程中释放的能量通过底物磷酸化或氧化磷酸化合成 ATP。

病原菌合成细胞组分和获得能量的基质（生物氧化的底物）主要为糖类，通过糖的氧化或酵解释放能量，并以高能磷酸键的形式（ADP、ATP）储存能量。

各种细菌所具有的酶不完全相同，对营养物质的分解能力亦不一致，因而，细菌的代谢产物各不相同，此特点可用于鉴别细菌。

二、细菌的感染与免疫

细菌感染是指当细菌侵入宿主体内后，在生长繁殖的过程中释放毒性产物，与宿主细胞之间发生相互作用，导致宿主出现病理变化的过程。导致人体感染的细菌称为致病菌。当致病菌入侵后，机体免疫系统必然会产生抗感染的免疫应答，以抑制或清除其破坏作用。致病菌的毒力、侵入的门户和侵入数量的多少以及宿主抗感染免疫应答能力的强弱，决定了感染的发展和转归。细菌感染类型主要包括隐性感染、显性感染和带菌状态。

正常菌群是存在于体表和同外界相通的腔道黏膜上不同种类和数量的微生物。通常这些正常菌群和宿主以及周围环境共同处于一个微生态平衡中，对人体无害，有些属于互利共生关系。但是当这种生态平衡在某些特定情况下被打破时（如寄居部位改变、宿主免疫功能低下、菌群失调等），这些正常菌群也有可能成为机会致病菌导致感染。

细菌的致病性主要取决于三个方面：细菌的毒力、侵入的数量及侵入的途径。毒力是表示细菌致病性的强弱程度，构成病原菌毒力的物质基础，主要有侵袭力和毒素两个方面。影响侵袭力的因素主要为黏附素、荚膜、侵袭素、侵袭性酶类和细菌生物被膜等；毒素包括外毒素和内毒素两类。细菌致病除必须具有一定的毒力物质外，还需要有足够的感染菌量。引起感染所需的菌量多少，主要与毒力强弱和宿主免疫力的强弱有关。具有毒力及足够数量的致病菌，还必须通过合适的途径才能引起感染。

致病菌入侵机体，首先激起机体的非特异性免疫，这种免疫方式是人类在长期的种系发育和进化过程中，逐渐建立起来的。参与非特异性免疫的主要有皮肤黏膜上皮细胞、吞噬细胞、NK 细胞以及正常体液和组织的免疫成分等。其特点是作用范围广泛，应答迅速。随着感染时间的延长，机体产生特异性免疫应答；特异性免疫在发挥效应的同时，又可显著增强非特异性免疫功能。特异性免疫主要包括体液免疫和细胞免疫两大类，分别由 B 淋巴细胞和 T 淋巴细胞介导。

细菌感染可分为胞外菌感染和胞内菌感染两类。抗胞外菌免疫主要以中性粒细胞的调理吞噬以及抗体和补体的溶菌作用为主，如抗金黄色葡萄球菌感染；抗胞内菌免疫主要依靠细胞免疫，如抗结核分枝杆菌感染；此外某些特殊细菌感染，如破伤风、气性坏疽等以外毒素致病为主，尚存在抗毒素免疫（以抗体为主的免疫反应）。

三、细菌的基座检验技术

细菌的基本检验技术包括传统检验技术和现代检验技术。传统检验技术包括形态学检查、分离培养与鉴定、血清学检查等。而近年来发展起来的技术包括现代免疫学检测技术、分子生物学技术等。

（一）形态学检查

形态学检查是细菌检验的重要方法之一，它是细菌分类和鉴定的基础，根据其形态、结构和染色反应性等，为进一步鉴定提供参考。

1. 不染色标本检查

不染色标本通常用于观察细菌形态、动力及运动状况。未染色细菌呈无色透明，主要靠折光率与周围环境区别。有鞭毛的细菌运动活泼，无鞭毛的细菌则呈不规则布朗运动。弧菌、螺旋体、弯曲杆菌等细菌形态和运动方式特征鲜明，具有诊断意义。常用的检查方法有压滴法、悬滴法和毛细管法等。

2. 染色标本检查

在普通光学显微镜下，可清楚地观察染色标本中细菌的形态和特殊结构，并可根据染色反应性对细菌加以分类鉴定。可根据检测目的选择染色方法，如观察普通细菌选用革兰染色，观察分枝杆菌选用抗酸染色或金胺 O 染色法，观察隐球菌通过墨汁染色法。其他还有观察细菌特殊结构的鞭毛染色、荚膜染色等。

细菌的显微镜检查是一种很有意义的基本检查方法，通过标本的直接镜检，不但可以初步判断细菌的感染类型，还能判断标本的合格与否，炎症反应程度。为了保证镜检结果的准确可靠，严格的质量控制是必不可少的，显微镜应每日维护，进行保养，并定期请厂家专业技术人员进行校正。各种染色液也应选用标准菌株定期质量控制，革兰染色可每周进行 1 次，其他染色方法如不是经常使用，也可在进行标本操作同时随标本质控。

（二）细菌分离培养与鉴定

1. 分离培养

传统细菌检验的前提条件是获得纯培养菌落，因此采取合适的培养方法是很重要的，大多数细菌可以通过人工方法培养。根据待检标本的性质、培养目的和所用培养基的种类采用不同的接种方法。常用的接种方法有平板划线分离培养法、琼脂斜面接种法、穿刺接种法、液体培养基接种法、倾注平板法、涂布接种法等。通常把细菌的培养方法分为需氧培养、二氧化碳培养、微需氧培养和厌氧培养四种，根据不同的标本及不同的培养目的，选择培养方法。

获得细菌的纯培养菌落后，根据菌落的大小、形状、气味，在血平板上的溶血特征作出初步判断，完整的鉴定尚需通过生化试验，特殊细菌还需依赖血清学试验才能正确鉴定到种。

2. 生化反应

病原体鉴定过程中，常常根据病原体对营养物质的分解能力及其代谢产物的差异进行区分和鉴定。常用的生物化学试验包括糖代谢试验、蛋白质和氨基酸代谢试验、碳源和氮源利用试验、酶类试验，其他生化试验如胆汁溶菌试验。

目前已有多种微量、快速的细菌生化反应试剂盒以及半自动或全自动检测仪器应用于临床，不但快速准确，简化了工作步骤，减轻了人力，而且缩短了检验流程。无论半自动、全自动仪器或手工微量反应管，还是生化反应试剂，都必须进行严格的质量控制，才能保证结果的准确。各实验室根据经济状况及规模，采用不同的鉴定方式，无论如何，从培养基的配制到细菌接种，培养仪器的选择和生化方法的进行，都应该有一套行之有效的质量控制措施，并保证其完善、可执行及持续改进。

3. 抗生素敏感性试验

常用于细菌鉴定，如新生霉素、杆菌肽，optochin 敏感性试验等。应用时需要注意纸片药物含量，例如杆菌肽有 $10\mu g$ 和 $0.04\mu g$ 两种规格，用于化脓性链球菌鉴定的是后一种规格；纸片的有效期，保存条件也应注意，定期用质控菌株进行质量控制。

(三) 细菌的免疫学检测方法

免疫学检测是通过检测抗原或抗体确定患者是否被感染或对感染与免疫接种的免疫应答。采用免疫学方法诊断感染性疾病的实质是检测微生物具有抗原性质的组分或检测非自身蛋白相应的特异性抗体。

免疫学检测技术包括免疫学鉴定和免疫学诊断两方面。免疫学鉴定即抗原检测，可用于直接鉴定标本中的微生物或经培养后的特定微生物，以确定病原微生物的种或型。免疫学诊断即抗体测定，用于检测任何类别抗体的免疫应答、鉴定特异性抗体及检测其效价的动态变化。优点是可为患者抗感染治疗提供信息，即使当培养和革兰染色为阴性时。目前应用于细菌检测的免疫学技术有：

1. 凝集反应

用于细菌鉴定的凝集反应包括玻片法凝集试验、反向间接血凝试验、胶乳凝集试验和协同凝集试验。玻片法凝集试验简单易行，特异性强，主要用于鉴定菌种及分型。如伤寒沙门菌属、痢疾志贺菌属、霍乱弧菌等细菌的鉴定及分型。反向间接血凝试验敏感性较高，反应快速，结果易于观察，常用于脑膜炎奈瑟菌、布鲁菌、鼠疫耶尔森菌、炭疽芽孢杆菌等细菌的快速鉴定，还可用于金黄色葡萄球菌肠毒素、肉毒素等细菌毒素的检测。乳胶凝集试验敏感度虽然不及反向间接血凝试验，但由于操作简单，反应快速，而被临床广泛应用。协同凝集试验快速、简便、敏感性高，结果易于观察，已广泛用于细菌的快速鉴定和分群（型），如链球菌、脑膜炎奈瑟菌、伤寒沙门菌、痢疾志贺菌。亦用于直接检测传染病早期血液、脑脊液和其他分泌物中可能存在的微量抗原，如取流脑患者的脑脊液，直接检测脑膜炎奈瑟菌。

2. 免疫荧光技术

是用荧光素标记的抗体检测抗原或抗体的免疫学标记技术，也称荧光抗体技术，常用的方法有直接法、间接法和免疫荧光菌球法，该技术既保持了血清学的高特异性，又大大提高了检测的敏感性，直接法简便、快速、特异性强，已广泛用于临床细菌标本的快速鉴定，如检测链球菌、脑膜炎奈瑟菌、致病性大肠埃希菌、霍乱弧菌、痢疾志贺菌等。间接法的敏感性高于直接法，常用于检测链球菌、脑膜炎奈瑟菌、致病性大肠埃希菌、伤寒沙门菌等细菌。免疫荧光菌球法常用于检测肠道中的致病菌。

免疫荧光技术已用来检测沙眼衣原体、梅毒螺旋体、嗜肺军团菌等多种微生物的抗原或抗体，亦广泛用于疟疾、利什曼病、弓形虫病和血吸虫病等寄生虫病的血清学诊断。该技术在实际应用中存在的主要问题是非特异性荧光干扰及定量困难，因此，荧光显微镜滤光系统的正确设置以及严格执行操作规程十分重要。此外特异性荧光强度的判断无客观标准，实验时必须设置阴、阳性对照。

3. 酶联免疫吸附试验

是临床细菌检验中应用最为广泛的免疫学技术，具有高度的特异性和敏感性，不需特殊设备，结果观察简便，其方法主要有双抗体夹心法和竞争法。双抗体夹心法常用于检测某种细菌抗原或鉴定菌型。竞争法用于测定细菌抗原及血清中的抗体。

4. 免疫印迹技术

由十二烷基硫酸钠聚丙烯酰胺凝胶电泳、转印与标记技术相结合完成对标本中细菌蛋白的检测。该技术综合了凝胶电泳的高分辨率和酶联免疫吸附试验的高敏感性和特异性，是有效的分析手段，既可用于分析抗原组分，也可用于疾病诊断。

除上述方法外，对流免疫电泳、发光免疫技术等亦用于临床标本中细菌的鉴定。

（四）细菌的分子生物学技术检测和鉴定

分子生物学技术的不断发展与完善，为微生物的鉴定提供了新的实验手段，使诊断更加快速、简便和准确。然而随着广泛应用，其局限性亦显现出来，如假阳性结果出现，原因包括阴性标本的污染、竞争和交叉反应等；假阴性结果，由于扩增体系中可能存在酶的抑制剂。此外，分子诊断试剂盒往往病原谱较窄、费用高。目前在分子生物学领域建立的细菌快速检测技术主要包括：

1. 核酸杂交技术

是应用放射性核素或生物、地高辛、辣根过氧化物酶等非放射性物质标记的已知序列核酸单链作为探针，在一定条件下，按照碱基互补原则与待测标本的核酸单链退火形成双链杂交体。然后，通过杂交信号的检测，鉴定血清、尿、粪或活检组织等中有无相应的病原体基因及其分子大小。常用的 DNA 探针杂交方法包括液相、固相和原位杂交。核酸探针已在很多实验室常规用以分枝杆菌属的菌种鉴定，大多数实验室采用放射性或荧光标记的探针结合核酸扩增的检测方法，这一技术提供了快速、准确的诊断。DNA 探针用于检测无可靠培养方法的临床标本时具有突出的优点，如针对荚膜组织胞浆菌、皮炎芽生菌、粗球孢子菌和新生隐球菌标本或培养物的检测探针，与传统方法相比具有独特的优点。

2. 靶核酸扩增技术

是一种选择性 DNA 或 RNA 片段在体外的扩增技术，体外数小时即可扩增同一基因序列上百万倍。具有快速、灵敏和特异性强的特点，包括任意引物 PCR、广范围 PCR、多重 PCR 等。目前主要用于特殊耐药基因，如耐甲氧西林、金黄色葡萄球菌、mecA 序列等的检测。缺点是假阳性率高，检测成本高，需要检测人员具有较高的素质，对实验室的硬件设施也有较高要求。为保证检测质量，必须进行质量控制，运行成本较高，基层医院尚难推广。

3. 生物芯片技术

是近年来生命科学领域中迅速发展起来的一项高新技术。通过微加工技术和微电子技术，在固体芯片表面构建微型生物化学分析系统，以实现对细胞、蛋白质、DNA 以及其他生物组分的准确、快速、大信息量的检测。常用的生物芯片分为两大类：基因芯片和蛋白芯片。基因芯片是建立在基因探针和杂交测序技术上的一种高效、快速的核酸序列分析手段。病原性细菌诊断芯片可以在一张基因芯片上同时对多个标本进行多种病原菌的检测，仅用极少量的生物分子，并能快速、准确地获取样品中的生物信息，效率提高百倍至千倍。基因芯片技术克服了传统核酸杂交等技术的复杂、自动化程度低、检测目的分子数量少、低通量等不足，被认为是继基因克隆技术、基因测序技术和 PCR 技术后的又一次革命性的突破。蛋白芯片是按特定排列方式，在经过特殊处理的固相材料表面固定许多抗原、抗体、配体等蛋白质分子，检测相应的抗体、抗原及蛋白质。

第二节　真菌感染及其检验技术

真菌的检验技术包括培养、非培养方法。真菌鉴定主要依靠菌落、菌丝和孢子的形态特点，菌丝体的特殊结构。但菌种鉴定是一个复杂过程，尚须生化反应、分子生物学鉴定。非培养方法包括显微镜检查，抗原和特异性代谢物检测，细胞壁成分检测，核酸检测等。值得注意的是，由于灵敏度或特异性存在缺陷，非培养技术不能代替培养鉴定技术。

一、显微镜检查技术

血液或骨髓中荚膜组织胞浆菌，卡氏肺泡菌孢囊等真菌具有特殊的形态特点，可以通过显微镜检查诊断。显微镜检查的优点是无需特殊设备和试剂，易于开展，而且，真菌特殊的形态特点为适当的培养基或培养时间的选择提供线索，有助于提高实验诊断敏感性。缺点是存在假阳性结果，阴性结果亦不能排除真菌感染。

临床实验室常用的显微镜检查技术有湿片法、KOH涂片、革兰染色、钙荧光白染色、瑞氏染色、吉姆萨染色、检测卡氏肺胞菌的荧光单克隆抗体方法等。巴氏染色通常用于细胞病理实验室，过碘酸锡夫染色和六胺银染色通常用于病理实验室。

（一）不染色标本的直接显微镜检查

将脓液、尿液、分泌物等少量标本置于载玻片，加适量生理盐水即可镜检。毛发、皮屑、甲屑等标本，须加1滴10%~20%氢氧化钾，盖上盖玻片，不加热放置10~15min或微微加热使标本组织溶解透明，在低倍镜和高倍镜下观察酵母型细胞、孢子、菌丝和菌丝体。

（二）染色标本的显微镜检查

标本直接涂片，根据真菌特性选择染色方法，如革兰染色、墨汁负染色、乳酸棉酚兰染色等。革兰染色适用于酵母菌和类酵母菌，显微镜下可见革兰阳性（深紫色），圆形或卵圆形菌体或孢子。墨汁负染色适用于隐球菌，显微镜下可见新生隐球菌具宽厚荚膜。乳酸棉酚兰染色适用于各种真菌的检查，酵母型细胞、菌丝和孢子被染成蓝色。瑞氏染色适用于检测骨髓和外周血中的荚膜组织胞浆菌。荧光染色适用于深部真菌检查。在荧光显微镜下，白假丝酵母菌、球孢子菌、皮炎芽生菌为黄绿色，新生隐球菌、鼻孢子菌为红色，组织胞浆菌为红黄色，曲霉菌为绿色。其他染色，如果氏环六亚甲基四胺银（GMS）染色可确认卡氏肺孢菌包囊，但费时。卡氏肺孢菌包囊金标染色为亚甲胺蓝染色和荧光素染色。亚甲蓝染色包囊囊壁呈深褐色或黑色，囊壁可见特征性括弧样结构，囊内小体不着色。荧光素染色包囊囊壁呈明亮蓝绿色光环，同样可辨囊壁上括弧样结构。吉姆萨染色镜检如见巨噬细胞内卵圆形的较小一端有出芽，染成鲜红色，可疑为荚膜组织胞浆菌。

二、分离培养技术

培养基的选择是分离培养成功的重要因素之一，取决于标本类型及真菌种类。

（一）培养方法

分为大培养和小培养。

1. 大培养

是将标本接种到培养皿或试管斜面培养基上，以肉眼观察菌落形态特征。常用形式为：试管法，是真菌分离培养、传代和保存菌种最常用的方法。每个标本接种2支琼脂斜面，分别置37℃、22~28℃，需氧培养。优点是可节约培养基及防止污染，缺点是试管斜面小，生长菌落小，有时不能显示菌落形态特征。平皿法：标本接种于固体培养基，室温或22~281培养2~6周。优点是生长菌落大，可观察菌落形态、色素产生，供鉴定参考。缺点是水分易蒸发，只能培养生长繁殖较快的真菌，不适用于传染性强的球孢子菌、组织胞浆菌等真菌。

大培养主要观察菌落生长，是鉴别真菌的方法之一。观察菌落应注意：形态，判断酵母菌还是真菌菌落形态。生长速度，一般浅部真菌生长较快，深部真菌生长慢。大小，致病性真菌常菌落小，条件致病性真菌菌落大。颜色，致病性真菌菌落常颜色淡，污染真菌颜色深。致病性真菌菌落下沉，污染性真菌则否；致病性真菌有时使培养基开裂，而污染真菌很少引起此现象。

2. 小培养

用于观察真菌的自然形态结构特征及生长发育过程，以鉴定菌种。方法为挑取少许菌落接种在玻片培养基上，使菌体沿玻片（盖玻片）生长，再将玻片放在显微镜下观察菌体形态、结构。小培养的优点是随时观察真菌自然生长形态及生长发育过程，如大分生孢子、小分生孢子及孢子柄等自然位置和结构。常用小培养方法有：①点滴法：葡萄糖蛋白胨琼脂培养基加热融化后，用吸管吸取，滴1滴于消毒载玻片上，将菌种接种于培养基上，盖上盖玻片，放在有U形玻棒的平皿，平皿中放一浸水棉球，以保持湿度，置培养箱中培养。待菌体生长后，在不同的时间取玻片在显微镜下观察菌丝和孢子的结构。②方块法：无菌操作切取平皿中的葡萄糖蛋白胨琼脂培养基1cm²，置消毒载玻片中央，将菌种接种在方块培养基四周，盖上消毒盖玻片，放在平皿中，在培养箱中培养，按时取出载玻片在显微镜下观察。③空洞法：用直径1cm的小试管，在平皿中培养基上压出圆形空洞，将菌种接种在空洞培养基边缘，盖上消毒盖玻片，轻轻压迫，使空洞边缘黏着封闭，平皿倒置在培养箱中培养，菌体即向盖玻片上生长。适当的时候取下盖玻片放在载玻片上，置显微镜下观察菌体结构。④试管内小培养法：用直径3cm的大试管制作葡萄糖蛋白胨琼脂斜面，将菌种接种在斜面上，盖上消毒的盖玻片，放在培养箱中培养，菌种即向盖玻片上生长。一定时间后取出盖玻片，放在载玻片上，置显微镜下观察菌体结构。这种方法不易污染。

（二）培养基

常用真菌培养基有两类，一类为支持大多数真菌生长的普通培养基，如沙保弱葡萄糖琼脂、脑心浸液琼脂；另一类为添加了选择性成分，如氯霉素、庆大霉素、放线菌酮等，抑制细菌或腐生性真菌生长的培养基，用作非无菌部位标本的初次分离、传代培养和真菌鉴定。需注意的是放线菌酮亦可抑制新生隐球菌等有临床意义的真菌生长。

产色培养基用于假丝酵母菌属的分离和初步鉴定。培养基中添加氟康唑有利于检测氟康唑的耐药性。

其他分离鉴定培养基包括左旋多巴、枸橼酸铁和咖啡酸培养基等。无菌标本，如血液、脑脊液、关节液等，可采用自动化血培养系统，孵育时间至少为 4 周。

（三）生化反应试验

常用生化反应有糖（醇）类发酵试验、同化碳源试验、同化氮源试验或利用硝酸钾试验、牛乳分解试验、酚氧化酶试验、明胶液化试验和脉酶试验等。试验方法同细菌试验，主要用于检测深部感染酵母菌，如假丝酵母菌、隐球菌、红酵母菌等。

糖（醇）类发酵试验常用的糖有单糖（葡萄糖、果糖、半乳糖）、双糖（麦芽糖、蔗糖、乳糖、海藻糖）、三糖（密三糖）、多糖（淀粉）；醇类有甘油、甘露醇、山梨醇、肌醇等。将它们分别制成糖（醇）发酵管，标本接种后 37℃ 孵育，观察糖（醇）发酵情况。该试验有助于假丝酵母菌属的菌种鉴定。

同化碳源试验是将酵母菌鉴定到种的主要依据。将 1ml 含菌生理盐水与已融化的同化碳源培养基（45℃）混合，分别加入各种糖少许，置 25℃ 或 37℃ 孵育，24h 无变化，重复加糖少许。如能同化，在加入糖的周围有生长圈，否则无生长。固体平板培养基适用于生长快的真菌，液体培养基适合于生长慢的真菌，同化慢的糖类（如半乳糖），若同化，则培养基浑浊。

同化氮源试验原理、方法与同化碳源试验相同。该试验有助于隐球菌属、红酵母属、汉森酵母属的鉴定。

酵母菌的快速鉴定是检测特异性胞外酶或不同胞外酶作用下的产色分解产物，在菌落形成的同一天（V24h）即可明确或推定为某个菌种，或一些菌种，或多个菌属，如假丝酵母菌属的显色培养基等。

三、抗原检测技术

真菌抗原检测技术在临床诊断中日益受到关注。

（一）隐球菌抗原检测

可能是目前最好的抗原检测方法。检测隐球菌多糖抗原的乳胶凝集法、酶免疫法，已经商品化生产。检测灵敏度依赖于患者群体，感染的阶段及检测方法。

1. 乳胶凝集法

严格操作获得的检测结果，具有可靠的灵敏度和特异性，结果判读和解释需由有经验的实验室人员完成。乳胶凝集法优点：方法简单，可以检测脑脊液和血清标本；无需特殊的仪器，多数操作者对该方法熟悉。缺点：需预处理标本以提高敏感性和特异性；需严格规范化操作，以减少假阳性结果；需由有经验的技术人员判读结果，以减少主观性。

2. 酶免疫法

是一种夹心酶免疫检测。优点为反应终点判断客观，无需预处理标本，比乳胶凝集法更灵敏。局限性为需要酶免疫检测仪器对结果进行判读和解释；费用昂贵，特别是滴度检测。

（二）组织胞浆菌抗原检测

该方法特异性不高，与芽生菌、副球孢子菌、马尔尼菲青霉菌等有交叉反应性。特异性较高的酶联免疫吸附法，利用 69～70kDa 抗原的单克隆抗体进行检测，总敏感性为71.4%，对于健康对照和慢性真菌感染的特异性分别为98%和85.4%。

（三）假丝酵母菌病抗原检测

目前检测假丝酵母菌抗原试剂的敏感性和特异性均较低。

（四）曲霉菌病抗原检测

采用胶乳凝集法或竞争性 ELISA 法测定患者血清中可溶性曲霉菌抗原（半乳甘露聚糖）。目前酶免疫分析法检测体液中的半乳甘露聚糖的敏感性在 50%～90%，特异性为81%～93%。胶乳凝集法灵敏度较低。尽管酶免疫分析方法检测曲霉菌半乳甘露聚糖作为快速诊断方法很有前景，但尚需进一步评估。

四、抗体检测技术

采用对流免疫电泳、双向免疫扩散、间接免疫荧光检测、ELISA、补体结合试验、放射免疫测定（RIA）等免疫学技术，检测深部真菌感染患者体内特异性抗体，有助于判断预后和流行病学调查，如隐球菌感染、卡氏肺孢菌感染。此类技术对大多数深部真菌感染确诊意义不大，仅对某些真菌感染具有诊断价值，如胶乳凝集试验检测组织胞浆菌抗体，效价为 1∶16 有诊断意义，1∶32 以上可确诊。

五、化学成分检测

在分光光度计上利用显色终点分析法或浊度法检测血清中某些真菌细胞壁组分（1, 3-β-D-葡聚糖）诊断真菌感染。该检测方法基于鲎血细胞裂解物的凝固级联反应对 1, 3-β-D 葡聚糖非常敏感和特异，但只能用于一些真菌菌种，包括曲霉菌属和假丝酵母菌属，不能检测新生隐球菌。显色终点分析法可定量，灵敏度为 1. 0pg。临床评估诊断假丝酵母菌菌血症的敏感性和特异性分别为 84.4%～100% 和 88%。比较显色终点分析法和浊度法用于诊断假丝酵母菌感染的敏感性分别为 84.2% 和 100%，特异性为 75% 和 87.5%。目前，这些试验对于假丝酵母菌感染的特异性诊断没有特别帮助。

六、分子生物学技术

真菌实验室诊断常用分子生物学技术包括：核酸碱基（G+C）mol% 分析、限制性片段长度多态性（RFLP）分析、Southern 印迹分析、脉冲场凝胶电泳（PFGE）、PCR 指纹、随机扩增多态性 DNA（RAPD）、DNA 特殊片段测序。此类技术在敏感性、特异性、重复性、成本等方面存在不同程度的缺陷，大多处于实验研究阶段，作为真菌鉴定的有效补充。然而，分子生物学技术在一些疑难、特殊、高度变异菌种的鉴定、侵袭性真菌感染的早期诊断领域的应用，具有广阔发展前景。

七、真菌毒素的检测

真菌毒素检测方法有多种，如黄曲霉毒素检测的生物学方法、薄层层析法、高效液相色谱法和间接竞争 ELISA 法等。生物学方法主要用于检测真菌毒素的毒性，如用鸡胚、鸭雏、大白鼠、小白鼠做毒性实验，观察动物中毒死亡或出现肿瘤。检测黄曲霉毒素 Ml 的薄层层析法、高效液相色谱法，虽然灵敏度高，因需复杂的提取步骤或昂贵仪器，难以推广。而间接竞争 ELISA 法操作简便，具有安全、快速、高效、费用低等优点，适用于大批量标本中黄曲霉毒素 M1 的筛选，是检测食品污染的新方法。

八、动物实验

应用于真菌实验室诊断的目的是分离病原性真菌、确定真菌菌种的致病性、研究药物对真菌的作用等。常用实验动物有家兔、豚鼠、小白鼠、大白鼠等。常见接种途径为皮肤、皮下、腹腔、静脉、睾丸、颅内接种等，根据实验目的、标本、菌种等选择适宜的实验动物和接种途径，如假丝酵母菌接种家兔或小白鼠，皮肤癣菌接种豚鼠，假丝酵母菌接种家兔耳静脉，隐球菌接种小白鼠颅内或腹腔。

实验方法：通常接种物用无菌盐水混匀后注入实验动物的适宜部位，依据实验动物的大小及接种途径，接种剂量为 0.2~1.0ml。接种后的实验动物登记编号，分别隔离饲养，逐日观察食欲、体温、脉搏、呼吸、眼结膜、粪便、局部病变等，最后进行实验动物解剖。解剖前先消毒皮肤，再用无菌蒸馏水洗净。解剖时观察实验动物组织、器官的病理变化，并做直接涂片、分离培养、病理组织切片检查等。

九、组织病理学检测

真菌的组织病理学检测技术包括传统的 HE 染色、特殊染色（如巴氏染色、嗜银染色、黏蛋白-卡红染色等），免疫组织化学技术和现代分子生物学技术等。应用 HE 染色和各种特殊染色方法，根据真菌的形态学特征及组织反应，提示真菌感染，有时还可确定真菌类别，缺点为不能鉴定其属种。

当怀疑真菌感染，但形态不典型或组织中真菌量少难以诊断时，免疫组织化学技术有助于正确诊断，其优点为快速、敏感、特异，已应用于二相性真菌、丝状真菌、酵母菌、卡氏肺孢菌的检测。其中，荧光抗体技术可检测组织、渗出物、支气管灌洗液、骨髓、血液、脑脊液及痰液等标本涂片中的真菌。免疫过氧化物酶染色技术，根据真菌抗原性制备种属特异性抗体检测组织标本中的致病菌。假丝酵母菌抗体、曲霉菌抗体、隐球菌抗体、毛霉菌抗体等已商业化生产。

当发现化脓性结核结节、假上皮瘤样增生及上皮内微脓肿，疑为孢子丝菌病、着色芽生菌病等时，组织病理学诊断可提示真菌感染，以便进一步查找真菌。

第三节　病毒感染及其检验技术

病毒学实验室诊断技术有三方面：直接检测和分离鉴定；检测病毒蛋白抗原成分和核酸；检测抗体。随着免疫学和分子生物学技术的迅速发展，快速、简便、敏感、特异的实验室诊断方法不断出现。

一、病毒的分离培养与鉴定

病毒具有严格的细胞内寄生性，必须与宿主细胞表面特异的受体结合才能吸附和穿入细胞。如果活细胞表面没有特异性表位，则病毒不能感染细胞，除非采用人工方法将该病毒的核酸注入细胞内。故应根据病毒种类选择敏感细胞，包括敏感的动物和一定胚龄的受精卵进行病毒的分离与鉴定。

（一）标本的采集、运送及处理

正确采集、运送及处理标本是检测结果准确的前提。

（1）标本采集：根据病毒感染采取不同部位的标本，如鼻咽分泌物、脑脊液、血液、粪便等，应在急性期或发病初期采样。

（2）标本的运送及保存：大多数病毒在室温中不易存活，标本应快速运送，立即处理和接种。4℃可保存4h，长时间保存需置−70℃。冻存过程中易失去感染性的标本，冻存时应加入适当的保护剂如甘油或二甲基亚砜等。

（3）标本处理：根据标本种类，采用不同的处理方法。凝固的血液需先离心，所获得的血清可用于病毒分离。肝素抗凝全血、脑脊液、胸腔积液、水痘液以及尿液均可直接用于病毒培养。有些标本如粪便等，常需经粗提、提纯和浓缩等复杂处理过程。

（二）病毒的分离培养

病毒培养方法包括组织培养、鸡胚培养、动物接种。

（1）组织培养：包括器官培养、组织块培养和细胞培养。目前最常用的病毒分离培养方法是细胞培养。关键是根据病毒的细胞嗜性，选择适当的细胞。常用的细胞有原代培养细胞、二倍体细胞株、传代细胞系或株。

（2）鸡胚培养：鸡胚常用于黏液病毒、疱疹病毒、痘类病毒等的原代分离。根据病毒种类，接种鸡胚的不同部位。

（3）动物接种：是最原始的分离病毒的方法，目前已很少应用。需根据病毒种类，选择敏感动物，并接种合适的部位（鼻内、皮内、皮下、脑内、腹腔内、静脉等）。

（三）病毒的鉴定

包括形态学鉴定、病毒在培养细胞中增殖的鉴定以及病毒感染性测定及病毒数量测定。

1. 病毒的形态学鉴定

主要采用光学显微镜、电子显微镜和免疫电镜检查。

光学显微镜检查：病理标本或含有脱落细胞及针吸细胞的标本可在有病毒增殖的部位（胞核、胞质）出现嗜碱性或嗜酸性包涵体。包涵体对病毒的诊断有一定价值，如取可疑病犬的大脑海马回制成染色标本，显微镜下可见胞质内嗜酸性"内基"小体，可作为狂犬的诊断依据。根据病理特征、组化染色技术，病理标本也可进行诊断。

电镜和免疫电镜检查：含有高浓度病毒颗粒的样品，可直接应用电镜技术观察病毒颗粒。含低浓度病毒颗粒的样本，可用免疫电镜技术使病毒颗粒凝聚后再观察或经超速离心，取标本沉淀物进行电镜观察，以提高检出率。电镜下不仅能观察病毒的形态学特征，还可测量病毒的大小。

2. 病毒在培养细胞中增殖的鉴定

常用方法为观察细胞病变、红细胞吸附、病毒干扰作用。

细胞病变：大多数病毒感染属溶细胞型感染，在敏感细胞的增殖细胞内颗粒增多、圆缩、聚集、融合，有的可形成包涵体，最后出现细胞溶解、脱落、死亡等。不同病毒的溶细胞特征不同，根据选择的细胞类型、细胞病变种类，观察病毒所致溶细胞的特点，可对标本中感染的病毒进行判定。

红细胞吸附：包膜上带有血凝素的病毒感染敏感细胞后，血凝素出现于细胞膜表面，使感染细胞能与加入的红细胞结合，称为红细胞吸附现象，这是检测正黏病毒和副黏病毒的间接指标。

病毒干扰作用：某些病毒感染细胞后可干扰其后感染同一细胞的另一种病毒的增殖，从而阻抑后者所特有的溶细胞特征。

3. 病毒感染性测定及病毒数量测定

常用方法包括红细胞凝集试验、中和试验、空斑形成试验以及50%组织细胞感染量测定、感染复数测定。

红细胞凝集试验：又称血凝试验，含有血凝素的病毒接种鸡胚或感染细胞，如病毒增殖并释放至细胞外，收集鸡胚羊膜腔液、尿囊液或收集细胞培养液，加入动物红细胞后出现红细胞凝集，可作为病毒增殖的指标。将病毒悬液进行不同稀释，以血凝反应的最高稀释度作为血凝效价，可对病毒含量进行半定量检测。

中和试验：用已知抗病毒血清与待测病毒悬液混合，在适当温度下作用后接种敏感细胞，经培养，观察溶细胞特征或红细胞吸附现象，即特异性抗体能否中和相应病毒的感染性，这是比较可靠的病毒诊断方法。如用不同浓度的抗血清进行中和试验，还可根据抗体效价对待测病毒进行半定量检测。

空斑形成试验：是检测标本中病毒数量的一种方法，将一定量适当稀释浓度的待检病毒接种于敏感的单层细胞，经一定时间培养后，在细胞上方覆盖一层融化尚未凝固的琼脂后继续培养，可见单个病毒的增殖使感染的单层细胞溶解脱落，形成肉眼可见的空斑，一个空斑由一个病毒增殖所致，计数培养皿中空斑数推算样品中病毒数量。通常以每毫升病毒的空斑形成单位（PFU），即 pfu/ml 表示。

50%组织细胞感染量（TCID50）测定：将待测病毒液进行 10 倍系列稀释，分别接种单层细胞，经培养后观察细胞病变效应（CPE）等指标，以能感染 50%细胞的最高稀释度的病毒量为终点，经统计学处理计算 TCID50。该法以 CPE 为指标判断病毒的感染性和毒力。

感染复数测定：原指在特异性试验中感染单一细菌细胞的噬菌体的平均数，现作为病毒感染性的定量检测。

病毒的分离培养与鉴定是病毒诊断的金标准，但其方法繁杂，对技术、设施要求高，需时较长，目前临床实验室广泛开展存在困难，必要时，将标本送有条件的实验室检测。以下情况应选择病毒的分离与鉴定技术：①病程长、诊断困难，疑似病毒感染，但针对病毒的检测结果均呈阴性，病毒分离对诊治有指导意义；②怀疑为新现病毒感染或已被消灭的病毒病"死灰复燃"；③鉴别不同病毒所致具有相同症状的疾病，以明确病原学诊断；④监测减毒活疫苗回复毒力突变株的出现；⑤研究病毒生物学性状或流行病学调查等。

二、病毒感染的免疫学测定

病毒的免疫学测定是通过检测特异的病毒抗原或病毒抗原的特异性抗体确定感染。

（一）病毒感染的免疫学测定方法及原理

免疫测定可分为液相免疫测定（LPIA）与固相免疫测定（SPIA）。LPIA 主要应用于化学领域，微生物领域应用较少。固相免疫测定有不同的指示系统，如放射免疫检测法（RIA）使用放射性标记，酶免疫测定（EIA）使用可与底物反应的酶，免疫荧光测定（IFA）使用荧光染料。酶作用底物可以是荧光性的、放射性的、化学发光性的或其他可显色的物质。

所有固相免疫测定方法都由固相、耦联、底物三部分组成，每一组成部分直接影响检测系统的敏感性和特异性。近年来，固相材料的选择和处理、抗生物素蛋白与生物素的强反应性作为放大作用的利用以及化学发光底物的使用等，显著提高了免疫学检测方法的敏感性和特异性。

（二）病毒感染的免疫学测定指标

病毒感染的主要免疫学测定指标为病毒蛋白抗原、病毒抗体。

病毒蛋白抗原检测主要采用固相免疫测定技术，常用竞争法、直接法（双抗夹心法）或间接法（双抗夹心抗抗体法）。竞争法是将标记抗原与待测样品混合，标记抗原与样品中的抗原竞争性地与包被在固相上的有限抗体结合。一般设仅含标记抗原的阴性对照，测量待测样品与对照在指示活性上的差异。指示抗体可以用酶、^{125}I 或生物素标记，固相可用珠、板或管。

检测抗原的直接 SPIA 法是将临床样品加入包被有捕捉抗体的固相。在加标记的指示抗体前洗除未结合的抗原。测定指示抗体，标记底物越多，表明样品中待检抗原越多。用多克隆抗体作捕捉抗体，单克隆抗体作指示抗体，通常能获得最好的结果。许多病毒可用直接法检测，如轮状病毒、流感病毒、呼吸道合胞病毒等，其中部分已有商品试剂盒出售。

间接法类似于直接法，用免疫其他动物制备的抗免疫球蛋白抗体作标记二抗，放大了抗原抗体结合反应，其他步骤与直接法相同。由于容易从商业公司购买标记的抗免疫球蛋白抗体，间接法的应用最为广泛。然而，由于间接法灵敏度高以及抗抗体的某些非特异性交叉反应，检测结果也存在一些问题。

抗原测定的免疫学方法还有免疫斑点法（IDA）、免疫荧光法、免疫电镜法（IEM）以及免疫组化染色法等。这些方法的基本原理类似于直接法和间接法，只是固相载体或指示剂不同，在不同来源样本及不同病毒检测中发挥作用。在免疫荧光法中，使用荧光黄与罗丹明等荧光染料标记特异的抗体，荧光灯下发出不同的颜色，可在一个样品中检测多个抗原，如检测鼻咽样品中的多种呼吸道病毒。

病毒抗体检测是利用特异性抗原检测病毒感染者血清中 IgM 和 IgG 抗体。IgM 抗体出现在病毒感染的早期，所以，标本采集时间对检测结果的影响很大。常用的间接 SPIA 法 IgM 抗体的检测易受内源性物质干扰，需要从样品中分离 IgM 或使用 RF 吸附剂及沉淀 IgG 抗体。IgM 捕捉法可消除内源性干扰，即首先以抗 IgM 多克隆抗体包被酶标板，再加入患者样品温浴，样品中所有 IgM 均被结合到酶标板上，然后加入特异抗原与板上相应的特异 IgM 抗体结合，再加入酶标记的指示抗体。因为 RF 因子只与 IgG 分子 Fc 段结合，采用 F（ab'）2 标记抗体作为指示抗体可进一步避免假阳性结果。

IgG 抗体检测需采集感染急性期与恢复期双份血清，恢复期 IgG 效价比急性期增高 4 倍或 4 倍以上时才有诊断意义。以酶联免疫吸附竞争法为例说明 IgG 抗体检测的原理：将样品与已知量的抗同一病毒抗原的标记抗体混合，再与抗原包被的固相温育。如果样品中存在特异抗体，将与标记抗体竞争性地结合固相上的结合位点，导致信号衰减。因此，产生的信号强度与样品中的抗体量呈负相关。

除了酶联免疫吸附测定外，还有以下方法用于病毒抗体检测。

（1）免疫印迹：免疫印迹或蛋白质印迹已用于检测许多抗病毒特异的抗体。病毒蛋白用聚丙烯酰胺凝胶电泳分离后，转移到纤维素膜或尼龙膜上，然后与临床样品反应。血清样品常用免疫印迹法检测，唾液或尿液也可用免疫印迹法检测。重组免疫印迹法（RIBA）是用真核或原核系统表达的重组蛋白代替用病毒感染细胞后培养分离纯化的病毒蛋白。免疫印迹与 RIBA 已商品化，补充诊断或确诊用的试剂盒已用于诊断包括抗 I 型 HIV、人 I 型 T 细胞白血病病毒、丙型肝炎病毒等在内的许多病毒。另外，免疫印迹也用于单纯性疱疹病毒与抗 H1V 抗体的分型。

（2）酶联免疫吸附斑点（ELISPOT）试验：是将 EIA 技术应用于检测和计数产生抗特异抗原抗体的 B 淋巴细胞。采集外周血细胞，计数后接种到包被有抗原的微孔板的孔中，在 37℃孵育 4h，洗涤后加抗免疫球蛋白抗体，然后加 AP 标记的抗 IgG 抗体及 5-溴-4-氯-35 吲哚磷酸盐底物，在荧光光源下计数抗体斑点。

（3）免疫层析测定法：使用胶体金标记的抗体作指示抗体，把指示抗体固定在纸片上，当样品"打湿"纸片后，利用毛细流动使抗原流向指示抗体，指示抗体也在液相中移动。设置阴性和阳性对照试剂，如测定血清中的抗体时，阳性对照试剂为抗免疫球蛋白抗体，阳性样品的信号源于用固定的抗免疫球蛋白抗体捕捉到的胶体金标记的试剂。至今已开发出包括检测 HIV 抗体等在内的许多抗原与抗体的线性免疫测定试剂盒。由于此类方法操作简单，对操作人员的要求不高，在 15~20min 内即可得出结果。患者能得到及时治疗，可以此建立临床样品中抗原与抗体的快速诊断程序。

（三）病毒免疫测定方法的检测性能评价及质量控制

1. 病毒免疫测定方法的检测性能评价

从临床应用角度考核检验方法的检测性能，是以其能否区分健康与疾病的能力作为依据的。试验可靠性的考核标准为灵敏度及特异性。

病毒免疫测定假阴性结果：多种原因可导致抗体 EIA 法产生假阴性结果。如果固相上的抗原量有限，IgG 抗体与 IgM 抗体竞争抗原结合位点，可产生 IgM 假阴性结果。又如血清中含有高水平的特异抗体时，表现出"前区效应"或钩效应，也就是血清在低稀释度时为阴性，在高稀释度时为阳性。采集样品时间不适宜，也会出现假阴性抗体的结果。

病毒免疫测定假阳性结果：由于多种原因可导致抗体 EIA 的假阳性。如在用抗原包被固相的 EIA 法检测 IgM 时，含有 IgG 抗体的血清样品，RF 会引起假阳性 IgM 结果。抗体的交叉反应性是免疫测定法检测抗原产生假阳性的主要原因。为了去除交叉反应性的抗体，必须浓缩抗原特异的指示抗体。用具有交叉反应性的抗原吸收血清可以除去干扰抗体。另外，将抗原耦联到溴化氰活化的 Sepharose4B 琼脂糖等介质上，以亲和层析柱纯化目的抗体，可有效除去交叉反应性抗体。当产生假阳性，尤其在流行率不高的人群检测时，需要做确诊或补充试验。

前面介绍的每一种固相免疫测定方法的检测性能都要根据其固相材料、抗原抗体的来源、标记方法及显色原理等逐一评价。

2. 病毒免疫测定的质量控制

由于病毒免疫诊断的复杂性与非自动化操作，质量控制显得非常重要。

实验室操作人员的培训：检验人员需经过培训，熟练掌握检验项目的基本原理（如 ELISA 原理），熟悉检测技巧，了解易出差错的环节及难点，熟悉检测试剂性能（包括试剂盒组成，包被片段及其组成），熟悉检测仪器的原理及性能，掌握数据处理的能力和质量控制知识，某些特殊项目的检测，如 HIV 检测等需经有关部门组织的专门培训，考试合格后持证上岗。

标本采集与处理：收到合格标本后，应及时分离血清，避免溶血，避免混有大量纤维蛋白或细胞。不能及时检测的标本保存于 4℃ 冰箱，冷冻样品融化后充分混匀，检测前平衡至室温。

正确使用移液器、洗板机、酶标仪，并按要求实施校准、保养计划。由于所有的 EIA 反应对温度与时间敏感，因此试验过程中应确保温度、时间准确，使每个试验的参数与已建立的参数相一致，严格执行操作规程。

第四节 寄生虫感染及其检验技术

寄生虫是一类致病的低等真核生物。寄生虫病对人类的危害，尤其是对热带和亚热带地区人民健康的危害十分严重，是发展中国家社会经济发展的障碍，与社会经济和文化的落后互为因果。在发达国家，由于人口的流动、器官移植及免疫抑制药的应用等，寄生虫病也是一个重要的公共卫生问题。我国幅员辽阔，自然条件和人们生活习惯差异大，寄生虫病种类多，分布广。

医学寄生虫可分为以下几类：医学原虫、医学蠕虫和医学节肢动物。医学原虫是指寄生在人体内并致病的单细胞真核生物，如阿米巴原虫、疟原虫等；医学蠕虫是寄生在人体内并致病的多细胞软体动物，借肌肉的伸缩做蠕形运动，如绦虫、线虫等；医学节肢动物是指与人类健康有关的昆虫及其他节肢动物。

一、各系统寄生虫的肉眼和显微镜检查

（一）消化系统

粪便检查或肛门周围检查是消化道寄生虫检查的主要手段，对样本的要求包括保证粪便新鲜，送检时间一般不超过 24h，原虫滋养体的检查需在粪便排出后 30 分钟内进行，运送过程需保温；盛粪便的容器须干燥、洁净，无尿液、水、药物等污染；受检粪量一般为 5~10g，若要做粪便自然沉淀或血吸虫毛蚴孵化，粪量一般不少于 30g，检查蠕虫成虫或绦虫节片须留检 1 日内全部粪便。粪便检查的常用方法和其他消化道寄生虫的检查方法共有以下几种。

（1）粪便直接涂片法：直接涂片法检查原虫或蠕虫，可估测患者的蠕虫负荷量和检查虫体的活动性，方法简单，但阳性率低。

（2）定量透明法：用于粪便内蠕虫卵的检查及计数，可测定蠕虫的虫荷，也可判断药物驱虫效果。此法定量刮取粪便，检出粪便内全部虫卵予以计数。

（3）浓集法：包括饱和盐水浮聚法、倒置沉淀法、自然沉淀法和离心沉淀法等。饱和盐水浮聚法：有些蠕虫卵的比重小于饱和盐水，虫卵可浮于水面，此法检查钩虫卵效果最好。倒置沉淀法：适用于华支睾吸虫卵等比重较大的蠕虫卵。自然沉淀法和离心沉淀法：主要用于蠕虫卵的检查，蠕虫卵比重大于水，可沉于水底，使虫卵集中，易于检出，比重大的原虫包囊也可用此法，但比重较小的钩虫卵用此法效果较差。

（4）粪便虫体检查法：包括绦虫检查法和带绦虫节片检查法。前者常用于驱虫疗效考核，后者可作为带绦虫的病原检查和虫种鉴定。

（5）涂片染色法：①铁苏木素染色法，主要应用于除球虫和微孢子虫以外的其他更为常见的肠道原虫滋养体和包囊的鉴定；②改良抗酸染色法，可用于球虫，如微小隐孢子虫等的鉴定；③改良三色法，主要用于微孢子虫的孢子鉴定。

（6）肛门拭子法与肛周蛲虫检查法：雌性蛲虫在人体肛门周围及会阴部皮肤产卵，带

绦虫孕节从肛门排出或主动逸出过程中破裂、虫卵黏附于肛门周围皮肤上，肛门拭子法对这两种虫体的检出率远比粪便检查法高。

（7）乙状结肠镜检查：乙状结肠镜活组织检查有助于阿米巴病诊断。所取样本直接用生理盐水涂片检查，阳性率低，推荐使用铁-苏木素或三色染色法。

（8）十二指肠引流物检查：用于检查蓝氏贾第鞭毛虫滋养体、肝吸虫卵、姜片虫卵、蛔虫卵和粪类圆线虫幼虫等。因十二指肠引流液中含黏液，样本需新鲜、离心，检查沉淀物。也可用"胶囊法"：将一段缠绕的尼龙绳放在胶囊中，绳的另一端置于体外，患者吞食胶囊，胶囊在胃中溶解，由于胃肠蠕动，尼龙绳到达十二指肠和空肠，4h后回收尼龙绳，刮取绳上黏液检查。

（二）脉管系统检查方法有以下几种。

1. 血膜染色法

血液检查是诊断疟疾、丝虫病、巴贝虫病和锥虫病的基本方法。采血时机：间日疟及三日疟在发作后数小时至10h采血；丝虫病在晚10时至次晨2时患者熟睡时采血。为提高阳性率和便于虫种鉴定，疟原虫检查应在同一张载玻片上同时做厚、薄血膜。

2. 溶血离心沉淀法

此法将大部分红细胞破坏，使疟原虫或微丝蚴浓集于试管底部，可提高阳性率。

3. 直肠活组织检查法

慢性或晚期血吸虫病人肠壁增厚，虫卵排出受阻，粪便中不易查见，可用活检法，但此法具有创伤性，应慎用。该法可区分活卵、近期变性卵、远期变性卵和死卵。未治疗病人检出的虫卵，不论死活均有参考价值；有治疗史的病人，检出活卵或近期变性卵，表明受检者体内有成虫寄生；若为远期变性卵或死卵，提示受检者曾经有血吸虫感染。

4. 穿刺涂片染色法

主要用于检查利什曼原虫无鞭毛体和锥虫。包括骨髓穿刺、淋巴结穿刺和皮肤丘疹或结节处穿刺检查。

（三）呼吸系统检测方法

1. 痰液直接涂片法

适用于卫氏并殖吸虫卵及溶组织内阿米巴大滋养体的检查。取清晨自气管深处咳出的痰液送检，挑取带脓血的痰液检查。若镜下未见肺吸虫卵，而见夏科-雷登结晶，提示有肺吸虫感染的可能，应多次检查或改用浓集法。阿米巴大滋养体检查时，注意保温，涂片时使用温暖的生理盐水。

2. 浓集法

留取 24h 痰液，10%NaOH 消化后，离心取沉渣镜检。

3. 气管镜检查

可做活组织染色检查和支气管肺泡灌洗液离心镜检，适用于卡氏肺孢子菌等检查。

（四）皮肤与组织

皮肤与组织寄生虫病检测以直接观察或显微镜观察为主。多种蠕虫的成虫或幼虫在人体皮下形成结节或包块。无菌条件下切开肿块，直接观察或制片后鉴定，或取肿块内液体涂片检查。肌肉感染可直接观察或用显微镜观察，适用于旋毛虫、猪囊尾蚴、曼氏裂头蚴等检查。疥螨感染时，用针挑或刮片的方法将刮取物置于有石蜡油的载玻片上，显微镜下观察。蠕形螨感染时以挤压病变部位涂片镜检或用透明胶纸粘贴于额、鼻、鼻沟等部位镜检。蝇蛆和虱感染时直接观察或镜检。

二、人工培养及动物接种法

在检测钩虫、粪类圆线虫、毛圆线虫的轻度感染和寄生虫虫种鉴定时，粪便培养法具有特殊作用。培养技术包括 Harada-Mori 滤纸条培养，滤纸/斜面培养技术，Baermann 技术和粪类圆线虫的琼脂平板培养等。原虫也可以培养，如粪便中溶组织内阿米巴，脉管系统中前鞭毛体，无鞭毛体培养和疟原虫培养等。将怀疑寄生虫感染的活组织、分泌物或组织液等接种于易感动物，待其生长、繁殖后检查，可协助诊断，但费时费力。

三、免疫学诊断技术

（一）酶联免疫吸附试验（ELISA）

ELISA 是免疫学试验中应用最普遍、适用范围最广的免疫酶标记检测技术，用于多种寄生虫的免疫诊断、流行病学调查、疗效考核和监测。样本种类多种多样，如血清、脑脊液、尿液等。已实现试剂标准化，操作规范化和自动化。

（二）环卵沉淀试验（COPT）

COPT 操作步骤烦琐，不易于标准化，已有许多改进方法，如 PVF 抗原片法、酶联环卵沉淀反应等。COPT具有较高的敏感性和特异性。主要用于血吸虫病的辅助诊断，疗效考核，流行病学调查及疫情监测。

（三）免疫酶染色试验（IEST）

免疫酶技术结合免疫反应的高度特异性和酶促反应高效性，具有高度特异性和敏感性的特点。用于血吸虫病、丝虫病、肝吸虫病、猪囊尾蚴病、肺吸虫病、旋毛虫病等的实验室诊断和流行病学调查。该法稳定性好，简便易行，抗原片置−20℃可长期保存。但所用抗原及操作方法尚需标准化。冷冻切片抗原优于石蜡切片，但冷冻切片在试验洗涤过程中容易脱片。

（四）染色试验

是弓形虫病独特的免疫学诊断方法，除肉孢子虫外与其他寄生虫无交叉反应，但该法难以标准化，且用新鲜活虫体作抗原有一定的实验室感染风险，限制了该方法的推广。

（五）间接荧光抗体试验（IFA）

是免疫标记技术的一种，具有免疫学反应的特异性和荧光技术的敏感性。操作简便，特异性、敏感性和重现性好。用于多种寄生虫诊断，是诊断疟疾最常用的方法之一，且能用于疗效考核。对弓形虫病的诊断价值与染色试验相似，敏感性低于ELISA和IEST法。诊断杜氏利什曼原虫的敏感性和特异性均高，但病人治愈后抗体阴转率很低，因此，无疗效考核价值。对阿米巴肝囊肿的检出率高，但对肠阿米巴病的检出率悬殊大，不宜做肠阿米巴病的辅助诊断。对血吸虫病诊断的敏感性与ELISA和IEST相似，高于COPT法。该方法不足之处是必须具备荧光显微镜，结果判断带有主观性，荧光强度随时间衰减等。

（六）环蚴沉淀试验（CPT）

是旋毛虫病特有的血清学试验，具有较高的敏感性和特异性，与常见的线虫病无交叉反应。活幼虫抗原材料分离较烦琐，保存有困难，有实验室感染的潜在风险，应用受限制。用冻干幼虫和空气干燥幼虫进行该试验，效果也很理想，因操作简便，无需特殊仪器设备，适于基层应用。

（七）间接血凝试验（IHA）

该法用于血吸虫病、弓形虫病、利什曼原虫病等多种寄生虫病的辅助诊断和流行病学调查。近年来由于抗原纯化技术和冷冻干燥技术的发展，在致敏血细胞的制备和保存方面有了新进展，为血凝试验的标准化提供了条件。IHA 方法简便，可用肉眼观察，不需特殊设备，对日本血吸虫病、肝吸虫病、猪囊尾蚴病和弓形虫病的诊断敏感性和特异性均较高，但对疟疾的诊断效果不够稳定，原因之一是缺乏纯化抗原。该法可能出现非特异性凝集现象，应注意鉴别和消除。

第五节　分子生物学技术在微生物检验中的应用

由于微生物的基因型常与其感染性、致病性、对治疗的反应性等有关，检测、监测致病微生物特异性基因，有助于感染性疾病的诊断、治疗、预防和控制。

一、病原体检测

分子生物学技术检测病原体，尤其对不能培养，需要特殊培养基或特殊培养条件或生长缓慢的微生物检测具有明显优势。从临床标本中提取微生物 DNA 或 RNA，分析病原体特异的核酸序列，而无须考虑病原体的生理学性质或生存能力。例如，在 HCV 病毒研究初期，人们发现了一种非甲非乙肝炎病原体，但是无法培养，通过使用分子生物学方法，研究者提取 HCV 核酸，对 HCV 基因组进行克隆、测序等，从而获得病毒抗原并建立了特异的血清学检测方法。

Tropheryma whipelii 是惠普尔病病原体，在普通培养基上不生长，也缺乏血清学诊断方法，利用广谱引物扩增 16S rRNA 并测序才首次成功鉴定该病原体。以往对该病的诊断，主要基于临床表现和尸体解剖，常发生漏诊、误诊。16S rRNA 基因扩增测序方法的建立，提高了该病的诊断水平。

二、微生物分类及同源性分析

20 世纪 60 年代开始，分子遗传学和分子生物学技术的迅速发展，并应用于微生物分类学。例如对细菌 rRNA 小亚单位（16S）基因的序列测定，分析细菌的种系关系。rRNA 分子包含几个功能不同的区域，有些区域序列高度保守，有些则高度变异，这些特征可作为鉴定细菌的分子标记。同一种细菌 16S rRNA 序列具有稳定的基因型特征，对 16S rRNA 基因测序可以在属或种水平鉴定细菌，该方法尤其适用于鉴定体外不能或不易培养的病原体，也可用于鉴定未知新菌种。

三、微生物耐药性检测

细菌的耐药表型通常由其耐药基因型所介导，耐药基因型的产生主要有：获得具有耐药表型的外源性基因。细胞自身基因的突变而引起表型改变（包括抗菌药物靶位改变），增强了外排机制，引起外膜蛋白改变，使抗菌药物渗透障碍等。

多种 DNA 探针技术和 PCR 方法已应用于耐药基因检测，如实时 PCR、连接酶链反应、DNA 序列分析、Western 杂交等。分子生物学技术在耐药性检测中的应用主要包括：①仲裁药敏结果，指导临床治疗。如 MIC 测定结果不定或 MIC 测定结果处于耐药折点附近，无法判定药敏结果时，可用基因方法检测耐药基因。②先于培养和药敏结果指导临床治疗。如 PCR 联合 DNA 测序检测结核分枝杆菌的利福平耐药基因 rpoB，其测序结果若显示有耐药突变，则该菌不仅耐利福平，而且还可能多重耐药。③特定耐药菌的流行病学研究。如检测院内感染肠球菌 vanA 基因可追踪其传播途径。④作为金标准对新的敏感性试验方法进行评价，特别是对于药敏折点结果的判断。⑤发现新的耐药机制，如 KPC 酶、新的靶位突变等。

采用分子生物学技术检测微生物耐药性的特点是快速、准确，可直接检测临床标本。然而，分子生物学技术应用于微生物耐药性检测取决于耐药基因的基础研究，明确病原体耐药机制的基因型。而且，有些耐药性复杂，涉及多个机制，使分子生物学技术应用于微生物耐药性检测存在困难。无论如何，常规的敏感性试验、表型检测仍是必需的。

随着点阵杂交技术的发展，可建立通用的基因方法检测耐药性，如针对结核分枝杆菌的测序芯片可以同时鉴定和检测耐药性。

四、疗效观察和预后评估

基于 PCR 扩增的定量方法对于治疗效果观察和预后评估具有重要意义。例如血浆中 HIV、HCV 和 HBV 病毒负荷定量是疾病发展的较准确的标志，可预测疾病发展和结局，制定或调整抗病毒治疗方案。

各种 HCV 基因型的感染能力、致病性、对抗病毒治疗的反应性存在明显差异，干扰素治疗效果与 HCV 基因（亚）型有关。干扰素对 3a 型感染患者治疗效果最好，1a 型次之，1b 型则几乎没有疗效。干扰素价格昂贵而且副作用大，因此，开始治疗前检测患者感染的 HCV 基因（亚）型，能为患者提供更有效的治疗方案。

拉米夫定是目前治疗 HBV 感染的主要药物之一，该药为核苷类似物，能够与 HBV DNA 多聚酶 YMDD（酪氨酸-蛋氨酸-天冬氨酸）基序特异性结合，防止复制中间体的延伸，从而抑制病毒复制。然而，在药物和人体免疫选择压力下，YMDD 基序易发生突变，突变的 HBV 对拉米夫定不敏感。目前，多种分子生物学方法均可检测、分析 YMDD 基序的突变，有助于乙肝患者，尤其是治疗中症状反复的患者，治疗方案的调整。

其他如 HPV 及其亚型，幽门螺杆菌基因型检测均有助于评估预后。

五、疾病的预防和控制

幽门螺杆菌（Hp）感染是慢性胃炎、消化性溃疡的主要病因，且与胃癌的发生关系密切。细胞毒素相关蛋白 A（CagA）在 Hp 的致病过程中起重要作用，是 Hp 的重要毒力因子之一。研究表明，cagA 阳性和 cagA 阴性的幽门螺杆菌致病性存在差异。cagA 阳性菌株感染者发生胃溃疡和胃癌的危险性增加。人乳头瘤病毒 HPV 是女性生殖道上皮癌的常见病因。HPV 某些基因型如 16 型和 18 型与肿瘤形成相关，是高危险度亚型，而 6 型和 11 型是低危险度亚型。用 DNA 杂交分析可检测子宫颈拭子和活组织中 HPV 及其亚型。对检测结果为阳性的患者采取相应的治疗、预防措施，有助于改善预后，防止疾病传播。

分子生物学技术还可以用于疑难疾病及未知病原体的鉴定，对疾病的预防和控制具有深远意义。

六、流行病学研究和医院感染调查

基因分型技术，如质粒分析、限制性内切酶分析及脉冲场凝胶电泳（PFGE）等，为流行病学研究和医院感染调查提供了方便。社区疾病暴发时，采用 PCR 和其他分子技术快速检测病原体，对公共卫生安全具有重大意义。分子诊断技术也成功用于医院感染病原体的调查和控制，例如用 PCR 方法检测 mecA 基因。

分子生物学技术在微生物的实验室诊断领域发展迅速，但仍然存在诸多局限性，自动化、规范化等方面的进一步完善，将使分子生物学技术在临床微生物领域应用更为广泛。

第六节　抗微生物药物耐药性监测

随着抗微生物药物广泛使用，耐药现象日益严重，及时、准确地向临床提供抗微生物药物敏感性结果及流行病学资料，是感染性疾病精准治疗、预防的基础，也是经验性治疗的参考，是抗微生物药物合理使用，遏制耐药性增长的关键。

耐药性监测是系统、连续地收集资料，定量分析，报告抗微生物药物敏感性、耐药性的发生和分布，为制定评估感染性疾病诊断、治疗、预防指南提供有用信息。耐药性监测的目的是：发现、认识、预测耐药性；发现新耐药机制；经验性治疗，感染控制，公共卫生指南的制定以及实施效果监测、评估；发现耐药细菌的暴发；监测生物恐怖事件；提供新抗感染药物研发需求及作用位点；提供新诊断试验研发需求；教育医务人员、患者、大众；向管理部门提供信息。理论上说，耐药趋势监测目标可包括：抗菌药物耐药性；特殊耐药机制；特殊耐药克隆监测。耐药性监测系统分为地方性、区域性、国家性、国际性监测系统，无论为何监测系统，所有数据均来自临床微生物实验室。临床微生物实验室的诊断能力、质量保证是耐药性监测的基础和前提，抗微生物药物敏感性试验，细菌耐药性检测是其中的重要环节。本节着重介绍抗微生物药物敏感性试验以及临床重要的耐药菌，耐药机制检测技术及其质量保证。

抗微生物药物敏感性试验（AST）简称药敏试验，是在体外测定抗微生物药物抑制或杀灭微生物能力的试验，其主要目的是预测抗菌药物治疗的结果。敏感指检测菌引起的感染用该药物的推荐剂量治疗时可能有效。耐药指用该药物治疗检测菌所致感染时，无论剂量如何，感染发生于何部位，临床均无效。中介对于毒性低，可以加大剂量或在感染局部药物浓度高的抗菌药物，可以用于临床治疗，对于毒性大的药物，为敏感与耐药之间的缓冲，避免因实验误差导致严重或极严重错误。但有些情况，如葡萄球菌对苯唑西林敏感性，只分为敏感和耐药。

一、常用抗菌药物

抗菌药物包括对细菌有活性的抗生素、半合成抗生素及化学合成药物。

（一）β-内酰胺类

内酰胺类抗菌药物化学结构中均有一个四元内酰胺环，其抗菌机制为抑制细菌细胞壁的合成，包括青霉素类、头孢菌素类、碳青霉烯类、单环类及其他非典型β-内酰胺类。

青霉素类对不产β-内酰胺酶的需氧革兰阳性菌和某些苛养菌、需氧革兰阴性菌及某些厌氧菌具有抗菌活性。氨基青霉素（氨苄西林，阿莫西林）对肠杆菌科某些细菌的抗菌活性有所增加。羧基青霉素（羧苄西林、替卡西林）和酰脲青霉素（美洛西林、哌拉西林）明显扩展了对革兰阴性菌，包括假单胞菌属和伯克霍尔德菌属的抗菌谱。对青霉素酶稳定的青霉素（包括氯唑西林、双氯西林、甲氧西林、萘夫西林和苯唑西林），对大多数革兰阳性菌有效，包括产青霉素酶的葡萄球菌属。头霉素类包括头孢西丁，头孢替坦等，对β-内酰胺酶的稳定性较多数头孢菌素强。青霉烯类包括碳青霉烯类和青霉烯类，抗菌谱广，对革兰阳性和阴性菌，需氧菌，厌氧菌皆有很强抗菌活性，对 β-内酰胺酶稳定。迄今上市的单环类仅有氨曲南，它对需氧革兰阴性菌的作用强，对多种质粒介导和染色体介导的 β-内酰胺酶稳定。

（二）糖肽类

肽类抗菌药物包括万古霉素和替考拉宁，作用机制为抑制细胞壁合成，但作用位点与内酰胺类不同，对需氧革兰阳性菌具有强大作用。

（三）氨基糖苷类

主要作用于细菌细胞内核糖体，抑制细菌蛋白质合成，对葡萄球菌属、需氧革兰阴性杆菌具有良好抗菌活性。

（四）大环内酯类

因具有大环内酯环基本结构而命名，在核糖体水平抑制细菌蛋白质的合成，对需氧革兰阳性菌、革兰阴性球菌，厌氧球菌，某些饲养革兰阴性杆菌及不典型病原体有良好作用。

（五）喹诺酮类

属化学合成抗菌药，包括喹诺酮类和氟喹诺酮类，可抑制许多革兰阳性和革兰阴性菌的 DNA 促旋酶和拓扑异构酶Ⅳ的活性。

（六）四环素类

抗菌药物亦在核糖体水平抑制细菌蛋白质的合成，对一些革兰阳性菌和革兰阴性菌均具有抗菌活性。

（七）林可酰胺类

包括林可霉素和克林霉素，作用机制和抗菌谱与大环内酯类相似。

（八）磺胺类和甲氧苄啶

系化学合成药，通过干扰细菌叶酸代谢而抑制核酸和蛋白质合成。甲氧苄啶与横胺药合用可双重阻断细菌叶酸合成代谢。

二、常规试验和选择性报告的抗菌药物选择

微生物实验室常规试验和报告的药物，除需遵循相关技术标准外，尚需根据本院患者的特点与相关人员讨论后确定。我国普遍遵循美国临床实验室标准化研究所（CLSI）制定的药敏试验指南。

根据 CLSI 指南，常规药敏试验药物分为 A、B、C、U 组。A 组药物通常为疗效确切、毒副作用小，价格不贵的老药，需常规试验并报告。B 组包括临床上重要的，特别是针对医院感染的药物，常规试验，选择性报告，报告指征为 A 组同类药物耐药或患者不耐受时；特定的标本来源（如对脑脊液中的肠道杆菌用三代头孢菌素或者对泌尿道的分离菌株用 TMP/SMZ）；多种细菌感染；多部位感染；流行病学调查。C 组为替代或补充性的抗菌药物，选择性报告，报告指征为对数种基本药物（特别是同类药物）耐药，且存在潜在的局部流行或广泛流行的菌株；对基本药物过敏的患者；少见菌感染；流行病学调查。U 组仅用于治疗泌尿道感染的药物。O 组，对该组细菌有临床适应证，但一般不用于常规试验与报告的药物。科学地选择性报告药敏试验结果有助于减低抗菌药物选择性压力。

临床实验室常规实验推荐用药，每个方格中为类似药物，他们的结果解释（敏感、中介或耐药）和临床疗效相似，只需选择 1 种药物测试。以"或"连接的药物，交叉耐药性和敏感性几乎完全相同，药敏试验结果可预测另一药物。

三、抗菌药物敏感性试验方法

抗菌药物敏感性试验方法包括纸片扩散法、稀释法、E 试验方法和自动仪器法。稀释法包括琼脂稀释法和肉汤稀释法（分为常量、微量）。临床微生物实验室可以根据操作易行性、价格、试验药物选择的灵活性、结果准确性等选择。以下简述常用药敏试验方法及其质量保证。

（一）纸片扩散法及其质量保证

纸片扩散法又称 Kirby-Bauer（K-B）法，是将含有定量抗菌药物的纸片贴在已接种测试菌的琼脂平板上，纸片中所含的药物吸收琼脂中水分溶解后向周围扩散，形成递减的浓度，纸片周围抑菌浓度范围内测试菌的生长被抑制，形成透明带为抑菌圈。抑菌圈的大小反映测试菌对测定药物的敏感程度，与该药对测试菌的最小抑菌浓度（MIC）呈负相关。

抗菌药物纸片选择直径为 6.35mm，吸水量为 20μl 的专用纸片，用逐片加样或浸泡

方法使每片含药量达规定标准。水解酪蛋白（MH）培养基是 CLSI 推荐采用的兼性厌氧菌和需氧菌药敏试验标准培养基，pH 为 7．2～7．4，对营养要求高的细菌如流感嗜血杆菌、淋病奈瑟菌、链球菌等需添加血液或其他添加剂。

纸片扩散法操作环节多，其质量保证需注意以下方面。①药敏纸片贮存与使用：以低温干燥保存为佳，纸片密封贮存于 2～8℃ 或 -14℃ 以下无霜冷冻箱（避免反复冻融），β-内酰胺类药敏纸片应冷冻贮存。使用前将贮存容器移至室温平衡 1～2h 后开启，以免纸片产生冷凝水。②培养基：准确量取培养基，以保证每个培养基厚度为 4mm。配制当天使用或置密封袋中 4℃ 保存，使用前置 35℃ 温箱孵育 15min，使其表面干燥。培养基的成分直接影响结果的准确性，有些抗菌药物的抑菌或杀菌能力可被多种物质拮抗，如某些蛋白质及氨基酸对磺胺类药物有不同程度的拮抗作用；培养基的酸碱度以 pH7．2～7．4 最适宜，碱性可扩大氨基糖苷类药物的抑菌圈，酸性可扩大四环素类药物的抑菌圈。③菌液浓度、接种、定期校准比浊管，以保证接种菌液浓度符合标准（加大菌量抑菌圈减小，相反则抑菌圈扩大）。标准浓度的菌液应在 15min 内用无菌棉拭子蘸取，在管内壁旋转挤去多余菌液，均匀涂抹于培养基，室温下干燥 3～5min 贴纸片，但不宜太久，否则在贴纸片前细菌已开始生长可使抑菌圈缩小。④贴纸片：各纸片中心相距 >24mm，纸片距平板内缘 >15mm，纸片紧贴于琼脂表面，纸片只要接触琼脂就不可再移动，因为抗菌药物会自动扩散入培养基。⑤孵育：通常 35℃ 孵育 16～18h，但甲氧西林、苯唑西林、萘夫西林和万古霉素必须孵育 24h。检测甲氧西林耐药葡萄球菌（MRS）菌株温度不超过 35℃。⑥抑菌圈测量：定期确认测量抑菌圈直径量具的准确性，通常忽略抑菌圈边缘仅能在放大镜下观察到的细小菌落生长，但需特别注意以下情况，即甲氧苄啶和磺胺类药物应忽略 20% 或更低生长的薄菌苔，测量抑菌圈直径较为明显的生长界限；忽略变形杆菌属细菌在某些抗菌药物抑菌圈内的迁徙性生长；链球菌属测量抑菌圈而非溶血圈；采用透射光观察万古霉素对葡萄球菌属或肠球菌属、利奈唑胺对葡萄球菌属、苯唑西林对葡萄球菌属抑菌圈，任何可辨菌落或生长薄膜，经确认为非污染菌，均提示耐药；对于其他细菌，若抑菌圈内出现散在菌落，可能为菌种不纯，需重新分离、鉴定和做药敏试验，也可能提示为高频突变耐药株。⑦质量控制：质控菌株对每种抗菌药物的抑菌圈允许范围为 95% 的可信限，即实验室日间质控抑菌圈直径在连续 20 个数值中，仅允许 1 个超出范围。要获得准确的药敏试验结果，应特别注意标准菌株种类、质控频率符合相应指南要求。标准菌株的保存、使用规范，避免发生突变、衰老等。

纸片扩散法的优点：操作简单，试剂费用相对较低，定性试验结果易理解，无需特殊设备，抗菌药物选择灵活，被 WHO 推荐为定性药敏试验的基本方法，是目前已建立且证实为最好的药敏试验方法之一。其局限性为已标准化的细菌谱覆盖不广，如未覆盖厌氧菌、棒状杆菌属等；难以准确检测万古霉素中介金黄色葡萄球菌（VISA），某些苯唑西林异质性耐药葡萄球菌和万古霉素低水平耐药肠球菌等多重耐药菌；为定性结果，特殊情况下需要采用定量试验，如青霉素和头孢菌素对肺炎链球菌和某些草绿色链球菌的敏感性。目前抑菌圈直径的测量与判读、数据保存及解释已出现自动化设备，减少结果错误。

（二）稀释法

根据培养基不同，稀释法分为肉汤稀释法和琼脂稀释法。肉汤稀释法又分为常量肉汤稀释法和微量肉汤稀释法。稀释法所测为某种抗菌药物的最低（或最小）抑菌浓度（MIC），即完全抑制细菌生长的最低药物浓度，亦可测定最低（或最小）杀菌浓度（MBC）。

常量稀释法每管肉汤 ≥1.0ml（通常 2ml），微量稀释法每孔含 0.1ml，商品化的微量稀释板上含有多种经对倍稀释的冻干抗菌药物，操作方便，被广泛使用。配制 0.5 麦氏浓度菌液，用肉汤（常量稀释法）、蒸馏水或生理盐水（微量稀释法）稀释菌液，使最终菌液浓度（每管或每孔）为 $5×10^5$CFU/ml。

肉汤稀释法质量保证重点环节为：①某些菌属、药物需在通常使用的离子校正的 M-H 肉汤（CAMHB）中添加成分，如链球菌属添加 2.5%~5% 溶解马血；嗜血杆菌属纸片扩散法（K-B 法）选用的培养基为嗜血杆菌试验培养基（HTM），配方如下：Mueller-Hinton 琼脂、15μg/ml NAD、15μg/ml 小牛氯化血红素、5mg/ml 酵母浸出物，pH7.2~7.4；葡萄球菌属对苯唑西林，萘夫西林、甲氧西林检测培养基添加 2% NaCl；达托霉素添加 50μg/ml 钙离子。校正培养基 pH 为 7.2~7.4（25℃），布鲁菌属 pH 为 7.0~7.2。②根据抗菌药物性能选择溶剂，保存条件，保存期限。③定期校准比浊管，以保证接种菌液浓度符合标准。菌液于 15min 内接种完毕。④通常 35℃ 孵育 16~20h，但不动杆菌属、洋葱伯克霍尔德菌、嗜麦芽窄食单胞菌、嗜血杆菌属（5% CO_2），链球菌属（5% CO_2）需孵育 20~24h，葡萄球菌属对苯唑西林、萘夫西林、甲氧西林和万古霉素及肠球菌属对万古霉素必须孵育 24h。⑤每一次试验均需以相应标准菌株进行质控。此外，还需设置阳性，阴性对照，除阳性对照管内不含抗菌药物，阴性对照管内无待检细菌外，其他成分与试验管完全相同。⑥结果判断：甲氧苄啶或磺胺药物以 80% 生长抑制作为判断指标。微量稀释法常借助比浊仪判断细菌的生长。

常量肉汤稀释法是用于研究目的或检测一种药物对一种微生物活性的可靠的参考方法。但过程烦琐，且目前有许多方便的稀释系统（如微量肉汤稀释），故在大多数微生物实验室该方法不作为常规药敏试验方法。微量肉汤稀释法可自制或使用商品化平板。

琼脂稀释法是将药物混匀于琼脂培养基中，配制含不同浓度药物平板，使用多点接种器接种细菌，经孵育后观察细菌生长，以抑制细菌生长的琼脂平板所含药物浓度测得MIC。其质量保证应特别重视以下环节。①一般细菌培养基为 M-H 琼脂，pH 7.2~7.4。然而，除肺炎链球菌外的其他链球菌需添加 5% 脱纤维羊血（检测磺胺类药物宜用溶解马血），幽门螺杆菌添加 5% 脱纤维羊血，检测葡萄球菌属对苯唑西林、萘夫西林、甲氧西林敏感性的培养基应添加 2%NaCl；厌氧菌培养基为布氏血琼脂。②抗菌药物浓度梯度配制要求与肉汤稀释法相同。③平板制备时，准确加入抗菌药物、琼脂，并使二者充分混匀。琼脂厚度为 3~4mm。通常含药平皿置密闭塑料袋，2~8℃贮存 5d，易降解药物如头孢克洛，需 48h 内使用，亚胺培南、含克拉维酸复合制剂配制当天使用。冷藏保存的平板使用前应在室温中平衡或置温箱中 30min，使琼脂表面干燥。④0.5 麦氏比浊管浓度菌液稀释10 倍，以多点接种仪接种（1~2μl），15min 内接种完毕。⑤孵育：一般置 35℃ 16~20h，特殊情况与肉汤稀释法相同。幽门螺杆菌置微需氧环境孵育 3d。⑥质控与对照设置与肉体稀释法相同。⑦结果判断：平板置暗色，无反光表面判读，以抑制细菌生长的药物稀释度为终点浓度（含磺胺或甲氧苄啶平板上可见少许散在生长）。

琼脂稀释法的优点：方法可靠，可作为评估其他检测系统准确性的参考方法；同时检测大量微生物的药物敏感性，可作为流行病学调查和研究方法；污染微生物和异质性微生物比肉汤法易检测。其主要缺点为费时、费力。

四、厌氧菌的体外药物敏感试验

目前，厌氧菌体外药物敏感试验可选择的方法有限制性琼脂稀释法、微量肉汤稀释法（脆弱类杆菌族）及 E 试验。CLSI 将琼脂稀释法作为厌氧菌药敏试验参考方法，该方法复杂，费用较高。培养基为布氏血琼脂，贮存期不超过 7d（4~10℃），含亚胺培南和克拉维酸的培养基必须当天制备。目前，微量肉汤稀释法适用于脆弱类杆菌，其他药物及菌属尚在评估中，推荐培养基为布氏肉汤，添加 X 因子、维生素 K_1 及溶解马血。E 试验与 CLSI参考方法相关性好，操作灵活方便，但费用较高。除考虑使用青霉素外，β-内酰胺酶检测作用有限。

第七节 医院感染控制及其检测技术

医院感染的诊断方法和检测技术并无特殊，然而，由于医院感染常发生于免疫功能低下人群，临床表现常不典型，常延误诊断使患者失去治疗机会。因此，医院感染的病原学检查和物理检查，甚至侵入性检查对早期诊断非常重要。

一、医院感染的诊断

医院感染的诊断，首先依靠临床资料、实验室检查等诊断指标判断感染的存在，其次，按医院感染病的诊断标准判断是否属于医院感染，再行流行病学调查。

以下情况属于医院感染：潜伏期明确者，入院后，超过平均潜伏期的感染；潜伏期不明确者，入院48h后发生的感染，初步判断为医院感染；与上次或以往住院有直接关系的感染；入院时已发生感染性疾病，住院期间从原发或继发病灶检出与前不同的病原体；新生儿经产道获得的或发生于分娩48h后的感染；医疗机构中工作人员的职业性感染；医疗机构中探视者获得的感染。免疫功能低下患者可发生多部位、多系统医院感染，应分别计算感染次数。

慢性感染性疾病在医院内急性发作，未发现新的病原体；先天性感染，通过胎盘发生的宫内感染；由损伤产生的炎性反应或物理性、化学性刺激导致的炎症；细菌定植等不属于医院感染。

二、医院感染的实验室诊断及分型技术

无论医院感染病原体种类如何，直接或间接获得病原学证据是确诊的重要依据。除形态学检查、分离培养等常规实验室诊断技术外，免疫学和分子生物学的发展，使病原微生物的实验室诊断更加敏感、准确、快速、简便，拓宽了病原微生物的检测范围。目前，细菌、真菌感染仍以分离培养鉴定技术为主，病毒、衣原体感染以免疫学、分子生物学技术为主，支原体以培养鉴定、分子生物学技术为主。

医院感染传播、暴发病原体来自单一菌株，与克隆相关。在传播、暴发调查时，微生物实验室需描述潜在菌株的特征。流行病学分型可以了解菌株的遗传相关性；描述流行克隆的传播方式；验证宿主、传染源、传播途径的假设；证明感染控制措施的有效性。

病原体分型技术包括表型分型（抗菌药物敏感性试验）、生物分型、特异性分型。良好的分型技术应具有分辨率高、重复性好、分型能力强的特点。普通临床微生物学实验室能开展表型分型及简单的生物分型，特异的分型技术常由有能力的实验室完成。

抗菌药物敏感性试验是临床微生物学实验室的常规实验，通过分析抗菌药物敏感性试验结果，能够初步判断菌株间的差异。抗菌谱表型分析原因简单、快速，成为目前使用最多的分型技术，但其缺点为分辨率低，不同菌株在抗菌药物选择性压力下可能经过进化和

基因转换，出现相同耐药表型，而相同菌株可能因获得或丢失耐药质粒，耐药谱不相同。值得注意的是，一些商业化药物敏感性试验系统不能准确检测某些细菌的耐药性，应跟踪文献，了解本实验室使用的商业系统检测抗菌药物耐药性的能力以及检测或确认耐药表型需要增加的实验，最好在临床使用以前，对新购买的系统或新技术进行评估。

WHONET 软件是 WHO 推荐的用于管理，分析抗菌药物敏感性试验结果的数据库管理软件。其主要作用是①帮助临床更合理的选择抗菌药物；②及早发现医院感染暴发；③及时发现实验室的质量控制缺陷；④识别细菌耐药机制及其流行。通过耐药性数据分析，发现一定时间、病区、人群、菌种，抗菌药物耐药性异常升高或出现新的耐药表型。分析其抗菌谱，若可疑菌株抗菌谱一致，各抗菌药物抑菌圈一致，初步判断为同一克隆，通过其他分型技术进一步确证。

生物分型技术是利用微生物的生长、代谢特性，鉴定微生物。可用于临床各种微生物分型，方法快速、可靠。

特殊分型检测病原体特异抗原结构、遗传物质及特异性噬菌体等，常用技术包括特异性抗血清反应、噬菌体分型、细菌素分型、分子分型。

特异性抗血清反应是经典的分型技术，以特异性抗血清识别不同菌株的抗原结构，具有中等分辨力。主要用于革兰阴性需氧杆菌分型，如铜绿假单胞菌、肺炎克雷伯菌等。噬菌体分型技术是将分离细菌与标准噬菌体共同孵育，观察融菌状况，根据细菌对噬菌体的敏感性进行分型，用于金黄色葡萄球菌、表皮葡萄球菌、伤寒沙门菌等细菌分型。细菌素是细菌产生的具有杀灭同种或近缘细菌作用的小分子蛋白质。检测菌产生的细菌素抑制标准指示菌生长，以此对检测菌进行分型。该技术可用于所有产生细菌素菌株的分型，目前，成功地用于铜绿假单胞菌和宋内志贺菌的分型。

分子分型技术具有广泛鉴定基因型间差异的能力，并且有很好的再现性。其特点为分辨率高、重复性好、分型能力强，是理想的分型技术。主要用于：①确定来源及暴发程度；②确定医院感染病原体传播方式；③评估预防措施的效果；④监测高危病区感染。分子分型方法学有多种，近来主要以电泳法分离不同分子量的 DNA 片段。常用技术包括脉冲场凝胶电泳技术、限制性片段长度多态性技术、随机引物扩增多态性 DNA 分析，Southern 印迹杂交技术以及扩增的限制性片段长度多态性技术、简单重复序列标记技术、染色体原位杂交技术等。质粒分析仅适用于携带不同质粒的菌株，且菌株间的差异性存在于质粒上。不同的革兰阴性杆菌可能通过结合获得相同的质粒，然而，质粒分析仍然用于绘制医院病原体抗菌药物耐药质粒传播图谱。

近年来出现的快速诊断技术，利用分子或免疫学方法快速、准确的检测病原体，如快速检测呼吸道合胞病毒、艰难梭菌、结核分枝杆菌、军团菌血清型 1；乳胶凝集试验筛查青霉素结合蛋白 2a 或 mecA 基因诊断苯唑西林耐药的金黄色葡萄球菌。快速诊断技术对感染控制具有重要意义。然而，因质量控制问题，可能导致假阳性，出现假暴发的错误判断。快速检测的阴性预测价值更高。在医院感染检测、监测中，还应特别注意及时发现国内鲜有报道的多重耐药细菌。

三、常见医院感染病原学检测

临床微生物实验室病原体诊断的能力是及时、有效地预防和控制医院感染的基础。临床微生物实验室在医院感染控制中的职责包括制定标本采集、运送、处理规范；保证实验操作符合规范要求；处理感染患者及工作人员的标本，尽可能获得微生物学诊断；保证实验室生物安全，预防实验室感染；遵循国际标准的抗微生物药物敏感性试验方法，定期总结并报告耐药状况；监测消毒、灭菌效果，必要时进行环境监测；及时将具有流行病学意义的结果通知相关人员；必要时进行医院感染微生物的流行病学分型。以下简述常见医院感染的病原学诊断。

（一）导管相关性血流感染（CRBS1）

CRBSI 诊断缺乏金标准，但已有一些方法应用于临床，如导管段半定量和定量培养，成对的末梢血和导管血培养，定量末梢和导管血培养，末梢血和导管血培养的不同时间阳性比和腔内刷用吖啶黄染色等。研究显示，导管段定量培养最准确，非配对定量导管血培养成本效益最好，尤其用于长期留置导管。由于导管段培养需拔管或更换导管，而留置导管发热患者，非配对定量导管血培养 75%~85% 无须拔管，避免了导管的不必要拔除。此外，留置导管的管理困难，导管相关的血流感染与皮肤污染、细菌定植或来源于导管之外的感染进行区别十分重要。

CRBSI 标本采集与导管类型、导管留置状况等因素有关。

1. 短期周围导管留置

疑为 CRBSI 时，采集 2 套外周血培养。血培养标本的采集、运送、处理，按普通血培养常规方法进行。导管尖以 Maki 半定量法检测。菌落计数 N15CFU，或为 2 种细菌生长，且均>15CFU，需进行鉴定和药物敏感性试验，结合血培养结果判断；3 种或 3 种以上细菌生长，分别进行涂片革兰染色，报告涂片结果和实际的菌落数。培养结果解释：1 套或 1 套以上血培养阳性，导管尖培养亦为阳性（菌落计数 215CF U）并且为相同微生物，提示 CRBSI；1 套或 1 套以上血培养阳性，导管培养阴性，CRBSI 不确定。若阳性培养结果为金黄色葡萄球菌或假丝酵母菌，且无其他感染源时，提示 CRBSI；2 份血培养均为阴性，导管培养阳性，提示导管微生物定植，而非 CRBSI；血培养和导管培养均阴性，排除 CRBSI。

2. 非隧道式/隧道式中央静脉导管及静脉通道

疑为 CRBSI 时，至少采集 2 套血培养。其中一套静脉血（外周血），另一套采自导管或经 VAP 隔膜，2 套血培养尽量同时采集。结果解释：2 套血培养阳性，为相同微生物，且无其他感染源，提示 CRBSI；2 套血培养阳性，为相同微生物，且导管血培养阳性结果至少早 120min，无其他感染源，提示 CRBSI；2 套血培养阳性时间差异小于 120min，鉴定结果及药敏谱相同，有可能为 CRBSI；2 套血培养阳性且导管血培养菌量多 5 倍 CFUs/ml，无其他感染源，提示 CRBSI 适于手工血培养系统；仅导管血培养阳性时，可能为导管定植或采集时污染-CRBSI 不确定；仅外周血培养阳性时，CRBSI 不确定。但若为金黄色葡萄球菌或假丝酵母菌，且无其他感染源时，提示 CRBSI；导管尖定量或半定量培养相同微生物且无其他感染源时，支持 CRBSI 诊断；2 套血培养均为阴性，排除 CRBSI。

3. 疑为 CRBSI，无需保留导管者

分别自不同部位静脉采集 2 套血培养，同时拔除导管，无菌采集导管尖 5cm，Maki 半定量或涡流/超声定量培养。结果解释套或 1 套以上血培养，导管尖培养阳性，且为相同微生物及药敏谱，可能为 CRSBI；1 套或 1 套以上血培养为金黄色葡萄球菌或假丝酵母菌，且无其他感染源，导管尖培养阴性，可能为 CRSBI；需再抽外周血培养，若分离出相同微生物，且无其他感染源时，证实为 CRSBI；血培养均为阴性、导管尖培养为阳性，提示导管定植；血培养、导管尖培养均为阴性，排除 CRBSI。

（二）真菌血症

由于抗菌药物的使用、诊疗技术的发展，免疫功能低下人群日益增多，加之血培养技术的改善，真菌血症显著增加。真菌血症血培养采集方法、实验室处理与普通血培养相同。以下几方面值得注意：①酵母菌在需氧肉汤中生长优于厌氧肉汤；②摇动肉汤，增加通气，可促进酵母菌生长；③大多数酵母及酵母样真菌 2~5d 培养阳性，某些光滑酵母菌、新生隐球菌需延长孵育，糠秕马拉色菌添加脂类物质生长更好；④手工血培养系统包括营养肉汤、双相系统、溶血-离心系统。酵母菌在 3 个系统中均生长良好；双相真菌、丝状真菌只能在双相系统、溶血-离心系统生长。即营养肉汤只能培养酵母菌，应使用需氧培养基，而非厌氧肉汤；双相系统培养真菌时，最好初始 24h 轻摇，双相真菌需延长培养时间至 4 周；溶血-离心系统培养双相真菌、丝状真菌时，阳性报告时间缩短，最好接种多种培养基，置 27~30℃ 及 35~37℃ 培养。

自动化血培养系统培养真菌以需氧肉汤最好，无须特殊培养基。某些研究显示，抗菌药物中和剂可提高酵母菌培养阳性率、缩短培养时间。

（三）假膜性结肠炎

是抗生素相关性结肠炎的一种。抗生素相关性结肠炎（AAC）指应用抗菌药物而引起肠道菌群失调或二重感染导致腹泻性肠道疾病的总称，包括较严重的假膜性结肠炎和急性出血性结肠炎以及较轻的无假膜或出血的抗生素相关性腹泻（AAD）。金黄色葡萄球菌、白假丝酵母菌肠道二重感染可归入 AAC。

假膜性结肠炎又称为艰难梭菌相关性肠炎，主要发生于结肠及小肠的急性黏膜坏死性炎症，常发生于大手术后、肿瘤化疗期间或化疗后和一些慢性消耗性疾病患者。使用广谱抗菌药物导致肠道菌群失调，艰难梭菌异常繁殖，产生毒素引起肠道黏膜急性炎症变化。

假膜性结肠炎的病原学诊断包括粪便厌氧菌培养艰难梭菌及艰难梭菌毒素检测。艰难梭菌是肠道正常菌群，因此，粪便中艰难梭菌毒素检测对诊断艰难梭菌相关性肠炎极为重要。

对于严重腹泻且有抗菌药物暴露史，年龄超过 6 个月的所有患者，应行粪便艰难梭菌毒素检测。艰难梭菌毒素检测应作为年龄大于 6 个月，普通肠道病原体检查阴性的住院腹泻患者的常规微生物学检查。

（四）围生期 B 群链球菌病

健康女性约 1/4 生殖道携带 B 群链球菌，大多数无症状。然而，分娩时新生儿经产道感染 B 群链球菌（GBS），可能导致败血症、脑膜炎或肺炎。围生期 GBS 筛查，治疗携带者，可大大降低婴儿 GBS 感染，进而减少感染病死率，预防孕妇羊膜炎和子宫内膜炎。

围生期 GBS 筛查对象：除有 GBS 菌血症或先前产过 GBS 疾病患儿的妇女外，所有孕妇在孕期 35~37 周均进行阴道和直肠的 GBS 检查。

标本采集与运送：孕妇按说明自行采集或由医务人员采集。以棉签同时采集阴道（阴道口）和直肠（通过直肠括约肌）标本。两处标本可以使用同一拭子或不同拭子。不推荐采集宫颈部标本，不应使用窥阴镜。拭子置同一非营养的运送培养基运送。运送培养基含庆大霉素（8μg/ml）和萘啶酸（15μg/ml）或黏菌素（10μg/ml）和萘啶酸（15μg/ml），室温或冰箱中 GBS 活性 4d 以上。

标本应注明 B 群链球菌检查，青霉素过敏的孕妇，还应注明青霉素过敏史。

培养和鉴定：选择性肉汤培养基在 $35\sim37℃$，空气或 $5\%CO_2$ 环境中温育 $18\sim24h$，再转种于血平板，培养 $18\sim24h$。若不能识别 GBS，再继续温育至 48h，鉴定可疑细菌。

值得注意的是：①直肠标本培养明显提高阳性率。②推荐用 2 根棉签采集 2 个不同部位，2 根棉签放置在同一个肉汤培养基中。③使用选择性肉汤，避免其他微生物过度生长，以提高 GBS 分离率。④直接接种平板代替选择性肉汤时，多达 50% GBS 携带妇女呈假阴性结果。⑤青霉素是首选药物，氨苄西林为替代药物。静脉注射是分娩中预防国产期 GBS 疾病的唯一途径，因为可以获得较高的单膜内浓度。⑥对青霉素过敏妇女，当过敏反应风险高时，建议孕前筛查时测试 GBS 对克林霉素和红霉素的敏感性。对青霉素过敏妇女，若克林霉素和红霉素耐药或敏感性未知时，考虑使用万古霉素。由于已经出现革兰阳性球菌对万古霉素耐药（如耐万古霉素的肠球菌和耐万古霉素的金黄色葡萄球菌），应慎重使用万古霉素。⑦围生期 GBS 疾病的预防治疗，不能有效预防晚发性 GBS 疾病。

第十一章 病毒学检验

第一节 肠道感染病毒检验

一、脊髓灰质炎病毒

脊髓灰质炎病毒曾是对人类健康危害最大的病毒之一，也是被人类认识最为清楚的病毒之一。脊髓灰质炎是一种急性传染病，曾经在全世界广泛流行，病毒常侵犯中枢神经系统，损害脊髓前角运动神经细胞，导致肢体松弛性麻痹，多见于儿童，故又名小儿麻痹症，是世界卫生组织推行计划免疫进行控制的重点传染病。目前，该病已在全球范围内得到基本控制，有望成为继天花之后第 2 种被彻底消灭的疾病。

（一）病毒一般特性

1. 病毒颗粒结构

脊髓灰质炎病毒颗粒直径 27~30nm，内核直径为 16nm。病毒颗粒蛋白由 4 个蛋白质分子组成，即 VP1~VP4。

2. 基因组结构

基因组为单股正链 RNA，在质量上占病毒颗粒的 30%。含有 7700 个碱基对，腺嘌呤和胸腺嘧啶核酸丰富。在基因组 RNA 的 3′末端有多聚腺苷酸尾，它对病毒的感染是必需的。脊髓灰质炎病毒的基因组 RNA 具有感染性，进入细胞后可直接起 mRNA 的作用。与其他小 RNA 病毒一样，脊髓灰质炎病毒基因组的 5′末端不具有一般真核生物 mRNA 的帽子结构，共价结合有一个分子蛋白 VPg，VPg 参与病毒基因组 RNA 复制的起始，如去除 VPg 病毒仍具感染性，因为从病毒 RNA 可以重新合成 VPg。基因组有 71% 左右的核苷酸为三型脊髓灰质炎病毒所共有，不相同的核苷酸序列都位于编码区内，因此，三型病毒间中和试验无交叉反应。

3. 病毒基因分型

脊髓灰质炎病毒有 2 种抗原，其中具有感染性的完整病毒颗粒称为致密（D）抗原，又称中和（N）抗原，可与中和抗体结合，具有型特异性，根据抗原型的差异脊髓灰质炎病毒分为Ⅰ、Ⅱ、Ⅲ 3 个血清型。

（二）致病机制

脊髓灰质炎病毒仅能在灵长类动物的细胞中生长繁殖，人类是该病毒的唯一自然宿主，主要经粪-口途径传播，患者、无症状带毒者及隐性感染者为传染源。病毒经肠道或咽部黏膜侵入局部淋巴组织，并可在局部淋巴组织中生长繁殖，而后进入血液循环造成病毒血症，累及多种易感的非神经组织，再通过血-脑屏障侵入神经系统。依据毒株的毒力，感染病毒的相对数量，机体免疫功能状态等表现为不同的临床症状。0.1%~2%的患者发展为严重的麻痹症；1%~2%的患者出现无菌性脑膜炎等症状；90%为隐性感染。病后产生的中和抗体维持的时间持久，不仅可获得对同型病毒的牢固免疫力，对异型病毒也有交叉免疫现象。

（三）微生物学检查

1. 病毒分离

发病 1 周内粪便标本用抗生素处理后，接种人或猴肾原代细胞，37℃培养 7~10d，观察致细胞病变效应（CPE）作出诊断，并用中和试验进一步鉴定型别。

2. RT-PCR

直接检测病毒核酸。

3. 血清学诊断

取发病早期及恢复期双份血清进行中和试验、补体结合试验，测定抗体的种类及消长情况。若血清抗体有 4 倍或以上增长，有诊断意义。

（四）病毒感染的预防和治疗

一旦发现诊断明确的病例，应严格隔离治疗至少 40d，最初 1 周应强调呼吸道隔离。该病的控制主要依赖于疫苗的使用，对婴幼儿和儿童应实行人工主动免疫。被动免疫仅用于个别情况如做过扁桃体切除的儿童，未经过免疫接种而又必须接触脊髓灰质炎病人的医务人员和亲属以及未进行免疫接种的孕妇等。

目前尚无特异的治疗脊髓灰质炎病毒感染的药物，治疗主要是对症处理。

二、柯萨奇病毒和艾柯病毒

柯萨奇病毒和艾柯病毒（ECHO）分布广泛，依病毒亚群和血清型的不同或对不同组织的嗜性不同（受体的差异），可引起各种不同疾病。

（一）致病机制

柯萨奇病毒、艾柯病毒的流行病学特点和致病机制与脊髓灰质炎病毒相似，但各自攻击的靶器官不同。脊髓灰质炎病毒往往侵犯脊髓前角运动细胞，而柯萨奇病毒、艾柯病毒更容易感染脑膜、肌肉和黏膜等部位，从而引起无菌性脑膜炎、肌无力或麻痹、皮疹、心包膜炎、肌痛或肌无力，急性出血性结膜炎等疾病。人体受感染后，约60%呈隐性感染。出现临床症状时，则因侵犯的器官组织不同而表现各异。

（二）微生物学检查

1. 柯萨奇病毒

通过型特异性抗原检测、中和试验，ELISA方法等可以对各型进行鉴定。所有B组及A组的第9型有共同的组特异性抗原，在B组内病毒之间有交叉反应，但A组病毒没有共同的组特异性抗原。A组某些型别的特异性抗原可在37℃引起人类O型红细胞凝集反应。

2. 艾柯病毒

各型的差异在于其衣壳上的特异性抗原，因而可以用中和试验加以区别。艾柯病毒没有属特异抗原，但有异型交叉反应。在艾柯病毒31个型中，有12个型具有凝集人类O型红细胞的能力，血凝素是毒粒的主要部分。

（三）病毒感染的预防和治疗

目前除一般的卫生措施外，无特效的预防和治疗方法。对有感染性的病人应当隔离。

第二节 呼吸道感染病毒检验

呼吸道病毒是指一大类能侵犯呼吸道并导致呼吸道病变或以呼吸道为入侵门户而主要

引起呼吸道外组织器官病变的病毒。临床上急性呼吸道感染约 90% 以上是由病毒引起的。比较重要和常见的呼吸道病毒主要包括正黏病毒科的流感病毒，副黏病毒科的副流感病毒、呼吸道合胞病毒、麻疹病毒、腮腺炎病毒，冠状病毒科的冠状病毒，以及其他病毒科中的一些病毒，如腺病毒、人疱疹病毒、鼻病毒、风疹病毒、呼肠孤病毒等。

一、流行性感冒病毒

（一）致病机制

1. 致病性

流感病毒经飞沫在人与人之间直接传播，侵入呼吸道，通过其 HA 与呼吸道黏膜上皮细胞膜上的 HA 受体结合，然后侵入这些细胞进行增殖。经 1~3d 的潜伏期，感染者即可出现流感症状。病毒在呼吸道黏膜上皮细胞内增殖，造成这些细胞变性，坏死脱落，黏膜充血水肿，腺体分泌增加；出现喷嚏、鼻塞、咳嗽等症状。发病初期 2~3d 鼻咽分泌物中病毒含量高达 $104~107pfu \cdot ml^{-1}$，此时传染性最强，病毒最易分离成功。流感病毒很少入血，主要是在代谢过程中产生的毒素样物质进入血流，引起全身中毒症状：发热、头痛、全身酸痛、疲乏无力、白细胞数下降等。同时与病毒感染刺激机体产生的干扰素和免疫细胞释放的细胞因子有关。流感病毒感染一般可在数日内自愈，年老体弱、免疫力低下者、心肺功能不全者和婴幼儿在感染后 5~10d，易发生细菌性继发感染，特别是肺炎，常危及生命。

2. 特异性

免疫流感病毒感染可引起针对 HA、NA、NP、M1 的病毒特异性细胞和体液免疫。病后对同型病毒有短暂免疫力，主要是产生了 HA 和 NA 抗体，HA 抗体可中和抗体病毒，NA 抗体可限制病毒扩散，特异性的 CD_4^+T 细胞辅助 B 细胞产生抗体，CD/T 细胞能清除病毒，在预防感染和阻止疾病发生中发挥作用。

（二）临床意义

流感的主要传染源是患者和隐性感染者，主要经飞沫及接触传播。人群对病毒普遍易感，6~15 岁发病率最高。流感的流行可发生于任何季节，在我国流感流行存在南北地区差异。

流感的潜伏期为 1~3d。起病大多突然，全身症状较重而呼吸道症状较轻。开始可表现为畏寒、发热，体温可迅速升至 39~41℃，同时患者感头痛、全身酸痛、软弱无力，且常感眼干、咽干、轻度咽痛。部分病人可有喷嚏、流涕、鼻塞。有少数患者以胃肠道症状为主，出现恶心、呕吐、腹泻等。发热与上述症状一般于 1~2d 达高峰，3~4d 内热退，症状随之消失。乏力与咳嗽可持续 1~2 周。最常见的并发症为肺炎和 Reye 综合征。

（三）鉴定和鉴别

在流感暴发流行时，根据典型症状即可作出临床诊断。确认流感的特异性试验包括病毒的分离培养，病毒抗原和 RNA 检测以及血清学实验。其实验结果主要用于流行病学监测、鉴别诊断和分型，尤其是监测新变异株的出现、预测流行趋势和提出疫苗预防建议。

1. 病毒分离

是实验室诊断的金标准。在疾病的第 2~3 天，可从患者鼻咽部、气管分泌物中直接分离流感病毒或直接接种于培养细胞或鸡胚，用红细胞凝集试验或红细胞吸附试验以及免疫学方法判定有无病毒的增殖。

2. 血清学诊断

如恢复期抗体效价较急性期增高 4 倍或以上，即有诊断价值。血清学试验所用的病毒应当是与当前流行密切相关的病毒株，具有型或株特异性，才能测定准确。应用血凝抑制试验、中和试验、补体结合试验、酶联免疫吸附试验检测相应抗体，作出回顾性诊断。血凝抑制试验在流感病毒血清学诊断中最为常用。

3. 用免疫荧光法或酶免疫测定法

直接从病人呼吸道分泌物、脱落细胞中检测抗原。

4. 基因诊断

用核酸杂交、PCR 或序列分析检测病毒核酸和进行分型测定。

（四）预防与治疗

1. 药物治疗

对症治疗包括解热镇痛药物和支持治疗。但儿童患者应避免用阿司匹林，以免诱发致命的 Reye 综合征。目前有两大类有效的抗流感病毒药物：一类是 M2 膜蛋白离子通道阻滞药金刚烷胺和金刚乙胺，是预防和治疗流感的首选药物；另一类是近年问世的神经氨酸酶抑制药（NAI）扎那米韦和奥司他韦等。金刚烷胺和金刚乙胺属于抗 RNA 病毒药，仅对甲型流感病毒有效。其机制是阻滞流感病毒 M2 膜蛋白离子通道，使 M1 蛋白无法与核糖核苷蛋白（RNP）解离，流感病毒的复制过程也就无法启动。乙型流感病毒因其缺乏 M2 膜蛋白，故这类药物对其无效。

获准用于临床的神经氨酸酶抑制药包括扎那米韦和奥司他韦，其中奥司他韦（达菲）已在我国被批准使用。儿童推荐用法为 1 岁以上儿童口服奥司他韦 2mg·kg⁻¹次 t，每日 2 次，连服 5d。应在起病 36~48h 内使用。延长疗程并不能提高疗效，相反可能诱生耐药菌株。奥司他韦亦可有效地治疗禽流感病毒（H5N1）感染的小鼠。

2. 预防措施

因流感病毒基因易发生变异，人类至今无法有效地控制流感。一般采用综合性预防措施，讲究卫生，保持室内空气流通，注意体格锻炼和营养；对易感人群应采取相对隔离措施，如避免接触病人，不去公共场所等，亦可给予药物预防。常用金刚烷胺 100mg，每日 2 次，连服 7~14d（但须注意金刚烷胺仅对防治甲型流感有效）；对年老体弱者必要时可采用灭活疫苗接种。接种疫苗是预防流感的基本措施。

二、禽流感病毒

禽流感病毒是甲型流感病毒的一种亚型，是引起禽流行性感冒（简称禽流感）的主要病原体。禽流感被国际兽疫局定为甲类传染病，又称真性鸡瘟或欧洲鸡瘟。按病原体类型的不同，禽流感可分为高致病性、低致病性和非致病性禽流感 3 大类。

（一）生物学性状

1. 结构与功能

禽流感病毒属甲型流感病毒，呈球型，核心为单股负链 RNA 基因组，外膜上有 3 种重要的病毒蛋白质，血凝素（H）、神经氨酸酶（N）和基质膜蛋白 M2，血凝素和神经氨酸酶容易发生变异，从而形成许多亚型。在人群中传播的禽流感病毒毒株有 H5N1、H7N7、H9N2 三种。H5N1 禽流感病毒对鸡具有高致病力，常造成大量鸡死亡，但因病毒会不定时基因突变，衍生新品种，导致原来仅感染禽类的流感病毒，变得可以影响人类。由于这些突变的流感病毒对人类是全新的病毒，大多数人对这种病毒没有抗体，因此，容易导致严重病症。

2. 抵抗力

禽流感病毒在粪便中能够存活 105d，在羽毛中能存活 18d，在低温、干燥及甘油中可存活数月乃至 1 年以上。在中性和弱碱性环境中能保持致病性。对紫外线非常敏感，日光直接照射下容易灭活。对热、酸和有机溶剂的抵抗力弱，常用消毒剂如甲醛溶液、稀酸、漂白粉、碘剂、脂溶剂等能迅速破坏其致病力。

（二）致病机制

禽流感一般通过直接接触或间接接触传播。世界卫生组织指出，粪便是禽流感传播的主要途径。还可经过损伤的皮肤和眼结膜感染病毒而发病。

人类感染禽流感病毒的概率很小，主要是由于三个方面的因素阻止了禽流感病毒对人类的侵袭。第一，禽流感病毒不容易被人体细胞识别并结合；第二，所有能在人群中传播的流感病毒，其基因组必须含有几个人流感病毒的基因片断，而禽流感病毒没有；第三，高致病性的禽流感病毒由于含碱性氨基酸数目较多，使其在人体内的复制比较困难。

（三）临床意义

H5N1 禽流感病毒所引起的症状和一般的流行性感冒差不多，急性起病，早期表现主要为发热、流涕、鼻塞、咳嗽、咽痛、头痛、全身不适。体温大多在 39℃ 以上，持续 1~7d，一般为 2~3d。大多数轻症病例预后良好。少数患者病情进展迅速，肺炎进行性发展，导致呼吸窘迫综合征、肺出血、呼吸衰竭、心力衰竭及肾衰竭，感染性休克及 Reye 综合征，全血细胞减少等多脏器衰竭而死亡。

H5N1 型感染病情最重，可迅速出现肺炎表现，并累及全身多个脏器；H7N7 型感染病情一般不重，主要为结膜炎症状；H9N2 型多数患者感染后没有明显症状，部分患者可有轻微上呼吸道感染症状。

（四）鉴定和鉴别

1. 病原学检查

取患者早期呼吸道分泌物，分离到 H5N1 亚型甲型流感病毒是诊断禽流感病毒感染最可靠的方法。

2. 血清抗体测定

病程早期和康复期各采血一次做血凝抑制试验，抗体效价增高 4 倍以上为阳性。应用 H5 特异性单抗进行直接免疫荧光检测法测抗体，阴性结果可以排除 H5N1 禽流感病毒感染。

3. 基因检测

应用 RT-PCR 法检测病毒基因 H5 可确诊。

（五）预防与治疗

治疗基本与流行性感冒相同。对疑似病例、临床诊断病例和确诊病例应进行隔离治疗。对症治疗可用解热药，缓解鼻黏膜充血药，止咳祛痰药等。儿童忌用阿司匹林或含阿司匹林以及其他水杨酸制剂的药物，避免引起儿童 Reye 综合征。抗病毒治疗应在发病 48h 内实施。金刚烷胺对禽流感病毒亦有明显抑制作用，早期应用可降低病毒数量并改善预后，老年患者及孕妇应慎用，哺乳期妇女、新生儿和 1 岁以内的婴儿禁用。加强支持治疗和预防并发症，注意休息，多饮水，增加营养，给易于消化的饮食。密切观察、监测并预防并发症。抗菌药物应在明确继发细菌感染时或有充分证据提示继发细菌感染时使用。不同地区根据流行的不同亚型，使用相应的禽流感疫苗。

三、副黏病毒

副黏病毒与正黏病毒的生物学性状类似，均为核衣壳呈螺旋对称，有包膜的单负链 RNA 病毒。对人类致病的副黏病毒主要包括麻疹病毒、腮腺炎病毒、副流感病毒、呼吸道合胞病毒等。有以下几个特点：病毒体较正黏病毒大，直径 150~300nm；包膜上也有 2 种糖蛋白刺突，但与正黏病毒完全不同，一种刺突 F 蛋白为副黏病毒共有，它可促进宿主细胞膜与病毒，细胞与细胞的融合，形成多核巨细胞和溶血活性。另一种称 HN 蛋白，同时具有血凝和神经氨酸酶活性。核酸为一条完整的单负链 RNA，不分段，不易发生基因重组和变异。抗原相对稳定，但具有高度传染性。

（一）麻疹病毒

麻疹病毒是麻疹的病原体。麻疹是儿童时期最为常见的急性传染病，临床上以发热，上呼吸道卡他症状，结膜炎，口腔黏膜斑及全身丘疹为特征。常因并发症的发生导致死亡。

麻疹病毒抗原稳定，只有 1 个血清型，但 80 年代以来，各国都有关于麻疹病毒抗原性变异的报道。核苷酸序列分析表明，麻疹病毒存在着基因漂移。

1. 生物学性状

麻疹病毒呈球形、丝状等多种形态，直径为 140~180nm，长者可达 270nm，螺旋对称，单股负链 RNA，不分节段，不易发生重组，有包膜，囊膜上有 2 种糖蛋白刺突：一种称为 HA 蛋白，能凝集猴、狒狒等动物的红细胞；另一种称为 F 蛋白，具有溶解红细胞及引起细胞融合的活性，导致多核巨细胞病变。麻疹病毒无神经氨酸酶。除灵长类动物外，一般动物都不易感，在人胚肾、人羊膜细胞及 Hela、Vero 等多种传代细胞中可增殖，出现细胞病变，形成多核巨细胞。本病毒在外界生活力不强，对理化因素抵抗力较低，加热 56℃ 30min 和一般消毒剂均易将病毒灭活。但麻疹病毒耐寒、耐干燥，在−15℃ ～ −70℃ 可保存数月至数年。

2. 致病机制

麻疹病毒先在呼吸道上皮细胞内增殖，通过局部淋巴组织进入血流，出现第 1 次病毒血症，病人出现发热、咳嗽、眼结膜充血、口腔黏膜斑等前期症状，病毒随血流侵入全身淋巴组织和单核吞噬细胞系统，在细胞内广泛增殖后，大量病毒再次入血形成第 2 次病毒血症，并感染眼结膜、口腔黏膜、皮肤、呼吸道、消化道、泌尿道、血管等，表现为细胞融合成多核巨细胞，核内和胞浆内形成嗜酸性包涵体，病人出现高热和丘疹。目前认为麻疹发病机制：一方面由于麻疹病毒侵入细胞直接引起细胞病变；另一方面全身性迟发型超敏性细胞免疫反应在麻疹的发病机制中起了非常重要的作用。

麻疹病毒感染后免疫力持久，一般不会出现二次感染。母亲抗体能保护新生儿。麻疹的恢复主要靠细胞免疫，但细胞免疫也是引起麻疹出疹，麻疹后脑炎的原因。此外，麻疹感染（包括麻疹减毒活疫苗）还可引起暂时性免疫抑制。

3. 临床意义

麻疹病毒传染性强，与易感者接触后 90% 以上发病，儿童初次感染几乎都发病。麻疹是一种典型的全身出疹的急性传染病，人是麻疹病毒的自然宿主，急性期患者为传染源，通过呼吸道传播，冬春季发病率最高。潜伏期 10 ~ 14d，病毒进入呼吸道黏膜并在吞噬细胞内增殖，产生两次病毒血症，开始主要为卡他症状，发病 2d 后，口颊黏膜出现针尖大小、周围绕有红晕的灰白色小点，称柯氏斑，对临床早期诊断有一定意义。临床表现为发热、流涕、流泪、眼结膜充血，然后出现全身性斑丘疹。麻疹是一种急性传染病，感染一般以麻疹病毒从体内完全清除而终止。但极个别患者在患疹数年后出现亚急性硬化性全脑炎（SSPE），该病是一种慢发性病毒感染，患者表现为精神异常，最后会痉挛、昏迷而死亡。SSPE 患者血液和脑脊液中有异常高水平的麻疹病毒抗体，但病毒分离困难。现认为患者脑组织中麻疹病毒为缺陷病毒，该病可能是由于麻疹病毒变异所致。

4. 鉴定和鉴别

麻疹因临床症状典型，一般无需进行实验室检查。不典型病例，可进行病毒分离培养，取眼、鼻、咽部分泌物，血和尿接种人胚肾或人羊膜细胞，分离麻疹病毒；或通过间接免疫荧光法检测细胞内麻疹病毒抗原，观察多核巨细胞及包涵体；血清学诊断应包括双份血清或检测 IgM，取病人急性期恢复期双份血清，进行血凝抑制试验，观察抗体滴度是否增长 4 倍或 4 倍以上。此外，亦可进行核酸杂交和 PCR。

5. 预防和治疗

6 个月以内的婴儿有被动免疫力，但随年龄增长逐渐消失，易感性增加，给 6 个月至 1 岁的儿童普遍接种麻疹减毒活疫苗是预防麻疹的最好方法。鸡胚细胞麻疹病毒减毒活疫苗是当前最有效疫苗之一。初次免疫我国定在 8 月龄，接种后，抗体阳转率达 90% 以上，但免疫力仅维持 10~15 年，因此 7 岁时必须进行再次免疫。对接触麻疹的易感者，可紧急用丙种球蛋白或胎盘球蛋白进行人工被动免疫，防止发病或减轻症状。

麻疹治疗主要为对症治疗，加强护理和防治并发症。

（二）腮腺炎病毒

腮腺炎病毒是引起流行性腮腺炎的病原体。呈世界性分布。只有一个血清型，人是其唯一宿主。腮腺炎病毒除侵犯腮腺外，还能引起脑膜炎、脑膜脑炎、睾丸炎、卵巢炎和胰腺炎等。

1. 生物学性状

腮腺炎病毒为球形有包膜的单股负链 RNA 病毒，大小悬殊，直径为 100~200nm；核衣壳呈螺旋对称；包膜上有血凝素-神经氨酸酶（HN）和融合蛋白（F），具有 HA、NA 和融合细胞活性，HN 蛋白又称 V 抗原，能刺激机体产生保护性抗体。腮腺炎病毒易在许多哺乳类动物细胞系和鸡胚中培养生长。对乙醚、氯仿等脂溶剂敏感，紫外线、加热均可灭活。4℃ 条件下可保存 3 个月，-60℃ 可保存 1 年以上。

2. 致病机制

病毒通过飞沫或人与人直接接触传播。学龄儿童为易感者，多流行于冬、春季。潜伏期较长（18~21d），病毒经飞沫传播，先侵入呼吸道上皮细胞和面部局部淋巴结内增殖后，进入血流，引起病毒血症，再通过血液侵入腮腺及其他器官，如睾丸、卵巢、胰腺、肾脏和中枢神经系统等，在此进一步繁殖复制后，再次侵入血流，形成第 2 次病毒血症，并侵犯第 1 次病毒血症未受累的器官，临床上出现不同器官相继发病。主要症状为一侧或双侧腮腺发炎、肿大，有发热、肌痛和乏力等。一般经 7~10d 消肿而痊愈。30% 感染后无症状，青春期感染者，男性易合并睾丸炎（25%），女性易合并卵巢炎，病毒性脑炎亦常见。病后可获得牢固的免疫力。婴儿可从母体获得被动免疫，故 6 个月以内的婴儿很少患腮腺炎。

3. 鉴定和鉴别

典型病例无需实验室检查即可作出诊断。若需要，可取患者唾液、尿液或脑脊液进行病毒分离。原代人胚肾细胞或原代猴肾细胞是分离病毒的敏感细胞，感染后可形成多核巨细胞，但细胞病变不明显，常用豚鼠红细胞进行红细胞吸附试验、血凝、补体结合试验等证实病毒的增殖。血清学诊断通常用 ELISA 法和 HI 试验，检测双份血清抗体效价有 4 倍以上升高，可认为腮腺炎病毒感染。血凝抑制试验，ELISA 和免疫荧光亦可检测病毒抗原或抗体。应用 PCR 技术检测腮腺炎病毒 RNA，可大大提高可疑患者的诊断。

4. 预防和治疗

及时隔离患者，防止传播。发病早期可试用利巴韦林每日 1g，儿童 15mg/kg 静脉滴注，疗程为 5~7d。丙种球蛋白有防止发病或减轻症状的作用。疫苗接种是唯一有效的预防措施，目前使用的为减毒活疫苗，可产生长期免疫效果。在美国等国家已将腮腺炎病毒、麻疹病毒、风疹病毒组成了三联疫苗（MMR），取得了较好免疫效果。

第三节　肝炎病毒检验

一、甲型肝炎病毒

（一）概况

甲型肝炎病毒（HAV）属于微小 RNA 病毒科嗜肝 RNA 病毒属。HAV 原来属于肠道病毒 72 型，但分子生物学研究发现本病毒与肠道病毒属有明显的差别，故成为独立的一个新属。

（二）致病机制

HAV 经口进入人体后，先通过肠道进入血流，引起病毒血症，约 1 周后才达肝脏。在肝内复制的同时，也进入血循环引起低浓度的病毒血症，随后经胆汁从粪中排出。HAV 引起肝细胞损伤的机制还不清楚。近年来的研究表明：①实验感染 HAV 的动物肝细胞及 HAV 体外培养时均不产生细胞病变，这与其他肠道病毒不同；②患者肝组织炎症部位有较多的 CD_8^+T 细胞、CD_8^+T 细胞和 B 细胞浸润；③患者外周血中 CD_8^+T 细胞亚群升高。根据这些实验结果，目前认为甲型肝炎的发病机制倾向于宿主免疫病理反应，而不是病毒直接所引起。即发病早期可能是由于 HAV 在肝细胞内大量增殖及细胞毒性 T 细胞的杀伤作用共同导致肝细胞损伤，而病程后期，可能是内源性 y-IFN 诱导 HLA-I 类抗原表达，促使 CD_8^+T 细胞毒性 T 细胞特异性杀伤被 HAV 感染的靶细胞而导致肝细胞的损坏。此外 NK 细胞，免疫复合物可能也参与了致病机制。

（三）临床意义

1. 流行病学

甲型肝炎主要是经粪-口传播的疾病。食入了污染的食物（尤其是蛤）和饮料。这种病毒在发展中国家高度传染，并且主要是儿童和青年，多为隐性感染。传染者多为患者或隐性感染者。HAV 患者潜伏期及急性期的粪便具有传染性。

2. 临床特征

HAV 可引起隐性感染或急性病毒性肝炎。甲型肝炎主要表现为急性肝炎症状，为自限性疾病，预后良好，不转变为慢性肝炎，也无慢性携带者，病死率极低，重型肝炎也极少见。HAV 感染的临床过程可以从急性无黄疸型肝炎至急性重症性肝炎。临床表现与患者的年龄、感染的病毒量有关。年龄越小症状越轻，3 岁以下多为隐性感染或无黄疸型肝炎，而成年人多表现为急性黄疸型肝炎。甲型肝炎感染后，机体在急性期和恢复早期出现抗 HAV IgM 抗体，在恢复后期出现抗 HAVIgG 抗体，且可维持终身，对 HAV 的再感染有免疫防御能力。

（四）实验室诊断

实验室诊断一般不依靠分离病毒，而以免疫学检查和病毒核酸检测为主。主要因为 HAV 不引起明显的细胞病变，所以难以判定病毒是否增殖。

1. 标本采集

（1）血清：血清的采集、处理和贮存均应按照标准操作规程（SOP）进行以助于准确测定 HAV 的抗原抗体水平。血清 4℃下可保存 3 周，-70℃可保存 6 个月，但反复冻融可使抗体滴度下降。

（2）粪便：检测粪便中 HAV 抗原时，应在发病前 2 周或出现症状后数天内采集，儿童粪便排病毒的时间较长。

（3）其他：肝活检组织标本可用于免疫荧光或电镜检测 HAV 病毒颗粒。唾液和胆汁标本可用于检测抗 HAV 抗体。

2. 检验方法

（1）直接显微镜检查：常用免疫电镜技术检测粪便或细胞培养物中的 HAV。通常取患者潜伏后期或发病早期的粪便上清液与高效价的 HAV 特异性抗体相互作用，观察所形成的病毒–抗体免疫聚集物。但由于电镜检查昂贵，不适宜临床常规检测。

（2）病毒分离培养和鉴定：可采集急性早期甲型肝炎病人的粪便进行细胞培养以分离病毒，若分离为阳性则可确诊。由于以下原因：①病人粪便中排毒时间短；②复制周期长；③几乎无细胞病变，致使病毒的分离培养的方法在临床诊断中受到限制。但可通过免疫荧光法检测培养液中病毒表达的抗原来检测。

（3）免疫学检测：HAV 抗原及抗体的检测。

（4）基因诊断：常用的方法为核酸分子杂交法和反转录 PCR 法（RT-PCR）。该方法可检出至少 10-100 个病毒，故可做到早期及时诊断。

（五）防治和治疗

1. 防治

做好三管（食物管理、水源管理、粪便管理），切断传播途径，加强卫生宣传，注意个人卫生。对于接触甲型肝炎患者的易感儿童，立即注射丙种球蛋白或胎盘丙种球蛋白作为被动免疫可防止发病或减轻症状。另外还可以通过灭活疫苗、减毒活疫苗、基因工程疫苗进行特异性防治。

2. 治疗

甲型肝炎为自限性疾病，无需特殊治疗。可一般及支持治疗，另外临床上还常用中药治疗。

二、乙型肝炎病毒

（一）概况

乙型肝炎病毒（HBV）为嗜肝 DNA 病毒科，属于正嗜肝病毒属。

（二）致病机制

HBV 通过注射或破损的皮肤、黏膜进入机体后，迅速通过血流到达肝脏和其他器官。

HBV 在肝外组织中可潜伏下来并导致相应病理及免疫功能的改变。肝细胞感染病毒后的免疫病理损伤是有关肝疾病的主要原因，但也不排除病毒本身引起组织损伤的可能性。

1. 引起肝组织损伤的发生机制

（1）急性自限性 HBV 感染时，受感染的肝细胞膜上 HBsAg、HBcAg、HBeAg 和 HLA－Ⅰ类抗原存在双重表达，被 HBV 抗原致敏的 HLA－Ⅰ类抗原限制的细胞毒性 CD8$^+$细胞可通过双重识别作用致使肝细胞溶解。同时，辅助性 CD4$^+$细胞通过其表面的 HLA－Ⅰ类受体与 B 细胞上表达的 HBsAg、HB-cAg 及 HLA－Ⅱ类抗原相结合而被激活，并反过来促进 B 细胞释放抗-HBs 而达到清除 HBV 的效果。

（2）细胞毒性 T 淋巴细胞（CTL）的参与。①CTL 与 HBsAg 阳性的肝细胞结合可诱发肝细胞凋亡，导致发病；②CTL 吸引或激发炎症细胞以及它们释放细胞因子如 IFN-y 可引起肝损伤；③CTL 释放多种细胞因子可抑制病毒的复制和表达。

（3）HBsAg 在肝细胞内高度表达但分泌不足，可引起肝细胞损伤。这种情况在人患乙型肝炎时，肝细胞可呈"毛玻璃"状改变。

（4）HBcAg 在肝细胞上表达可直接引起细胞病变。

2. 引起肝外损伤的机制

虽然 HBV 引起肝细胞损伤的确切机制还不清楚，但是循环免疫复合物引起的肝外损伤却比较肯定。

3. HBV 所致各种疾病的发生机制

（1）急性自限性 HBV 感染，发病机制如上述。

（2）乙型肝炎慢性化的发生机制，尚未充分明了，但有证据表明，免疫耐受是关键因素之一，另外与遗传因素也有一定关系。

（3）慢性 HBsAg 携带者的发生机制，可能与年龄、遗传等因素有关。初次感染 HBV 的年龄越小，慢性携带率则越高，这可能由于免疫系统发育未成熟所致。而成人急性乙型肝炎恢复后长期携带 HBsAg 可能与遗传因素有关。

（4）HBV 与肝细胞肝癌（HCC）关系密切，X 基因反式激活等作用对致癌有着一定的关系。

（三）临床意义

1. 流行病学

（1）传染源：主要是乙型肝炎患者及病毒携带者。乙型肝炎的潜伏期长（6~16 周），无论是潜伏期、急性期或慢性活动初期病人的血清、唾液、精液、阴道分泌物、乳汁等都有传染性，尤其是无症状 HBsAg 携带者，不容易被发现，危害性更大。

（2）传播途径：HBV 的传播途径主要有三类。①血液、血制品等传播：输血、注射、外科或牙科手术，针刺等均可传播。医院内污染的器械（如牙科、妇产科器械）也可致医院内传播。②接触传播：与有 HBV 传染性患者共用牙刷、漱口杯及剃须刀等均可引起 HBV 感染。性行为，尤其男性同性恋也可传播 HBV。此外，通过唾液亦可能传播，但尿液、鼻液和肝液传播的可能性很小。③母婴垂直传播：包括母体子宫内感染、围生期感染和产后密切接触感染三种，其中围生期感染为主要，另外，哺乳也可引起婴儿感染。通过宫内感染的胎儿存在病毒血症及肝内病毒复制，但不产生抗体。围生期新生儿感染者，因免疫耐受，大部分可能成为无症状 HBsAg 携带者。HBsAg 携带者的母亲将病毒传播给胎儿的概率为 5%。

（3）易感性与免疫力：HBV 感染多发生于婴儿和青少年时期，另外也好发于血液透析患者、经常接触血液及血制品的医务人员等 HBV 感染的高危人群。随着年龄增长，通过隐性感染获得免疫的比例也随之升高。

2. 临床特征

HBV 感染的潜伏期较长，80%~90% 的患者呈隐性感染，少数呈显性感染，其中绝大多数患者在 6 个月内可清除病毒而自限，但仍有 5%~10% 的感染者成为慢性或持续性感染。感染 HBV 后可表现为亚临床感染，也可表现为急性肝炎、淤胆型肝炎、慢性肝炎、肝炎后肝硬化及重型肝炎，另外，部分 HBV 持续感染者还可衍变为原发性肝癌。

（四）实验室诊断

1. 标本采集

标本的采集、处理和贮存均应按照标准操作规程进行。免疫学检测的标本可用血清或血浆，严重溶血标本或肝素抗凝血偶尔会致假阳性，应注意避免。标本应于 24h 内分离出血清或血浆，5d 内检测者于 2~8℃ 保存，而 5d 后检测者应于 -20℃ 或 -70℃ 保存。用于核酸检测的标本应在标本采集后 6h 内处理，24h 内检测，否则应于 -70℃ 保存。血清标本适合用于 PCR，如果采用血浆，其抗凝剂应为枸橼酸盐或 EDTA，因为肝素可与 DNA 结合，从而干扰 Taq DNA 聚合酶作用而致 PCR 假阴性。

2. 检验方法

（1）免疫学方法

为临床最常用的 HBV 感染的病原学诊断方法。HBV 具有 3 个抗原抗体系统，HBsAg 与抗-HBs、HBeAg 与抗-HBe、HBcAg 与抗-HBc。其中抗-HBc 分为抗-HBc IgM、抗-HBcIgG，由于 HBcAg 在血液中难以测出，故免疫学检测不包括 HBcAg。临床应用最广泛的方法为 ELISA，常用夹心法、间接法或竞争法 ELISA。另外还有放免法及免疫发光法，其中发光法可以进一步提高检测灵敏度和特异性。HBV 抗原与抗体的免疫学标志和临床关系比较复杂，必须对几项指标综合分析，才可有助于临床诊断。

（2）核酸检测

血清中存在 HBV-DNA 是诊断 HBV 感染最直接的证据。HBV-DNA 检测作为 HBsAg 阴性 HBV 感染者的诊断手段，可用于筛查献血员，防止乙型肝炎病毒输血后感染，监测血制品的传染性、乙型肝炎疫苗的安全性，也有助于 HBV 基因变异的研究，HBV 致病机制的研究，HBV 感染者传染性大小的判断以及临床疗效的评价等。检测方法如下：定性的核酸杂交法、定量分支 DNA（bDNA）杂交法及 PCR 法（包括定性 PCR 法和荧光定量 PCR 法检测）。①核酸杂交法，可直接检测血清中的 HBV-DNA。②bDNA 技术，是将磷酸化的捕获探针以共价键的形式结合在固相载体上，然后加入样本 HBV-DNA 与悬挂有上百个支链的信号探针进行杂交，最后通过化学发光检测核酸的含量。③PCR 法，具有特异性强、敏感性高的特点，其最高敏感水平达到 10^{-6}pg，而 1 个 HBV 约 $3×10^{-6}$pg，所以只要标本中有 3 个分子的 HBV-DNA 就可检出。

（五）防治和治疗

1. 防治

（1）一般性预防：需对患者进行教育，严格筛选献血员，加强血制品管理及各种医疗器械和器具的消毒措施，以尽量切断传播途径。

（2）主动免疫：主要对易感人群进行人工主动免疫。

（3）紧急预防：被 HBsAg 阳性血液溅于眼结膜或口腔黏膜或者被 HBsAg 阳性血液污染的针头扎伤或者输入 HBsAg 阳性血液等意外受染者，若抽血查 HBsAg 阴性或抗-HBs 为阳性则不用特殊处理，反之则应立即（越早越好）肌内注射乙型肝炎免疫球蛋白。

2. 治疗

对急性重型肝炎的治疗，目前均采取综合治疗；而对慢性肝炎仍以抗病毒和免疫调节治疗为主。

（1）抗病毒治疗药物：目的是抑制病毒的复制，常用药物如下。①干扰素：根据其产生细胞不同而分为 α-IFN，β-IFN，γ-IFN。其中抗病毒活性较强的主要为 a-IFN，现临床多应用基因工程干扰素。②阿糖腺苷。③干扰素诱生剂：疗效不如 IFN。

（2）免疫调节剂：目的是提高机体的抗病毒免疫能力，常见药物如胸腺肽、免疫核糖核酸（IR-NA）、自体淋巴因子活化性杀伤细胞（LAK）、特异性转移因子、猪苓多糖、IL-2。

第四节　疱疹病毒检验

疱疹病毒科是一类中等大小、结构相似、有包膜的 DNA 病毒。现已发现 100 多种，广泛分布于哺乳类、鸟类、两栖类、鱼类等动物中。根据生物学特性又分为三个亚科：α 疱疹病毒（如单纯疱疹病毒、水痘-带状疱疹病毒）能迅速增殖，引起细胞病变，宿主范围广，可在感染神经节内建立潜伏感染；β 疱疹病毒（如人巨细胞病毒）宿主范围较窄，生长周期较长，可引起感染细胞形成巨细胞，能在涎腺、肾和单核吞噬细胞系统中建立潜伏感染；γ 疱疹病毒（如 EB 病毒）宿主范围最窄，感染的靶细胞主要是 B 细胞，病毒可在细胞内长期潜伏。

一、巨细胞病毒

巨细胞病毒（CMV）是巨细胞包涵体病（CID）的病原体。在自然界普遍存在，具有严格的种属特异性，包括人类和其他哺乳动物等巨细胞病毒。人巨细胞病毒（HCMV）是 1956 年 Smith 等首先用组织培养方法从患者的涎腺中分离出来。由于感染的细胞肿大并具有巨大的核内包涵体故而命名。本病毒的特点是宿主范围较窄，病毒复制周期长。当机体免疫功能低下时，如怀孕、多次输血或器官移植等情况下病毒被激活，发生显性感染，同时 CMV 也是器官移植、肿瘤、AIDS 死亡的重要原因，故备受重视。

（一）生物学性状

1. 病原体

巨细胞病毒属疱疹病毒群，具有典型的疱疹病毒样结构，是一种大 DNA 病毒，直径为 80~110nm，病毒壳体为 20 面对称体，含有 162 个壳粒。周围有单层或双层的类脂蛋白套膜。有 1 个血清型，可分 3 个以上亚型。CMV 只能在活细胞中生长，一般用人的纤维母细胞培养。在体外生长缓慢，复制周期为 36~48h。被巨细胞病毒感染的细胞在光学显微镜下检查可见到细胞核变大，有包涵体形成，核内包涵体周围与核膜间有一"轮晕"，因而称为"猫头鹰眼细胞"，这种细胞具有形态学诊断意义。

2. 传染源

传染源是患者和无症状的隐性感染者。他们可长期或间歇地自唾液、精液、尿液、乳液和子宫颈分泌物中排出病毒。如果与有巨细胞病毒感染的异性性交，而恰好此人此时处于排毒期，则可能被感染。如果孕妇在性生活时染上病毒，则可引起胎儿感染和围产期感染。据统计，由原发性巨细胞病毒感染的孕妇所造成的新生儿感染率可高达 23%，而围产期感染比宫内感染的百分率更高。输血也常发生巨细胞病毒感染，感染的发生率与输血的数量成正比，尤其是当血清阳性的供血者给血清阴性的受血者输血时，其感染的危险性最高。此外，长期接受免疫抑制剂治疗的肾移植患者中，90%可在尿中查到病毒，或抗体明显增高。艾滋病患者比正常人更易遭受病毒感染，或使原潜伏在体内的病毒复活。

（二）致病机制

CMV 感染可引起机体的免疫功能降低，特别是细胞免疫功能下降。CMV 感染对胸腺发育及脾细胞、单核吞噬细胞、NK 细胞及 CTL 细胞的功能有着显著的影响。HCMV 的传染源为患者及无症状的隐性感染者，基本传染方式是人与人的密切接触，通过口-口或手-口传播。此外，还可以通过生殖道、胎盘、输血、器官或骨髓移植等多种途径传播，引起先天性感染、围生期感染、接触感染、输血感染、免疫功能低下病人感染等。先天性 CMV 感染的发病机制是病毒通过胎盘经血流感染胎儿，造成宫内感染。HCMV 原发性感染后，病毒可持续存在或终生潜伏于机体某些组织或器官。潜伏感染期间，病毒仍可不断或间歇性从唾液、尿液排出。

（三）临床表现

因感染途径不同而异。先天性巨细胞病毒感染者有 20%在出生时无任何症状，但也有在出生后不久出现昏睡、呼吸困难和惊厥等，并于数天或数周内死亡。其他症状如意识运动障碍、智力迟钝、肝脾肿大、耳聋和中枢神经系统症状等。围生期感染的婴儿绝大多数没有症状，只有少数在出生后 3 个月发生间歇性发热、肺炎和单核细胞增多症。成人的巨细胞病毒单核细胞增多症比儿童多见，主要表现为发热和疲乏。在发热 1~2 周后，血液中淋巴细胞绝对值升高，且有异形性变化、脾大和淋巴结炎症等。因输血所致的巨细胞病毒单核细胞增多症，多发生于输血后 3~4 周，症状与一般的巨细胞单核细胞增多症相同，偶尔可发生间质性肺炎、肝炎、脑膜炎、心肌炎、溶血性贫血及血小板减少症等。肾移植患者在术后 2 个月内几乎都会发生巨细胞病毒感染，50% ~ 60% 的患者无症状，而 40% ~ 50% 的病人表现为自限性非特异性综合征。艾滋病患者几乎都有巨细胞毒感染，并有广泛的内脏损害。

（四）鉴定和鉴别要点

1. 细胞学检查

标本经离心后取沉渣涂片，吉姆萨染色镜检，观察巨大细胞及细胞核内的典型包涵体。

2. 病毒分离

取患者的尿液、唾液、阴道分泌物、血液等标本，接种人胚成纤维细胞，培养 4 ~ 6 周后观察细胞病变。CPE 出现的迟早与标本中病毒含量有关。

3. 检测病毒核酸

应用核酸杂交法或 PCR 法检测病毒 DNA，阳性检出率较高。

4. 血清学诊断

应用 ELISA 检测 HCMV 的特异性 IgM 抗体，可帮助诊断 HCMV 的近期感染。

（五）抗病毒药物的敏感性

临床上曾试用碘苷、阿糖腺苷、无环鸟苷等抗病毒制剂以及干扰素治疗 HCMV 感染，无明显效果。最近应用抑制病毒 DNA 多聚糖（GCV）与膦甲酸治疗严重 HCMV 感染者有效，但因膦甲酸有肾毒性、电解质失衡、抽搐、恶心等不良反应，病人不易耐受。

二、单纯疱疹病毒

单纯疱疹病毒（HSV）是疱疹病毒的典型代表，由于在感染急性期发生水疱性皮疹即所谓单纯疱疹而得名。主要特点是宿主范围广泛，复制周期短，致细胞病变作用强，在细胞培养中容易扩散，在神经节中常形成潜伏感染。人类单纯疱疹病毒分为两型，即单纯疱疹病毒Ⅰ型（HSV-1）和单纯疱疹病毒Ⅱ型（HSV-2）。Ⅰ型主要引起生殖器以外的皮肤、黏膜（口腔黏膜）和器官（脑）的感染。Ⅱ型主要引起生殖器部位皮肤黏膜感染。

（一）生物学性状

病原体 HSV 具有典型的疱疹病毒科病毒的形态特征，病原体直径为 120 ~ 150nm，呈球形。其核心为 2 个互相接连的长片断（L）和短片断（S）组成的双股线状 DNA。蛋白衣壳为 20 面体立体对称，核衣壳外有包膜。包膜上有脂质、糖类和蛋白质，易被脂溶剂所破坏。HSV 可在多种细胞中增殖，产生细胞病变效应，出现细胞肿胀，变圆和产生核内嗜酸性包涵体。

（二）致病机制

人是单纯疱疹病毒的自然宿主，感染较为普遍。传染源是患者及病毒携带者。传染途径为直接密切接触病毒经口腔、呼吸道、生殖器黏膜及破损皮肤，眼结膜侵入体内。孕妇有生殖道感染还可于分娩时传给胎儿。HSV 感染 80%~90% 为隐性感染，显性感染只占少数。感染 1~3 周后体内产生中和抗体及补体结合抗体，残存的病毒可能向周围神经沿神经轴转入三叉神经节（Ⅰ型疱疹病毒）或骶神经节（Ⅱ型疱疹病毒），而长期潜伏，进入静止状态。当某些诱发因素如受凉、日晒、吹风、创伤、感染、药物过敏、高热、月经、妊娠等破坏身体生理平衡时，神经细胞中出现病毒增殖所需的特异性转录酶，激活病毒而引起复发。

（三）临床表现

最常见的临床症状是黏膜或皮肤局部出现疱疹，HSV 感染偶尔可产生严重甚至致死的全身性感染。HSV 的感染可表现为原发性感染、潜伏感染及先天性感染。

（四）鉴定和鉴别要点

1. 病毒分离与鉴定

分离 HSV 较易成功。可采取水疱液、唾液、角膜拭子或刮取物、阴道拭子、脑脊液等接种于兔肾、人胚肾等易感细胞培养。一般 2~3d 即出现细胞病变效应，特点为细胞肿胀、变圆、形成融合细胞等，可初步判定。再用中和试验、DNA 酶切电泳分析及 HSV-Ⅰ和 HSV-Ⅱ单克隆抗体间接免疫荧光染色法进行分型鉴定。

2. 快速诊断

近年来开展的快速诊断方法较多，如电镜直接观察病毒颗粒，免疫荧光技术、免疫酶染色等观察细胞内病毒特异性抗原。也可用核酸杂交或 PCR 方法检测标本中有无病毒特异核酸。

3. 血清学诊断

临床上常用免疫酶联吸附试验（ELISA）和间接免疫荧光法（IFA）检测 HSV 特异性

抗体。HSV 特异性 IgM 抗体阳性提示近期感染，通过检测 HSV 特异性 IgG 抗体进行血清流行病学调查。

（五）抗病毒药物的敏感性

近年来应用无环鸟苷（ACV）及其衍生物脱氧鸟苷治疗 HSV 的感染，有一定效果，但不能防止复发。

三、水痘-带状疱疹病毒

水痘-带状疱疹病毒（VZV）在儿童初次感染时引起水痘。恢复后病毒可潜伏在体内，少数人在青春期或成年后引起带状疱疹，故称为水痘-带状疱疹病毒。

（一）生物学性状

病原体 VZV 的生物学性状与 HSV 相似，只有 1 个血清型。实验动物及鸡胚对本病毒均部分敏感。只在人或猴成纤维细胞中增殖，形成局部灶性 CPE，受感染细胞出现嗜酸性核内包涵体和形成多核细胞。病毒不易向细胞外释放，可用感染细胞进行病毒传代培养。

（二）致病机制

人是 VZV 的唯一自然宿主，皮肤是病毒的主要靶细胞。传染源主要是水痘患者急性期的水痘内容物及上呼吸道分泌物或带状疱疹患者水疱内容物。病毒借飞沫经呼吸道或接触传播。入侵病毒首先在局部淋巴结增殖，进入血流到达单核吞噬细胞系统并大量增殖，再次入血后形成第 2 次病毒血症，随血流散布到全身。约经两周潜伏期全身皮肤出现丘疹、水疱，并可发展为脓疱疹。

（三）临床表现

水痘一般病情较轻，偶发并发症，如病毒性脑炎或肺炎。但在细胞免疫缺陷、白血病或长期使用免疫抑制药的儿童可表现为重症，甚至危及生命。成人患水痘时，20%~30% 并发肺炎，一般病情较重，病死率亦高。孕妇患水痘的表现亦较严重，并可引起胎儿畸形、流产或死产。水痘潜伏期 12~21d，平均 14d。临床上可分为前驱期和出疹期，前驱期可无症状或仅有轻微症状，也可有低热或中等发热及头痛、全身不适、乏力、食欲缺乏、咽痛、咳嗽等，持续 1~2d 即迅速进入出疹期。带状疱疹多限于身体一侧，皮损很少超过躯干中线，5~8d 后水疱内容物浑浊或部分破溃、糜烂、渗液，最后干燥结痂。第 2 周痂皮脱落，遗留暂时性淡红色斑或色素沉着，一般不留瘢痕，病程 2~4 周。

（四）鉴定和鉴别要点

1. 微生物诊断

刮取病损皮肤基底部细胞涂片，检测嗜酸性核内包涵体。

2. 快速诊断

用单克隆抗体免疫荧光染色法检测 VZV 抗原或电镜直接检查水痘液中的病毒颗粒。

3. 病毒分离

用人胚成纤维细胞，出现 CPE 时用中和试验和免疫学手段进行鉴定。

（五）抗病毒药物的敏感性

目前研制的减毒活疫苗有一定的预防作用，可对免疫低下儿童进行接种，但尚未达到广泛应用的水平。应用含特异性病毒抗体的人免疫球蛋白给免疫抑制病人注射，对预防和减轻 VZV 感染有一定效果。无环鸟苷、阿昔洛韦及大剂量的干扰素，能限制水痘和带状疱疹的发展和缓解局部症状。

四、EB 病毒

EB 病毒最先从非洲儿童的恶性淋巴瘤体外培养的淋病瘤细胞系中，用电镜发现的一种新的疱疹病毒，并命名为 EB 病毒（EBV）。属于 γ 亚科疱疹病毒。EBV 与多种人类疾病相关，如传染性单核细胞增多症、Burkitt 淋巴瘤、鼻咽癌等。

（一）生物学性状

1. 病原体

EBV 是一种嗜淋巴细胞的 DNA 病毒，主要侵犯 B 细胞，电镜下呈球形，病毒颗粒直径为 150~180nm，核心为 DNA 缠绕的核心蛋白，其外层是 162 个壳粒排列形成 20 面体的核衣壳，成分为 168kD、47kD 和 28kD 的蛋白质。核衣壳外的无定形球状物质称壳皮，最外层是外膜，是典型的类脂双层膜，来源于宿主细胞的核膜。外膜含有多种糖蛋白，以gP350 为主。EB 病毒有 6 种抗原成分：病毒衣壳抗原（VCA）、膜抗原（MA）、早期抗原（EA）、补体结合抗原（即可溶性抗原）、EB 病毒核抗原（EBNA）、淋巴细胞检出的膜抗原（LYDMA）等，并能够刺激机体产生相应的抗体。

2. 传染源

人是 EBV 的储存宿主，病人和 EBV 携带者为传染源。EBV 感染后长期携带病毒者，可持续或间断排毒达数年之久。

（二）致病机制

EBV 在人群中广泛存在，感染非常普遍，主要通过唾液感染。输血也偶感染，但未发现有垂直感染。EBV 入口腔后可能先在咽部淋巴组织内增殖，导致渗出性咽扁桃体炎，局部淋巴管受累、淋巴结肿大，继而入血循环产生病毒血症，进一步累及淋巴系统的各组织和脏器。因 B 细胞表面有 EBV 受体，故 EBV 主要感染 B 细胞，导致 B 细胞表面抗原性改变，继而引起 T 细胞防御反应，形成细胞毒性效应而直接破坏感染 EBV 的 B 细胞。

（三）临床表现

潜伏期儿童 9~11d，成人通常为 4~7 周。起病急缓不一，约 40% 有前驱症状，为期不超过一周，表现为全身不适、头痛、头晕、畏寒、鼻塞、食欲缺乏、恶心、呕吐、轻度腹泻等。该病病程长短悬殊，伴随症状多样化，典型表现为发热、咽痛、淋巴结肿大。

（四）鉴定和鉴别要点

1. EBV 特异性抗体检测

多用免疫酶染色法或免疫荧光法，用于检测 VCA 或 EA 特异性抗体，可检测 IgM，lgG，IgA 抗体。对于 VCA-IgA 或 EA-lgA 抗体滴度 21：5~1：10 或滴度持续升高者，对鼻咽癌有辅助诊断意义，阳性符合率达 93%。放射治疗后，病情好转者血清抗-VCA-IgA 滴度下降，肿瘤复发时抗-VCA-IgA 滴度再次上升，支气管肺癌、甲状腺癌、慢性鼻咽部炎症，也可见阳性，但其阳性率较低。

2. 异嗜性抗体检测

主要用于辅助诊断传染性单核细胞增多症。该抗体滴度在 1：224 以上时有诊断意义。患者在发病早期，血清中出现一种能非特异性与绵羊红细胞发生凝集的异嗜性抗体。此抗体滴度在发病 3~4 周内达到高峰，恢复期下降，不久即消失。

3. EBV 核酸检测

用原位核酸杂交法或 PCR 方法检测标本中 EBV 的 DNA。

（五） 抗病毒药物的敏感性

国外试验研制的 EBV 疫苗，用于预防传染性单核细胞增多症，并考虑用于非洲儿童恶性淋巴瘤和鼻咽癌的免疫预防。国内构建的基因工程疫苗的免疫保护正在观察中，对 EBV 感染没有疗效肯定的药物，可采用对症治疗。

第五节　HIV 病毒检验

一、概况

人类免疫缺陷病毒（HIV），也称艾滋病病毒，属逆转录病毒科慢病毒属中的灵长类免疫缺陷病毒亚属。

逆转录病毒科的病毒因带有以 RNA 为模板合成 DNA 的逆转录酶（RT）而得名。已经发现人免疫缺陷病毒有 HIV-1 和 HIV-2，两型病毒的核苷酸序列相差超过 40%。其中，HIV-1 分为 M、O、N 亚型组。M 亚型组包括 A、A2、B、C、D、E、F1、F2、G、H、J、K 亚型。O 亚型和 N 亚型很少见。HIV-1 是引起全球艾滋病流行的病原体，HIV-2 主要局限于西部非洲，且毒力较弱，引起的艾滋病特点是症状轻，病程长。

二、临床意义

（一） 流行病学

艾滋病传播迅速，病死率极高，对人类健康构成严重威胁，为全世界关注的热点问题。目前全球 HIV/AIDS 最多的地区为撒哈拉以南非洲，我国艾滋病的流行经过散发期、局部流行期已转入广泛流行期。

1. 传染源

包括艾滋病患者与无症状的 HIV 感染者。

2. HIV 的传播途径

主要有三个

（1） 性接触传播：是最为常见的传播途径，包括阴道、肛门和口腔性交。

（2）血液传播：包括输入被 HIV 污染的血液或血制品，使用被 HIV 污染的注射工具、手术器械等以及移植被 HIV 污染的组织器官等。

（3）母婴传播：包括经胎盘、产道或哺乳等方式传播。

3. 人群易感性

人类对 HIV 普遍易感。流行病学研究发现，不同种族人群对不同亚型 HIV 的易感性可能有所不同。由于其感染与人们的行为密切相关，具有高危行为的人群感染的机会较大，例如，静脉吸毒成瘾者，男性同性恋者，暗娼以及与 HIV 携带者经常有性接触或血液接触机会的人都属高危人群。

（二）临床特征

HIV 进入人体后，破坏 T 淋巴细胞，主要是辅助性 T 淋巴细胞，使患者体内免疫系统受到严重损害，容易发生条件致病性感染，并且还可以发生少见的恶性肿瘤而导致死亡。美国疾病控制中心（CDC）将从 HIV 感染发展为典型的艾滋病分为以下四期。

1. 急性期

50%~70%或以上的患者在感染后 2 周至 2 个月出现。主要表现为传染性单核细胞增多症样表现：发热、皮疹、关节痛、头痛、咽痛、乏力、淋巴结肿大、黏膜溃疡等自限性症状。数周后转入无症状期。

2. 无症状期

在此期间感染者处于临床潜伏期，不表现出临床症状，可以有持续性淋巴结肿大，此期可长达 6 个月至 10 年。淋巴结中病毒浓度很高而血中病毒载量不高，动态平衡。无症状感染者是传播 HIV 的最大危险因素。5%~15%的无症状期患者在 2~3 年发展为艾滋病称快速进展者。5%的无症状期患者可以维持正常免疫一般 6~10 年，维持 12 年以上称长期存活者。

3. 艾滋病相关综合征（AARC）

持续性淋巴结肿大期，主要表现为除腹股沟淋巴结以外，全身其他部位两处或两处以上淋巴结肿大。其特点是淋巴结肿大直径在 1cm 以上，质地柔韧，无粘连能自由活动，无压痛，一般持续肿大 3 个月以上，除外其他病因。

4. 临床期（艾滋病期）

约 50%的感染者在感染后 7~8 年发展为艾滋病。此期出现呼吸、消化、中枢神经系统等多器官多系统的损坏，合并各种寄生虫、条件致病菌及其他病毒感染或并发肿瘤。死亡多发生于临床症状出现后的 2 年之内，5 年死亡率约 90%。

三、实验室检查

（一）分离培养与鉴定

取新鲜分离的正常人淋巴细胞或脐血淋巴细胞，用 PHA 刺激并培养 3~4d，然后接种病人的血液单个核细胞、骨髓细胞、血浆或脑脊液等标本进行培养。培养过程中需要定期换液和补加经 PHA 处理的新鲜正常人淋巴细胞。培养 2~4 周后，若有病毒生长，则会出现不同程度的细胞病变，最明显的是出现融合的多核细胞。出现细胞病变后，可用间接免疫荧光法检测培养细胞中的病毒抗原，或用生化方法检测培养液中的反转录酶活性，以确定 HIV 的存活。

（二）血清学检测

1. HIV 抗体检测

（1）HIV 抗体的初筛检测

HIV 抗体初筛检测的方法很多，如酶联免疫吸附试验（ELISA）、明胶颗粒凝集试验（PA）、乳胶凝集试验（LA）、各种快速检测试验、放射免疫试验、免疫荧光试验（IFA）等。目前使用最多的方法是 ELISA 法，其中间接法和双抗原夹心法最为常用。快速试剂常见的有人类免疫缺陷病毒（HIV）l+2 型抗体诊断试剂（胶体硒法）和 In-stantCHEKTM—H1V1+2 金标快速诊断试剂。

（2）HIV 确证试验

①HIV-1 抗体免疫印迹试验（WB）。WB 的检测结果常常被作为鉴别其他检验方法优劣的"金标准"。WB 的敏感性一般不低于初筛实验，但它的特异性很高。②放射免疫沉淀试验。

2. HIV 抗原检测

HIV 病毒抗原中最重要的成分是 P_{24} 抗原，几乎所有的抗原检测都是针对 P_{24} 设计的。检测方法多为 ELISA 法，其中间接法较为常用，但其检出率远比 HIV 抗体为低。

（三）核酸检查

针对 HIV 核酸的检测包括对 HIV 病毒核酸 RNA 的检测和对 HIV 感染细胞核酸上整合

的 HIV 核酸反转录片断（cDNA）的检测。

1. 原位杂交

HIV 感染者的体内组织和细胞中含有 HIV 的 RNA 或整合人细胞基因组中的原病毒，用放射性核素标记克隆的 HIVcDNA 片，与患者血细胞或组织切片进行核酸杂交，经放射性自显影，即可显示出病毒感染细胞的原始部位。

2. 多聚酶链反应（PCR）

（1）PCR-DNA

用于扩增前病毒 DNA，另外还可用于扩增病毒 DNA 的指定区段，进行序列分析，以研究序列变异和抗反转录病毒药物的耐药性。取外周血大单核细胞，溶解后用 gag 和 LTR 区段的引物进行扩增，然后用核酸探针杂交证实。在恰当的对照和避免污染情况下，可在 10000 个细胞中检测到 1 个拷贝的 HIV 前病毒 DNA。

（2）PCR-RNA

用反转录 PCR（RT-PCR）法可检出血浆中 HIV 基因组的存在。当病例显示阳性或未决定的 ELISA 结果且免疫印迹法又显示出未决定的结果时，或病人由于低丙种球蛋白血症而导致血清检查结果不可靠时，PCR-RNA 对 HIV 诊断有着重要意义。

3. 病毒载量

是测定感染者体内游离病毒的 RNA 含量，使得 HIV 检测实现了从定性到定量的转变。通常使用血浆、体液及组织作为检测样品。目前使用的方法主要有 3 种，即反转录多聚酶连式反应（RT-PCR）、分支 DNA（bDNA）检测法及转录式的核酸序列扩增（NASBA）技术。

（四）T 淋巴细胞亚群（CD_4^+、CD_8^+T）测定

HIV 感染人体后，细胞免疫功能受损，出现 CD_4^+T 淋巴细胞进行性减少，CD4+/CD8+T 细胞比值倒置现象。目前检测 CD_4^+ 和 CD_8^+T 淋巴细胞常用的方法有 DY-NAL 磁珠法和流式细胞术。CD_4^+T 淋巴细胞计数的测定对于 HIV/AIDS 的分类、诊断和进展都是非常重要的。

四、防治与治疗

（一）预防与控制

艾滋病不能完全治愈但是可以预防，其控制的最有效的措施即开展宣传教育，普及艾

滋病性病防治知识和无偿献血知识。

1. 控制传染源

病人及无症状携带者应注意隔离，此外 HIV 感染者的血，分泌物以及排泄物都应进行消毒。

2. 切断传播途径

加强宣传教育，保证血液及其制品安全。

（二）治疗

1. 抗病毒治疗

又称高效抗反转录病毒治疗（HAART）。联合使用几种抗反转录病毒药物的疗法效果较好，也称"鸡尾酒疗法"，对于提高生活质量及降低发病率、病死率方面有明显作用。抗反转录病毒药物包括三大类化学治疗药物，即核苷类反转录酶抑制剂、非核苷类反转录酶抑制剂、蛋白酶抑制剂。但目前的治疗方法即使在急性期就开始使用，也不能根除HIV。

2. 机会性感染和肿瘤的治疗

一般情况下，大多数机会性感染是可以治愈的，包括对症治疗和肿瘤的化疗。

3. 免疫治疗

增强感染者免疫功能，减缓疾病进展。常用药物有 IL-2、α-干扰素、丙种球蛋白等，此外，还有中药如丹参、香菇多糖、黄芪及甘草甜素等也有免疫调节作用。

第六节　人乳头瘤病毒检验

人乳头瘤病毒（HPV）归类于乳多空病毒科的乳头瘤病毒属，是一组嗜上皮组织的小双链 DNA 病毒。HPV 感染具有严格的种属特异性，仅感染人的皮肤和黏膜上皮，引起上皮的增生性改变，可引起皮肤、黏膜的寻常疣、扁平疣和尖锐湿疣（生殖器疣/性病疣），并与宫颈癌的发生有密切关系。

一、致病机制

HPV 主要通过直接或间接接触污染物品或感染者病变部位进行传播。HPV 通过表皮的微小损伤进入组织，感染皮肤、黏膜的基底层细胞。病毒侵入人体后，停留于感染部位的皮肤和黏膜中，不产生病毒血症。是否存在 HPV 特异性受体仍未确定，到目前为止，仍不清楚介导 HPV 入侵的细胞蛋白是否与细胞类型特异性有关，或其他因子与转录调节序列发挥主要的调节作用。因而，对 HPV 感染上皮细胞的机制还有待进一步研究。HPV 增殖性生活周期与感染细胞的分化相耦联，HPV 可能首先感染上皮于细胞或位于复层上皮的近下层的过渡性增殖细胞。体外试验表明，HPV 基因组首先以细胞核染色体外附加体形式增加拷贝数，随着受感染细胞的分裂，病毒 DNA 分布于 2 个子细胞中，其中一个子细胞退出细胞周期，离开基底层启动分化程序。另一子细胞则在基底层继续分裂，作为病毒 DNA 的来源。随着感染细胞分化并向表层推移，晚期基因的转录和翻译在接近表层上皮细胞启动，在角化层细胞装配成病毒颗粒。嗜皮肤型 HPV 感染的细胞从上皮表层脱落，直接播散进入下一感染过程或在感染另一新的上皮表面之前持续存在于环境中。而生殖道 HPV 则在性交过程中直接播散。大多数研究发现生殖道 HPV 感染是一过性的，罕见同 HPV 型别的持续感染，持续性 HPV 感染通常与高危型 HPV 及病毒负荷有关。

　　HPV 除了引起皮肤黏膜的良性增生性病变以外，最引人注目的是嗜黏膜性高危型 HPV 与下生殖道的恶性肿瘤有关，最常见的是子宫颈癌。HPV 的分子流行病学研究证实，高危型 HPV 感染是子宫颈癌发生的重要启动因子，在子宫颈癌标本中 HPV DNA 检出率高达 80% 以上，其中 HPV16 约占 60%，其他高危型（如 HPV18，31，45，58 等）占其余的 25%~30%。虽然高危 HPV 感染在宫颈癌病因学中起主要作用，但仅有一小部分感染高危 HPV 的宫颈上皮内病变会进展为浸润性宫颈癌，一个重要因素是自然产生的 HPV 型内序列变异。HPV 基因组中的 E2、E4、E5、E6、E7 蛋白决定 HPV 的病毒特性，如病毒 DNA 的复制转录与细胞骨架的相互作用，永生化和转化。这些蛋白序列的一个或多个变异可能导致病毒生物学功能的改变，影响感染的临床结果。HPV 感染后自然消退的趋势与宫颈内皮肉瘤（CIN）分级呈负相关。流行病学研究证实，参与从 CIN1 到 CIN3 和 ICC 进展的危险因素有：①病毒因素，如 HPV 持续存在，E6、E7 病毒基因持续表达于分裂周期的细胞，病毒 DNA 整合到宿主细胞染色体，失活的 E2 基因（由于病毒的整合或突变）；②宿主因素，包括 HLA 基因型和 P53 多肽性以及 HPV 蛋白其他细胞内靶点的多肽性。

　　除子宫颈癌外，高危型 HPV 感染还与其他人体器官的恶性肿瘤发生有关，如喉癌、膀胱癌、口腔癌、食管癌等。

二、微生物学检查

（一）染色镜检

HPV 感染后在细胞核内增殖，细胞核着色深，核周围有一不着色的空晕，此种病变细胞称为空泡细胞。将疣状物作组织切片或生殖道局部黏液涂片，用帕尼科拉染剂染色后，光镜下观察到特征性空泡细胞或角化不良细胞和角化过度细胞，可初步进行 HPV 感染的诊断。

（二）检测 HPV DNA

根据不同标本采用点杂交或原位杂交检测 HPV DNA。亦可选择适当的特异序列，合成引物做 PCR 后进行杂交。FDA 已把 HPV DNA 检测作为不典型鳞状上皮细胞增生的必检项目。目前常用的检测 HPV DNA 的方法如下。

（1）Southern blot 杂交

被认为是 HPV DNA 检测的"金标准"，敏感性高，理论上可以发现每细胞一个拷贝的病毒基因，但费时且需要新鲜标本使其临床应用受到限制。

（2）打点杂交

是 Southern 杂交法的简化，有易开展、价廉、高敏感性等优点。

（3）杂交捕获 DNA 检测

该方法使用同位素标记的 RNA 探针，可报告 HPV 是否存在，HPV 的型别及定量测定 HPV 的病毒负载。

（4）原位杂交

可用非同位素标记的 HPV 探针检测石蜡包埋的组织，但敏感性较低。

（5）多聚酶链反应

最方便成熟的 HPV DNA 检测方法是用 L1 共有引物进行 PCR，敏感性高，且检测谱宽，可自动化，也可分型。其缺陷是假阳性率高。

（三）血清学试验

应用重组技术表达抗原检测患者血清中 IgG 抗体。或抗原免疫动物制备免疫血清或单克隆抗体检测组织或局部黏液中 HPV 抗原。有关 HPV 免疫反应研究较少。在感染病灶出现 1~2 个月内，血清内出现抗体，阳性率为 50%~90%，病灶消退后，抗体尚维持续数月到数年，但无保护作用。

无论应用何种检测方法，HPV 表达的概率受许多因素的影响，如年龄，月经周期，外源性激素的应用及宿主的免疫功能等。通常年轻妇女使用口服避孕药者，怀孕，免疫抑制的病人检出率较高。

三、病毒感染的预防和治疗

目前尚无特异预防方法，根据 HPV 传染方式切断传播途径，是有效的预防措施。小的皮肤疣有自行消退的可能，一般无需处理。尖锐湿疣病损范围大，可施行手术，但常规外科切除有较高复发率。一些物理疗法如电烙术、激光治疗、液氮冷冻疗法，有较好的治疗效果。用干扰素治疗生殖器 HPV 感染，结合上述一些辅助疗法，认为有广阔前景。

第十二章 感染性疾病分子检验

第一节 梅毒螺旋体感染性疾病分子诊断

梅毒螺旋体就是苍白螺旋体（TP）的苍白亚种，可以引起一种慢性感染性疾病，称作梅毒（syphilis）。该病主要通过性接触、输血、胎盘等途径感染，在胎儿内脏及组织中亦可大量繁殖，引起成人皮肤黏膜、内脏、心血管及中枢神经系统损害以及胎儿流产或死亡。近年来随着在国内外发病率的逐年增加，梅毒已成为世界范围内严重的公共卫生问题。

一、基因组结构

TP 基因是由 1 138 006 个碱基对组成的环状 DNA，为较小的原核基因组之一，G+C 含量为 52.8%，共有 1 095 个基因，编码蛋白质的基因有 1 036 个，占整个基因组的 92%。有 1041 个 ORF，55% 的 ORF 有生物学功能。现已发现梅毒螺旋体膜抗原有 22 种，内鞭毛蛋白 38 种，其中外膜蛋白的 47kDa 蛋白和内鞭毛的 37kDa 蛋白等具有高度免疫原性。梅毒螺旋体有 TpN15、TpN17、TpN44.5 和 TpN47 等多种外膜蛋白，是梅毒螺旋体侵入机体诱导产生特异性抗体的抗原。TpN47 为主要外膜蛋白，成分含量丰富并具有高免疫原性。根据梅毒螺旋体特异性基因片段中的 ORF 序列设计引物，可进行 PCR 检测。TP 作为一种真正的侵袭人类的寄生物，其生物合成能力有限，不具备参与核苷酸从头合成、脂肪酸、三羧酸循环和氧化磷酸化的蛋白质编码基因。TP 具有一套从环境中获取营养的转运蛋白，分别运输氨基酸、碳水化合物及阳离子，编码与鞭毛结构和功能相关蛋白质的基因有 36 个，具有高度保守性。

二、分子诊断方法

随着基因工程技术的迅速发展和 TP 全基因序列的解析，TP 的分子诊断方法主要包括其特异性核酸（DNA、RNA）的检测、基因分型和耐药基因分析。

（一）PCR 技术

目前，多种 PCR 方法被用于 TP 的检测，能直接检测基因组 DNA 上的靶基因。目前检测 TP 的主要靶基因有 Tp47、polA、16SrRNA、tpf-1、BMP、tnpA、tnpB 等，以 TP47、po-1A 的特异性最高。从采集的标本扩增选择的螺旋体靶基因 DNA 序列，从而使经选择的螺旋体 DNA 拷贝数量增加，能够便于用特异性探针来进行检测，以提高检出率。常用的 PCR 方法有常规 PCR、逆转录 PCR、巢式 PCR、多重 PCR（可同时检测多种溃疡样本的病原体）、实时荧光定量 PCR、免疫 PCR 等。

1. 常规 PCR

常规 PCR 需要知道待扩增目的片段的序列，根据这一序列设计一对相应的引物，TP polA 基因具有较高的特异性和敏感性。以文献报道方法为例，介绍常规 PCR 法检测 TP polA 基因的过程。

（1）TpDNA 的提取

将粘有下疳分泌物的棉拭子置于 1ml 磷酸缓冲液（pH=7.4）中，充分搅拌混匀、洗脱，弃去棉拭子；4 000r/min 离心 10min，弃去上清液，保留 10μl 沉淀物；再加入 600μl 5mol/L 的硫氰酸胍溶液（其中含 0.04 mg/ml 的糖原），混匀置 65℃孵育 30min；加入 700μl 异丙醇置-20℃30min，12 000r/min 离心 5min，取沉淀加入 500μl70% 乙醇洗涤 2 次，收集全部 Tp DNA，用 50μl 10mmol/L 的 Tris-HCl（pH=8.0）溶解，备用。

（2）Tp polA 基因的扩增

参照已公布的 Tp polA 基因序列（GenBank TPU57757），设计一对引物，其中上游引物：5'-GGTAGAAGGGAGGGCTAGTA-3'；

下游引物：5'-7CTAA-GATCTCTATTTTCTATAGGTATGG-3'；

荧光探针：5'-7-（FAM）-ACACAGCACTCGTCTTCAACTCC-（MGB）-3'。

扩增条件：首先 93℃预变性 5min；然后进入变性 93℃，30s；退火 55℃，30s；延伸 72℃，30s；共 45 个循环。

（3）结果判定：Ct>40 为阴性，Ct<36 为阳性；Ct 值 36-40，重复试验。

2. RT-PCR

因梅毒螺旋体种间基因序列的密切相关性，RT-PCR 需要 Southem 印迹杂交试验来保证其特异性，操作比较繁琐，不利于在临床中推广应用。

3. 巢式 PCR

因使用 2 对引物并且进行了 2 轮扩增反应，因此，试验的敏感性和特异性均强。其过程为：

（1）提取梅毒 DNA。

（2）PCR 扩增：设计优化引物，确定外引物及内引物，进行第 1 轮及第 2 轮扩增。

（3）凝胶成像分析结果。

4. 多重 PCR

由于梅毒螺旋体具有不同的特异性抗原基因，只针对一种抗原基因的单-PCR，有时会漏检。多重 PCR 应用于检测梅毒螺旋体可以提高灵敏度。多重 PCR 其反应原理、反应试剂和操作过程与一般 PCR 相同，不同之处是在同一个反应管中用多对引物同时扩增几条 DNA 片段，全方位高效率地检测梅毒螺旋体。

5. 实时荧光定量 PCR

该技术将 PCR、分子杂交和光化学融为一体，具备基因扩增的敏感性、分子杂交的特异性和光化学的准确性，使 PCR 扩增和产物分析的全过程均在单管封闭条件下进行，通过微机控制，实现了对 PCR 扩增产物进行实时动态检测和自动化分析结果，可以用于 TP 的定性定量检测。

6. 免疫 PCR

免疫 PCR 方法是将抗原抗体反应的特异性和 PCR 扩增的高敏感性相结合而建立的一种高灵敏度的，用于检测微量抗原或抗体的方法。该方法应用一段已知 DNA 片段（如 TpN47 抗原），通过对标记物的 PCR 检测对目标抗原（抗体）进行定量和定性分析。

（二）免疫印迹试验

主要应用血清 IgM 抗体蛋白免疫印迹试验（serum IgM western blot，IgM-WB）检测。免疫蛋白印迹试验结合分子生物学和免疫学特点，敏感性高，特异性强，多使用蛋白印迹试验检测梅毒螺旋体感染胎儿/新生儿产生的特异性的 IgM 和 IgA 抗体。

（三）梅毒螺旋体的基因分型

通过研究发现梅毒螺旋体存在 arp 和 tpr 基因菌株间的差异，创立了梅毒螺旋体的基因分型方法。这种方法包括应用 PCR 技术扩增 arp 基因和 tpr 基因。arp 基因编码酸性蛋白，不同的梅毒螺旋体菌株包含多个不等的约 60 bp 的重复序列，以 arp 基因重复序列个数表示该梅毒螺旋体菌株的 arp 基因亚型；tpr 基因包括 A–L 共 12 个亚基因，tpr 基因应用 PCR 技术扩增后，通过限制性内切酶 Msel 酶切，存在限制性片段长度多态性，根据不同菌株出现长度不等的酶切片段确定 tpr-基因亚型。在不同的梅毒螺旋体菌株内 arp 基因和 tpr 基因有不同的组合，将 arp 和 tpr2 种基因型组合为该菌株的基因亚型。

（四）耐药基因分析

因临床使用有一定的局限性，青霉素原先作为治疗梅毒的首选药物，逐渐用阿奇霉素替代治疗。近年来针对阿奇霉素的耐药菌株，采用 PCR 扩增该菌株的 23S rRNA 基因，经测序发现 A2058 位点的碱基发生突变，根据酶切图谱的变化可进行耐药基因分型。该技术即为 PCR-RFLP。不同等位基因的限制性酶切位点分布不同，产生不同长度的 DNA 片段条带。此项技术简便，分型时间短。

三、临床意义

梅毒的实验室诊断方法主要包括梅毒血清学试验、暗视野镜检梅毒螺旋体和分子诊断技术，前两种方法都有其自身的缺陷：血清学试验对早期梅毒诊断不够敏感；而镜检法虽简便，但主要适合于早期的皮肤黏膜损害，重复性差，影响了梅毒诊断的可靠性。应用 PCR 技术检测梅毒螺旋体不仅可以选择各种临床样本进行检测，而且具有很高的特异性和敏感性，尤其是实时荧光定量 PCR 除了快速、操作简便，不需对 PCR 产物进行后处理，防止扩增产物污染等优点外，还具有定量范围宽、定量准确等优点。PCR 技术亦可对梅毒螺旋体进行基因分型，这对了解梅毒螺旋体分子亚型的地区分布和流行情况、确定梅毒新病例的起源、控制梅毒的传播及区分梅毒的复发、再感染有重要意义，对指导临床治疗也有不可替代的意义。因此梅毒螺旋体的 PCR 检测技术及基因分型方法在梅毒诊断方面有着广阔的应用前景。

第二节 衣原体感染性疾病分子诊断

衣原体广泛寄生于人类、鸟类和哺乳动物，能引起人类疾病的主要有沙眼衣原体（CT）、肺炎衣原体（CPN）及鹦鹉热衣原体（CPS）。

一、衣原体的基因组结构

衣原体基因组大小为 1.04~1.23Mb，其中沙眼衣原体血清型 D 基因组 1.04Mb，G+

C 占 41. 3%，另有 1 个 7 493bp 的质粒。整个基因组有 894 个编码蛋白的基因，其中 604 个（68%）编码蛋白的功能已明确，35 个（4070）编码基因与 GenBank 中收录的其他细菌间有同源序列，但功能不清，剩下的 255 个（28%）在 GenBank 中没有检索到同源序列。存在特别强的 DNA 修复和重组系统，未发现前噬菌体基因。下面介绍衣原体主要的基因。

（一）外膜蛋白基因

衣原体的主要外膜蛋白（MOMP），也称为外膜蛋白 A（OMPA），在外膜中约占 60%。MOMP 相对分子质量为 38~42kDa，在原体（EB）和网状体（RB）中都存在，是制备衣原体疫苗的最佳抗原，因其含有血清特异性中和抗体决定簇，在引起保护性免疫中起关键作用。该蛋白具有多重功能，既在感染过程中发挥作用，又在 EB 外膜内通过二硫键交叉连接维持外膜的刚性，同时与衣原体的生长代谢调节、抗原性和毒力密切相关。MOIVIP 决定衣原体的型别和群的特异性，是血清学分型的基础。

omp 基因在衣原体基因组上是单拷贝，omp/基因编码 M0MP，它的变异决定了 MOMP 的抗原表位，是衣原体基因分型的重要依据。

（二）多形态膜蛋白基因

多形态膜蛋白（PMPs）基因编码一组重要的表面蛋白。PMPs 位于衣原体细胞表面，具有支撑、分子运输、发信号或某些别的细胞壁相关功能。已发现 CPS 至少有 6 个基因编码 PMP90 和 PMP98 蛋白家族，CPN 有 21 个基因编码 PMP1-PMP21，CT 有 9 个基因编码 PMPA~PMPH。

（三）Ⅲ型蛋白分泌物基因

衣原体Ⅲ型分泌机制不同于其他细菌。衣原体Ⅲ型蛋白分泌物基因在基因组中非紧密成串排列，编码蛋白形成了Ⅲ型分泌系统的基本结构，其功能对该系统是唯一的，或一种蛋白在Ⅲ型分泌系统中担当了多种功能。衣原体侵入真核细胞内之后其接触依赖性分泌系统才具有活性，这与其他细胞内细菌相比具有独特性。

（四）包涵体蛋白基因

人们在研究鹦鹉热衣原体感染动物和福尔马林灭活 EB 免疫动物所产生的血清学应答时发现了 Inc 蛋白，鉴定了 IncA 基因、IncB 基因和 IncC 基因。在沙眼衣原体的研究中也发现了编码 4 个新的沙眼衣原体 Inc 蛋白（IncD~InCG）的基因。对肺炎衣原体 CWL-029 的基因组测序已完成，也获得了多个候选 Inc。

（五）生态特异性基因

生态特异性功能是衣原体在特殊部位或宿主体内为了生存和产生毒力所必须的某种独特基因或基因组合产生的，具有这种功能的基因就是生态特异性基因。DuuaB 和 ADD 基因与色氨酸操纵子及 tox 基因一起代表着衣原体科成员间的关键区别。

（六）毒素基因

毒素基因的产物是重要的衣原体蛋白，对宿主细胞骨架有破坏作用。沙眼衣原体各血清型间的一个重要差别就是肌动蛋白断裂毒素是否存在，有可能说明各血清型间在早期包涵体内通过介导对不同点所产生的感染及对系统散布影响的程度。

（七）侵染素/内膜素基因

豚鼠嗜性衣原体 CCA00886 株的 3874nt 编码一个含 1291 个氨基酸残基的产物，被鉴定为革兰阴性菌外膜蛋白毒力相关侵染素/内膜素家族的成员。

（八）肽聚糖合成基因

衣原体肽聚糖合成基因编码蛋白形成完整的肽聚糖合成途径，但将已知的肽聚糖合成基因与衣原体产生的蛋白基因比较，证明衣原体在 3 个主要成分方面缺乏同源性。

二、沙眼衣原体的分子诊断

CT 是引起致盲性沙眼的主要感染因素，也是人类生殖道感染的重要病原菌之一。在我国生殖道衣原体感染居性传播疾病的第 3 位，发病率有逐年增高的趋势。CT 可通过性传播引发男性尿道炎、附睾炎，女性的宫颈炎、子宫内膜炎、盆腔炎等，可致输卵管性不孕、异位妊娠和自然流产、早产等严重后果，还可通过母婴垂直传播引起婴儿的包涵体性结膜炎和衣原体肺炎，同时，CT 所致的泌尿道感染是 HIV-1 型感染和传播的重要危险因素，也是人乳头瘤病毒（HPV）致宫颈癌的协同因子，对人类的健康造成极大的危害。

（一）基因组特征

CT MOMP 一级结构氨基酸序列由 5 个保守区和 4 个可变区（VDI~Ⅳ）交替组成，长

370~380 个残基，N 端均有相同的 22 个氨基酸的先导肽，保守区中均有 8 个位点固定的半胱氨酸残基。MOMP 跨膜 7 次，N 端和 C 端面向周浆间隙，4 个 VD 环位于表面。VD Ⅰ区缝补在 MOMP 多肽链的 64~83 位氨基酸残基，VD Ⅱ区、VD Ⅲ区和 VD Ⅳ区则分别位于 MOMP 多肽链氨基酸的 139~160 位、224~237 位和 288~317 位残基。MOMP 的可变区暴露在表面，易与抗体结合；保守区埋在细胞膜中，不易被抗体识别。MOMP 的半胱氨酸残基多位于保守区，可形成具有铰链结构的二硫键。决定衣原体血清型、亚种和种特异性的抗原决定簇都定位于 VD 中。不同型别相应的 VD 内氨基酸序列有一定差异，型特异性表位抗原位于 VD Ⅰ~VD Ⅲ，VD Ⅳ则带有种、组内和亚型特异性表位决定簇。MOMP 的二级结构与其他穿孔蛋白一致，性质类似于穿孔蛋白，但氨基酸顺序未见有显著同源性。

CT MOIVIP 由单拷贝基因 omp/编码，omp/基因的 P2 启动子由 -35 区（TATACA）和一不常见的富含 GC 的 -10 区（TATCGC）组成。-35 区和 -10 区间隔缩短或核苷酸替换均导致转录活性降低。CT RNA 多聚酶可识别 P2 启动子，其 ct66 亚单位对 P2 启动子有特殊的识别能力。内源性 ompI 高水平表达 MOMP，但其启动子有一相对较低的活性。并且，不同血清型 ompI 基因特性有所不同。

MOMP 基因存在特别强的 DNA 修复和重组系统，可通过点突变和重组活动发生相对频繁的等位基因多态性。CT 多态性实际上为 CT 免疫逃避的一种手段。MOMP 抗原的易变引起 CT 血清型的变异和遗传差异，这归于 ompI 基因的变异。

（二）分子诊断方法

随着分子生物学的发展，沙眼衣原体的分子诊断技术日趋成熟，目前主要有基因探针法、PCR 技术和 LCR 技术。

1. 基因探针法

采用 DNA 探针直接检测 CT tRNA，或采用增强化学发光探针试验（PACE）可提高检测的灵敏度，但不及 PCR 法敏感。

2. PCR 技术

PCR 技术通过特异引物和 Taq DNA 聚合酶，在一定条件下将标本 CT 靶片段扩增，具有高度的敏感性和特异性。目前用作 PCR 检测的靶基因有质粒 DNA、16S rRNA 基因、主要外膜蛋白基因、富含半胱氨酸蛋白基因等。rRNA 基因序列：5'-GAAGGCG-GATAAT-ACCCGCTG-3'，5'-GATGGGGTTGAGCCATCC-3'。MOMP 基因序列：5'-GATAGCGAGCA-CAAAGACTAA-3'，5'-CCATA GTAACCCATACGCATGCTG-3'。不同的靶基因 PCR 检测的灵敏度不同，对 16S rRNA 基因进行 PCR 扩增优于 MOMP 基因的 PCR 扩增。可采用 PCR 电泳法、荧光定量 PCR、PCR 微孔杂交法、二次 PCR、巢式 PCR 和竞争性 PCR 等。

3. LCR 技术

通常以患者晨尿或长时间不排尿的首次排尿为标本，避免宫颈或尿道拭子标本采集时给患者带来的痛苦，减少了医源性污染，特别适用于对无症状人群的检测和大规模流行病筛查。此法比 PCR 法特异性高，但灵敏度不及 PCR 法。

（三）临床意义

沙眼衣原体感染缺乏特异症状，易形成隐匿感染，分子诊断技术敏感性和特异性高，适用于早期诊断和无症状携带者的检查。分子诊断技术目前也大量应用在 CT 感染的流行病学调查、基因分型研究和耐药基因检测方面。随着沙眼衣原体全基因组序列的测序成功，研究人员建立了一套更精确的研究全基因组系统，分析并重建了沙眼衣原体的进化史，未来在衣原体的流行病传播检测、病原体的种类构成和病株多样性的鉴定方面都将有新的突破。

三、肺炎衣原体的分子诊断

肺炎衣原体是一种重要的人兽共患病原体，只有 TWAR 一个血清型。CPN 感染主要引起人的非典型肺炎、支气管炎、咽炎和鼻窦炎等，同时 CPN 与冠心病、动脉粥样硬化等慢性病的发生密切相关，也是艾滋病、白血病等继发感染的重要病原菌之一。CPN 感染遍及全球，包括美国、日本、匈牙利等在内的许多国家，人群 CPN 抗体阳性者超过全国人口的一半以上，由于大部分感染者无临床症状或症状不明显，病原体在体内的持续存在和感染的反复迁延，造成人体多系统、多器官的慢性病理损害，因此，CPN 早期快速诊断愈来愈受到人们的重视。

（一）基因组特征

CPN 电镜下呈梨形，原体中无质粒 DNA，只有一个血清型 TWAR。TWAR 株与 CPS、CT 的 DNA 同源性<10%，且不同来源的 TWAR 株都具有 94% 以上的 DNA 同源性，外膜蛋白顺序分析完全相同，98kDa 蛋白为特异性抗原，其限制性内切酶的图谱也相同。

CPN AR-39 株的基因组全长 1 229 858 bp，G+C 含量为 40.6%，另有一个 4 524 bp 的单链 DNA 前噬菌体，推测有 1110 个蛋白编码基因，35 个 tRNA 基因。CWL-029 株和 J138 株均没有发现前噬菌体的存在，AR-39 株前噬菌体属单链 DNA 微病毒科的成员，与

CPS 的前噬菌体 Chpl 具有 49% 的核苷酸同源性。

CPN J138 株的基因组全长 1 226 565 bp，G+C 含量为 40.7%，没有质粒、前噬菌体和转座子样序列存在，有 1 072 个蛋白编码基因。

CPN 基因组存在 21 个 PMP 基因，1 个 III 型蛋白分泌物基因，3 个丝氨酸/苏氨酸蛋白激酶基因，2 个磷脂酶-D 样蛋白基因。CT 和 CPN 都有自己的种特异性基因，但 Cp 的种特异性基因多于 CT。

（二）分子诊断方法

各 PCR 方法所用的引物序列和临床标本种类不尽相同，多以 463bp 的 16S rRNA、MOMP 基因或 Pst I 酶切 474 bp 核酸片段为靶基因序列。可采用常规 PCR、多重 PCR、巢式 PCR、实时荧光定量 PCR、逆转录 PCR 等方法检测 CPN DNA。

（三）临床意义

肺炎衣原体的分离培养非常困难，一般不用于临床诊断，目前 CPN 的诊断通常采用血清学方法和分子诊断方法。微量免疫荧光法（MIF）是较为灵敏和特异的诊断方法，但是它受限于抗体的滴度高低，延迟了诊断的时间。与传统方法相比，PCR 法具有快速、灵敏和特异的特点。除了适用于难以分离培养的标本的诊断，PCR 法还可对无感染力的网状体和无活性的原体做出检测。同时，PCR 法具有高度敏感性，可检测出极低含量的 CPN 感染，甚至有研究证实，引物 CpA-CpB 可检测到 0.0051FU 的肺炎衣原体。可见，PCR 技术作为一种敏感和特异的诊断方法，在临床应用中发挥着重要的作用。

第三节　支原体感染性疾病分子诊断

支原体（Mycoplasma）是一大类大小介于细菌和病毒之间的原核细胞型微生物。引起人类疾病的支原体主要有肺炎支原体（M. pneumomae）、生殖器支原体（M. genitalium）和解脲支原体（U. urealyticum）等。随着城市化的发展，人们群居机会增多，支原体感染的发病率逐年上升，严重危害着人类的健康，因此，支原体感染的早期快速诊断有重要的临床意义。

一、肺炎支原体的分子诊断

肺炎支原体是引起人类原发性非典型肺炎的主要病菌。它主要侵袭人类呼吸系统，引起支原体肺炎，易感人群多为小孩和老年人，它的发病率占所有社区获得性肺炎的 10% ~ 40%。它还可以引起其他系统的疾病，如脑膜炎、脑干炎和心肌炎等。

（一）基因组特征

肺炎支原体基因组为单一双股环状 DNA 分子。目前 Gene Bank 数据库收录了 3 株肺炎支原体全长基因组序列即 M129（NC000912）、M309（APO12303）和 FH（CP002077），它们序列高度相似。以 M129 株为例，它的基因组全长 816 394 bp，G+C 含量为 40%，含有 688 个 ORF 和 42 个 RNA 编码基因。基因组编码的 688 蛋白包括参与细菌能量代谢和物质转运的蛋白、细胞骨架蛋白、DNA 复制、转录和翻译所需的酶及细菌毒性因子等。

支原体 16S rRNA 基因由保守序列和多变序列间隔排列组成，保守序列可作为属特异性标记，而多变序列作为种特异性标记。不同种支原体 16S rRNA 基因具有非常高的同源性，如肺炎支原体与生殖器支原体的 16S rRNA 序列同源性达到 98%。

（二）分子诊断方法

目前，肺炎支原体的分子诊断方法主要有常规 PCR、巢式 PCR、荧光定量 PCR、多重 PCR 等。

1. 常规 PCR

PCR 检测肺炎支原体常用靶基因为 16S rRNA、16－23S 的内间隔转录区（ITS）、23SrRNA 的 5′末端及 P1 基因。

2. 巢式 PCR

巢式 PCR 检测肺炎支原体的靶基因与普通 PCR 相同。PCR 引物设计时在靶基因区设计 2 对引物即内侧引物和外侧引物。首先，用外侧引物进行第一次 PCR 扩增，然后取第一次 PCR 扩增产物为模板，以内侧引物进行第 2 次 PCR 扩增，这样不仅能够提高检测的灵敏度，还提高检测的特异性。有研究表明，巢式 PCR 的敏感度是普通 PCR 的 23 倍，扩增抑制物引起的假阴性率比普通 PCR 低 2 倍。

3. 实时荧光定量 PCR

用于检测肺炎支原体的 RT-qPCR 主要为探针法，常以肺炎支原体的 ATPase 操纵子基因、P1 黏附素基因、RepMpl 和 CARDS 基因为靶点设计引物和探针。

多重实时荧光定量 PCR 是在同一体系中加入多种支原体特异性引物或其他病原体特异性引物，同时扩增多个产物，能够检测多种支原体或者其他病原体感染。

4. 其他方法

实验室用于检测肺炎支原体的其他方法包括核酸杂交、PCR-ELISA、PCR-RFLP 和 PCR-SSCP 等。

(三) 临床意义

实验室检测肺炎支原体的常规方法为分离培养和免疫学方法，但分离培养的阳性率很低；肺炎支原体抗原与其他支原体或病原体之间存在共同抗原，容易引起交叉反应，导致检测的假阳性率增加；相比之下，PCR 方法所需要的标本量低，检测快速，操作简单，特异性高和灵敏度高，能够早期快速的检测肺炎支原体的感染，同时还能够进行监测治疗效果和耐药基因分析，对肺炎支原体感染的诊断治疗有着重要的临床意义。

二、解脲支原体的分子诊断

解脲支原体主要引起人类非淋菌性尿道炎，有 30%～40% 的非淋球菌尿道炎由解脲支原体所致，还可以引起前列腺炎、附睾炎或不育等，是常见的性传播病原菌之一。

(一) 基因组特征

解脲支原体有 14 个血清型，它们的基因组的大小在 0.75～0.78Mbp，G+C 含量平均在 25.5%，平均含有 608 个 ORF；所有血清型都含有 2 个 rRNA 操纵子和 tRNA 编码基因；14 个血清型共编码 971 个基因，其中有 523 个基因高度保守，246 个基因只存在一个血清型中。基因组平均编码的 201 蛋白包括参与细菌能量代谢和物质转运的蛋白、细胞骨架蛋白、DNA 复制、转录和翻译所需的酶及细菌毒性因子等。

与肺炎支原体相似，14 个血清型解脲支原体的 16S rRNA 具有高度的保守性，它们之间的最大的变异为 0.97%现已知，16S rRNA 基因序列中含编码尿素酶、MB 抗原基因和 16～23S rRNA 间隔区。它们之间 16～23S rRNA 间隔区的基因变异为 4.5%，尿素酶基因和邻接间隔区变异为 6.2%～24.4%，MB 基因的 5′非编码区的基因变异为 26.0%，MB 基因上游的基因变异为 41.0%。MB 基因编码具有毒性的膜蛋白，是具有种特异性，包含血清特异的和交叉反应的抗原决簇。

(二) 分子诊断方法

解脲支原体的分子诊断方法，与肺炎支原体的方法相似，也主要包括常规 PCR、巢式 PCR、荧光定量 PCR、多重 PCR、核酸杂交等。

1. PCR 技术

尿素酶是解脲支原体区分其他支原体的主要标志物之一，PCR 常以尿素酶基因为靶基因设计引物。如以尿素酶上游引物（5'-CAATCTGCTCG TGAAGTATTAC-3'）和下游引物（5'-ACGACGT CCATAAGCAACT-3），常规 PCR 分别检测女性和男性尿道标本的解脲支原体，对女性标本的检测灵敏度和特异性分别为 94% 和 98%，对男性标本的检测灵敏度和特异性分别为 64% 和 99%。MB 基因是另一个常用的靶基因，由于不同血清型的 MB 基因 5'端非编码区基因具有多态性，所以检测 MB 基因能够鉴定不同的血清型。此外，16S rRNA 基因也可以作为 PCR 扩增的靶基因。已经建立了多种的 PCR 检测方法，如常规 PCR、巢式 PCR 和实时荧光定量 PCR 等。

2. 核酸杂交技术

同 PCR 一样，核酸杂交也都是针对尿素酶基因、MB 基因和 16S rRNA 为靶基因设计探针，而且核酸杂交技术常同 PCR 技术结合使用。首先利用 PCR 扩增目的基因，然后用特异性探针同 PCR 产物进行杂交显色。PCR-核酸杂交技术不仅能够检测解脲支原体，而且还能够鉴定不同的解脲支原体血清型。目前，已经建立的核酸杂交方法有 PCR 一液相杂交法、反向斑点杂交和 PCR-微孔板杂交法等。

3. 其他方法

实验室用于检测解脲支原体的其他方法包括 PCR-RFLP、DNA 序列分析和 MLST 分型技术等。如利用 DNA 序列分析或者 MLST 分型技术可以对解脲支原体进行分型；利用 DNA 序列分析检测解脲支原体的一些耐药基因是否突变。

（三）临床意义

实验室检测解脲支原体的标准方法是分离培养。由于解脲支原体培养要求高，耗时，并且容易受到污染，不能够做到简单快速诊断，而 PCR 方法所需要的标本量低，检测快速，操作简单，特异性高和灵敏度高，能够早期快速的检测解脲支原体的感染，同时还能够进行监测治疗效果和耐药基因分析，对解脲支原体感染的诊断治疗有着重要的临床意义。

第四节　立克次体感染性疾病分子诊断

立克次体（RiCkettsia）是一类非常复杂的胞内寄生的微生物，大多是人畜共患病原体，所引起的人类疾病主要有流行性斑疹伤寒（普氏立克次体）、落基山斑点热（立氏立克次体）、地中海斑点热（康氏立克次体）、鼠型斑疹伤寒（斑疹伤寒立克次体）和至少10种近20年新发现的立克次体病。立克次体病是世界分布最广的人兽共患病之一，不同种属的立克次体的发病率和致死率有很大不同。流行病学报道不同类型立克次病的致死率：立克次痘疹为0，流行性斑疹伤寒约为10%，恙虫病为1%~35%，Q热约为1%，而复杂性Q热增加到30%~60%，因此，对于立克次体感染的早期诊断有非常重要的临床意义。

实验室鉴定立克次体的方法包括立克次体分离培养鉴定、免疫组织化学染色、血清学方法及分子诊断方法。分离培养是最基础的诊断立克次体的方法，但是其整个检测过程时间长，而且敏感性低；免疫组织化学染色如免疫荧光法等检测标本中立克次体相关抗原，和血清学方法检测立克次体感染者血清中的立克次体特异性抗体或交叉抗体，它们具有很高的特异性和敏感性，但是它们不能够在种属水平上区分立克次体感染。分子诊断方法具有很高的敏感性和特异性，能够快速地鉴定不同种属的立克次体，已经成为临床快速诊断立克次体感染的主要方法。

一、基因组特征

NCBI数据库上明确登记的立克次体有31个，它们之间基因组的长度具有高度的多样性，范围为1.1~1.5Mb，由900~1 500个基因组成，其中704蛋白编码基因和39非编码RNA是共有的。目前常用于实验室诊断的设计引物和探针的基因包括16SrRNlA、编码立克次体代谢酶的基因（如gltA，lpxD等）、编码膜表面蛋白的基因（如ompA，ompB等）、编码RNA转录相关的基因（如pcnp等）以及一些预测基因（RCO338，RAF-pORF7267等）。

二、标本采集及分子诊断方法

（一）标本采集

当人体被宿主动物叮咬后，立克次体经伤口进入人体，一般经过1~3天伤口处形成焦痂，然后1周后出现发热等临床症状，再经过3~8天出现皮疹，到第14天左右体内立克次体被清除干净，因此，立克次体标本采集的窗口在焦痂形成时至立克次体被清除干净这段期间，为2~3周。采集的标本包括焦痂、血清和皮肤组织。标本采集后利用商品化的核酸提取试剂盒进行提取。

（二）分子诊断方法

目前常用的分子诊断方法包括 PCR、RELP 和多位点序列分型（MLST）。

1. PCR

实验室常利用 16S rRNA 基因作为扩增靶点巢式 PCR 技术检测立克次体属，利用柠檬酸合成酶基因（glyA）作为靶点对斑疹伤寒立克次体进行检测，利用 ompA 基因作为靶点鉴定不同的斑疹伤寒立克次体的亚型。常规的巢式 PCR 技术的检测下限达到 1~10 个拷贝，具有很高的的灵敏度，但是在第 2 次 PCR 的过程中，容易受到污染，因此存在一定程度的假阳性。自杀 PCR（suicide PCR）是一种改进的巢式 PCR 技术，它不用设阳性对照，每对引物只使用 1 次，避免了可能污染造成的假阳性，提高了检测的特异性。自杀 PCR 引物设计选用立克次体基因组上一些保守的基因片段如 Ipx、git 和 rec 基因等。实时荧光定量 PCR 不仅能够用于定性，还能够定量，已经广泛地用于临床检验中。在立克次体的诊断方面，除了根据常用的 gltA、ompA、ompB 等高度保守基因序列设计引物和探针来检测多种斑点热群立克次体外，还有一些新的基因用于立克次体的实时荧光定量 PCR 诊断如 RCO0338 基因（斑点热群立克次体）、RP278 基因（斑疹伤寒群立克次体）和 23SrRNA（澳大利亚立克次体）等。实时荧光定量 PCR 技术的灵敏度和特异性都非常高，不仅能够用于立克次体的诊断，还可以用于治疗效果的监测。

2. RELP

是指基因型之间限制性片段长度的差异，这种差异是由限制性酶切位点上碱基的插入、缺失、重排或点突变所引起的，常与结合 PCR 技术（PCR-RELP）一起使用，用于区分不同种的立克次体。目前，常以 gltA 基因和编码 190 kDa 蛋白的基因作为扩增靶区，选择 3 对引物（gltA 基因一对 RpCS. 877p/RpCS. 1258n，190 kDa 蛋白基因 2 对 Rr190. 70p/Rr190.602n 和 Rr190.4442p/Rr190.5664n）进行 PCR 扩增，然后利用 Pstl 和 Rsal 限制性内切酶进行酶切消化，最后琼脂糖凝胶电泳分析鉴定。PCR-RELP 方法的缺点是操作繁琐不适合自动化和大量样本的检测，随着 DNA 测序技术的进步，已经很少使用。

3. 多位点序列分型（MLST）

是一种基于高通量核酸序列测定和成熟的群体遗传学相结合的分型方法。它的原理是利用 PCR 和高通量核酸测序技术对细菌的多个管家基因进行测序，然后利用现代的生物信息学工具分析管家基因的等位基因突变来对病原菌进行分型和鉴定。MLST 分型技术操作简单，结果能快速得到并且便于不同实验室的比较，已经越来越多地被作为能进行国际菌株比较的常用方法，还能够用于耐药株及引起疾病的变异株的流行病学分析，进行生物进化和种群结构的研究等。

MLST分型技术已经被应用于41种细菌、4种病原真菌、噬菌体、伯氏疏螺旋体和质粒的分型鉴定中。MLST分型技术需要MLST数据库的支持，常用的MLST数据库有两个：帝国学院和牛津大学的MLST数据库。将测序得到的管家基因的序列提交到以上数据库中进行搜索，就能获得相对应的细菌基因分型。

三、临床意义

传统的培养和血清学方法都很难做到快速准确的诊断，而分子诊断方法具有高敏感性和高特异性、操作简单等优点，它不仅能够快速诊断立克次体，而且能够对立克次体进行精确的分型和对治疗效果的检测，已经逐渐被用于临床。随着分子诊断技术的飞速发展和标准化的分子诊断方法的建立，相信将来分子诊断方法将在立克次体的诊断和鉴定中大放光彩。

第五节　寄生虫感染性疾病分子诊断

医学寄生虫包括医学蠕虫、医学原虫和医学节肢动物三大类，少数虫种可以引起严重的寄生虫病。我国已发现寄生虫几百种，其中常见引起寄生虫病的寄生虫有钩虫、血吸虫、丝虫、疟原虫、阿米巴原虫和弓形虫等。寄生虫病仍然是我国一个严重的公共卫生问题。

目前，对寄生虫病的诊断仍存在一定的误诊和漏诊情况，传统检验方法如病原检查即利用显微镜在血液或者粪便标本中寻找寄生虫或虫卵，它的检出率很低，容易造成漏诊。近些年，发展起来的分子诊断方法具有快速、操作简单、灵敏度高、特异性强等优点，可为临床寄生虫病的诊断和防治提供可靠依据。

一、医学蠕虫的分子诊断及其临床意义

寄生于人体与医学有关的蠕虫称为医学蠕虫。它们寄生在人体的消化道、胆道、肝、脑、肺等组织器官，引起人类蠕虫病。

（一）钩虫

钩虫主要寄生于人小肠，引起以贫血为主要表现的钩虫病。

犬钩虫的雌性体细胞染色体数为 12 条，雄性体细胞染色体数为 11 条，基因组大小为 347±1.2Mb，G+C 含量为 43.2%。其线粒体 DNA 为双链环状，长度为 13 717bp，含有 12 个开放读码框、22 个 tRNA 基因和 2 个 rRNA 基因。分子诊断钩虫的主要靶基因包括 cAMP 依赖蛋白激酶基因、核糖体 DNA 内间隔转录区（ITS）基因、线粒体基因和细胞色素 C 亚家族 1 基因（COX1 基因）等。

目前分子诊断钩虫的方法主要有 PCR、巢式 PCR、定量 PCR、AFLP、RAPD、PCR-RFLP 等。如利用特异性引物扩增 COX1 基因，能够从钩虫虫卵、幼虫和成虫的 DNA 标本中扩增到 585bp 长度的 DNA 片段，具有很高的敏感度和特异性。

分子诊断方法与传统的病原体检测方法比较，需要的标本少，特异性和敏感度高，能够有效地提高钩虫的检出率，在钩虫病的诊断和防治方面具有十分重要的意义。

（二）丝虫

人体感染丝虫后，主要引起淋巴丝虫病。以马来布鲁线虫体丝虫为例，其染色体 DNA 为二倍体，细胞染色体为 10 条，基因组大小约为 90Mb，G+C 含量为 30.5%，约含 11 500 个蛋白编码基因。分子诊断丝虫的主要靶基因包括核糖体 DNA 内间隔转录区（ITS）基因、18S、5.8S 和主要精子蛋白域（MSP）等。

检测丝虫最常用的分子诊断方法为巢式 PCR 技术。是以 18S-ITS1-5.8S rD-NA 基因为靶基因设计 2 对巢式 PCR 引物（UNI-IR/FIL-1F 和 FIL-2F/FIL-2R），利用巢式 PCR 技术扩增，能够同时诊断旋盘尾丝虫（344 bp）、常现曼森线虫（312 bp）、欧氏曼森线虫（305 bp）、班氏吴策线虫（301 bp）和罗阿线虫（286 bp）的感染。此外，检测丝虫的分子诊断方法还有 PCR-RFLP 和核酸杂交技术等。

丝虫病的传统检测方法是显微镜镜检，即从患者的外周血液、乳糜尿和抽出液或活检物中找微丝蚴和成虫。如果检验医生经验不足、标本采血的时间不正确或位置不当或者血中微丝蚴或成虫的密度很低等，都会影响显微镜镜检的阳性检出率，容易引起丝虫病漏诊；PCR 法的灵敏度和特异性都较高，不需要新鲜的血标本，检测结果不受丝虫年龄大小和早期感染的影响，可以 24h 应用，能对早期感染进行确诊，因此，其在丝虫病的诊断上具有重要的临床意义。

（三）血吸虫

成虫寄生于人和多种哺乳动物的静脉血管内，可引起血吸虫病。目前发现寄生于人体的血吸虫有六种：日本血吸虫（S. japonicum）、间插血吸虫（s. intercalatum）、曼氏血吸虫（S. mansoni）、埃及血吸虫（s. haematobium）、湄公血吸虫（s. mekongi）和马来血吸虫（S. malayensis）。在我国流行主要是日本血吸虫。日本血吸虫引起的血吸虫病包括急性血吸虫病、慢性血吸虫病、晚期血吸虫病和异位血吸虫病，严重地影响了人类的健康。

日本血吸虫为二倍体，有 8 条染色体，其中 7 条常染色体和 1 条性染色体。它的基因组大小为 369.04 Mb，G+C 含量为 34.1%，含 13 469 个蛋白编码基因，占基因组的 4%；基因组含有 657 个不同的重复序列家族，其中逆转录转座子如 sjRl、SjR2 和 SjCHGCS19 基因是 PCR 检测的常用靶基因。其线粒体 DNA 为双链环状，长度为 14 85 bp，编码 12 个蛋白，2 个 rRNA 和 22 个 iRNA 基因，其电 NADH1 基因为常用检测基因。

日本血吸虫的分子诊断方法包括常规 PCR、巢式 PCR、LAMP 和 FQ-PCR 等。文献报道，应用 sjR2 基因设计的巢式 PCR 方法扩增最低 DNA 量约为 1.1 个虫卵 DNA 的量，而应用 sjCHGCS19 基因设计的巢式 PCR 方法检测下限能够达到 2.2 DNA 拷贝，其诊断日本血吸虫的灵敏度和特异性分别为 97.67% 和 96.07%；LAMP 具有简单、快速、特异性强的特点。

日本血吸虫的传统检测方法是显微镜镜检，即从患者的粪便中找虫卵，它的灵敏度低，容易引起漏诊；免疫学方法的敏感性也低，而且还容易出现假阳性或与其他血吸虫产生交叉反应；PCR 法的灵敏度和特异性高，不仅能够检测粪便标本，还能够检测血液标本，不仅能够早期诊断血吸虫病，还能够对药物治疗进行监测，因此，其在日本血吸虫的诊断上具有重要的临床意义。

二、医学原虫的分子诊断及其临床意义

医学原虫分布广泛，约 40 余种，其中有些种类如疟原虫、阿米巴原虫、阴道毛滴虫和弓形虫等感染人类引起寄生虫病，严重危害人类的健康和生活质量。

（一）疟原虫（plasmodium）

寄生于人体的疟原虫共有 4 种：恶性疟原虫、间日疟原虫、三日疟原虫和卵形疟原虫，它们感染人类引起人体疟疾。疟疾是世界 6 大热带病之一，全球约有超过 2 亿的人感染疟疾，引起的死亡人数超过 100 万。因此，疟疾是一个严重危害人类生命健康的公共卫生问题。

疟原虫繁殖分为无性和有性两个阶段，在蚊子体内为有性繁殖阶段，其基因组为二倍体，在人或动物体内为无性繁殖阶段，其基因组为单倍体。目前疟原虫基因组序列分析多来源于单倍体 DNA。疟原虫的 DNA 主要有三种形式：染色体 DNA、质体 DNA 和线粒体

DNA。以恶性疟原虫为例，有 14 条染色体，长度范围 0.64～3.29Mb，平均 G+C 含量约为 19.5%，基因组含有 5509 个基因、107 个假基因、24 个 rRNA 基因和 45 个 tRNA 基因，共编码 5334 个蛋白；线粒体 DNA 长度为 5967 bp，G+C 含量为 31.6%，含 3 个基因，编码 3 个蛋白：细胞色素氧化酶Ⅰ、细胞色素氧化酶Ⅲ和细胞色素 b（Cyt-b）。18S rRNA 是最常用的分子诊断疟原虫的靶基因，它由高度保守区和相对固定的可变区组成，针对保守区设计引物或探针可以检测所有种属的疟原虫，而针对可变区设计引物或探针可以鉴定不同种属的疟原虫感染。

目前检测疟原虫的分子诊断方法包括巢式 PCR、FQ-PCR 和核酸杂交技术。巢式 PCR 常以 18S rRNA 基因为靶基因，在其保守区设计属特异引物为巢式 PCR 引物，在可变区设计 4 对种特异性引物用于鉴定 4 种疟原虫。首先利用巢式 PCR 引物对血液标本进行扩增，然后取阳性标本用 4 对种特异性 PCR 引物进行种的鉴定。它的灵敏度很高，检测下限能够达到低于 5 个疟原虫/μl。另外，疟原虫线粒体 Cyt-b 基因也可以作为检测疟原虫的靶基因，它同时能够检测唾液和尿标本，灵敏度比镜检法要高。FQ-PCR 是另一种常用的检测方法，包括 SYBR Green 染料法和种特异性 TaqMan 探针法。种特异性 TaqMan 探针法以 18S rRNA 基因为模板，在保守区设计 PCR 引物，在保守区设计一个属特异性探针和可变区设计四个种特异性探针。首先以属特异性探针进行筛选，阳性者再用种特异性探针进行多重 PCR 检测和鉴定。它的灵敏度达到 1 拷贝/5μlDNA 量。

核酸杂交方法如斑点杂交，常与 PCR 技术结合来提高检测的灵敏度，主要也是针对 18S rRNA 基因设计属特异性探针和种特异性探针，对疟原虫进行定性和定量检测。

血涂片姬氏或瑞氏染色镜检法是诊断疟原虫的金标准，它受检验者业务水平和主观因素等因素影响，容易造成漏诊；免疫学方法的敏感性和特异性都较高，缺点是容易出现假阳性或与其他虫体产生交叉反应，不能鉴定疟原虫的种系；分子诊断方法除了灵敏度和特异性都较镜检法和免疫法高外，还具有其他方法不可比拟的优势，如能够快速鉴定疟原虫种类和疟原虫的混合感染、标本采集不受时间限制和标本的类型多样化，因此，分子诊断方法在疟原虫的诊断、治疗和防治方面都有着十分重要的意义。

（二）刚地弓形虫（toxoplasma gond Ⅱ）

是一种广泛寄生于人和动物的原虫，能引起人兽共患的弓形虫病。弓形虫是机会性致病原虫，正常人误食弓形虫卵囊、滋养体或包囊后常表现为隐性感染，在免疫功能低下的情况下会引起严重的疾病，如免疫抑制或免疫缺陷的患者感染弓形虫会引起中枢神经系统损害和全身播散型感染，弓形虫感染是艾滋病的主要并发症之一；此外，弓形虫还能够通过胎盘垂直传播，影响胎儿的发育，造成胎儿畸形、流产或者死亡，因此弓形虫检查对优生优育有着重要的意义，是孕妇产前筛查的主要项目之一。

刚地弓形虫的 DNA 主要有三种形式：染色体 DNA、质体 DNA 和线粒体 DNA。刚地弓形虫生活史过程中具有五种形态：即滋养体、包囊、裂殖体、配子体和卵囊，除了受精的大配子外，刚地弓形虫染色体 DNA 均为单倍体。刚地弓形虫的基因组长约 62.97 Mb，G+C 含量为 52.3%，含有 8155 个基因、6 个假基因和 162 个 tRNA 基因，共编码 7987 个蛋白，其中 B1 基因、P30（SAG2）和核糖体基因在刚地弓形虫种系中具有高度的保守性，是常用于检测刚地弓形虫的靶基因。B1 是一个功能未知的串联重复顺序的基因，在基因组中拥有 35 个拷贝；P30 基因只表达于弓形虫速殖体中，其编码速殖体表面蛋白，含量占总速殖体总蛋白的 5%；核糖体基因在弓形虫基因组中高度重复，含量大于 100 拷贝。还有一些阶段特定基因如 TgDPA、SAG1、ENO1，LDH2 和 BAG1 等用于鉴定处在不同生活史阶段的刚地弓形虫感染。

检测刚地弓形虫的分子诊断方法包括巢式 PCR、多重 PCR、多重 RT-PCR 和 multilocus PCR-RFLP 等。巢式 PCR 技术是最常用的方法，主要以被 Bl、P30 基因为靶基因。文献报道，基于 B1 基因的巢式 PCR 方法诊断刚地弓形虫的特异性达到 94%~97%。多重 PCR 技术就是在同一 PCR 反应体系中利用多个引物同时扩增刚地弓形虫的多个基因，它能够提高诊断的敏感性和特异性。multiloCus PCR-RFLP 技术主要以弓形虫 SAG1、SAG2、SAG3、BTUB、GRA6、C22-8、C29-2、L358、PK1 和 Apico 基因为靶基因，PCR-RFLP 方法鉴定刚地弓形虫的基因型。multilocus PCR-RFLP 技术不仅可以进行刚地弓形虫的诊断，还可以进行刚地弓形虫的分型，便于世界不同实验室的比较和用于耐药株及引起的疾病的变异株的流行病学分析，进行生物进化和种群结构的研究等。

由于刚地弓形虫寄生于细胞内，且无组织器官选择性，病原体检查比较困难，阳性率很低；目前，免疫学方法是临床实验室中最常用的方法，它具有较高的敏感性和特异性，但该方法受到患者血清中刚地弓形虫而关抗原特异性抗体的滴度影响，特别免疫功能不全的患者刚地弓形虫相关抗原特异性抗体的滴度很低，免疫学方法容易造成漏诊。分子诊断方法除了敏感性和特异性高外，还有其独有优势：标本取材方法如血液、尿液、脑脊液、胸水、腹水、羊水和组织标本等；能够对弓形虫进行分型；不受患者免疫状态的影响等，因此，分子诊断方法在刚地弓形虫的诊断中具有十分重要的意义。

（三）阴道毛滴虫（trichomonas vaginalis）

是一种常见的泌尿生殖道寄生虫，主要寄生于阴道、尿道和前列腺内，引起滴虫性阴道炎、尿道炎或前列腺炎。滴虫病主要以性传播为主。滴虫呈世界性分布，感染率各地不同。

阴道毛滴虫以二分裂法繁殖，染色体数为 n=10、2n=20，基因组长约 178.35 Mb，G+C 含量为 32.8%，含有 60 815 个基因、668 个 rRNA 基因和 468 个 tRNA 基因，共编码约 59 679 个蛋白；阴道毛滴虫为厌氧性寄生虫，胞质中不含线粒体，因此没有线粒体基因组。β 微管蛋白基因、半胱氨酸蛋白酶 4（CP4）基因、2 000bp 重复 DNA 片段和核糖体基因（5.8SrRNA、18SrRNA 和 28SrRNA）等是常用于检测阴道毛滴虫的靶基因。β 微管蛋白基因编码 β 微管蛋白，它是阴道毛滴虫细胞骨架的主要成分；半胱氨酸蛋白酶 4 是阴道毛滴虫分泌的毒性蛋白，它诱导阴道上皮细胞凋亡；2 000bp 重复 DNA 片段是在阴道毛滴虫上克隆的具有特异性的重复 DNA 序列。

目前检测阴道毛滴虫的分子诊断方法包括常规 PCR、PCR-ELISA、FQ-PCR 和核酸杂交技术等。文献报道，基于 β 微管蛋白基因的引物常规 PCR 诊断阴道毛滴虫的敏感性和特异性达 98% 和 100%。PCR-ELISA 是常规 PCR 结合 ELISA 技术的诊断方法，它能够有效提高常规 PCR 诊断的灵敏度。可利用地高辛标记的 PCR-ELISA 方法诊断尿标本的阴道毛滴虫，Taqman 探针法是 FQ-PCR 的一种，它具有很高敏感性，能够对阴道毛滴虫进行定性和定量分析。

生理盐水涂片法是临床上应用最为广泛的方法，其操作简单快速，适合门诊和普查，但是它的灵敏度只有 60%；培养法是诊断滴虫病的金标准，它灵敏度达到 90%，但是它培养要求高，并且操作耗时；分子诊断方法的敏感性和特异性高，标本取材多样包括白带、尿液、宫颈刮片和前列腺液等，将是临床诊断、高危人群筛查及流行病学调查经济而高效的手段。

第六节 未知病原体感染性疾病分子诊断

新发传染病是人类面临的一个重要威胁，人口的增长、迅速的城市化、自然生态环境的改变、人和野生动物接触的机会增加、经济的全球化、跨国旅行人口数量的激增、跨国旅行速度的加快以及抗生素的滥用等大大增加了新发传染病的风险。被发现的新病原体已有几十种，其中重要的有艾滋病病毒、埃博拉病毒、马尔堡病毒、SARS 病毒和禽流感病毒等。新型疾病正以前所未有的速度（平均每年新增 1 种）出现，并跨越国境在全世界传播。

新发传染病由于没有分析检测和诊断治疗手段，加之人群普遍缺乏免疫力，易造成重大社会影响。有些新发传染病可能造成重大的人员伤亡，严重影响社会稳定和经济发展。

因此必须加强新发传染病的防控，尤其是提高对未知病原体的检测能力。

针对新发传染病病原体的快速鉴定，在最短的时间内获取病原体的信息，对于有效控制突发生物危害事件具有重要的指导意义。

一、标本的选择与运送

不同病原体由于其组织嗜性不同，因而分布在人体的组织器官也不同。但多数病原体在感染早期均会产生菌血症或病毒血症，血液样品被认为是最易获得的、最佳未知病原体检测的样本。此外，粪便、痰液、脑脊液、呼吸道灌洗液、疱疹液和组织标本等均可用作未知病原体鉴定的临床标本。

所有标本-70℃保存，并在4~8℃条件下运输，运输时要3层包装。对传染性较强的标本，运送人员按照生物安全要求，做好个人防护。

二、分子诊断方法

在发生不明原因疫情时，特别是国内外均没有报道的新发传染病，分离病原性微生物十分困难。原因可能有：现有的培养技术和方法不适合，病原体的数量过少，病原体处于非可培养的状态。因此，应该尽量选择最先进的技术和方法，如最先进的分子诊断技术，为疫情的诊断提供帮助。

目前对于不明原因传染病病原体的筛查鉴定，国际上有基因芯片技术、cDNA文库筛选、高通量测序技术、随机PCR扩增方法、非序列依赖的单引物扩增技术、代表性差异分析技术和指数富集的配体系统进化等方法。

（一）基因芯片技术

芯片上可以集中多达上千种探针信息，因此可一次性对大量目标病原体进行检测，具有高灵敏度、高通量、高度平行性、高度自动化和快速等特点，因此，可用于未知病原体的筛查和鉴定。

（二）cDNA文库筛选

以特定的组织或细胞mRNA为模板，逆转录，形成的cDNA与适当的载体（常用噬菌体或质粒载体）连接后转化受体菌形成重组DNA克隆群，这样包含着细胞全部mRNA信息的cDNA克隆集合。它在理论上代表了生物体某一发育阶段的所有可表达的遗传信息，有利于未知病原体的筛选。

（三）高通量测序技术

由于未知病原体的核酸序列不清楚，因此无法采用 PCR 技术进行扩增和测序。随着高通量检测技术和数据分析处理技术的相继出现，使得同时检测和鉴别多种病原体成为可能，为传染病的快速诊断提供了全新的技术手段。近年来的几次新发突发疫情中，高通量病原体分子诊断技术在病原体诊断和致病机制研究中均发挥了不可替代的作用，也证明了其重要的应用价值和广阔的应用前景。

（四）随机 PCR 扩增方法

在合成随机引物时加上一个相同的接头（adaptor），这个接头含有一个限制性的酶切位点，以便于随后产生的片段克隆进载体，然后对插入序列测序并进行 BLAST 比对即可初步获得未知病毒的种系来源信息。本研究方法的优点在于其检测的范围较广，不仅能对已知的病毒做出鉴定，而且可对未知的病毒进行探索。既可以检测未明的 DNA 病毒，又可以检测未明的 RNA 病毒。尽管该方法可直接应用于临床标本的检测，但因需要进行大规模测序，成本较高，因此并不十分适合大量临床标本的筛查鉴定。在实际应用中，本法应与多重 PCR、基因芯片技术等病原体高通量筛选技术联合应用，在排除了常见已知病原体感染的基础上再使用本方法，可有效提高检测效率，降低未知病原体的探索成本。

（五）非序列依赖的单引物扩增技术（SIS-PA）

选用识别 4 个碱基的酶切割基因组 DNA，然后在双链核酸片段的两端连接上一个相同序列的接头，这个接头可作为随后 PCR 反应的引物，即对未知序列进行单引物扩增。通过将这些产物克隆即可进行测序。SISPA 有很多的衍生方法，主要是通过对引物进行修饰如引入酶切位点、单链接头、平端或者黏性末端；或者是未知的病原体核酸通过不同的酶进行切割，所得片段的两端引入不同的接头以提高扩增的特异性。SISPA 技术在测定未知病毒基因序列方面虽然取得了一定效果，但其操作程序繁琐复杂，还需要技能精湛、知识面广的技术专家，这些要求大大限制了其推广。

（六）代表性差异分析技术（RDA）

RDA 是利用特异性引物在消减杂交的基础上引入 PCR 技术扩增的动力学富集过程，使得差异表达核酸片段通过指数扩增的方式被富集，使差异产物具有较高的特异性，进一步分析以发现未知病原体的核酸序列。RDA 方法以其较高的富集效率和特异性特点，在克隆、鉴定不同发育阶段，不同周期时相，药物、细胞因子或病原体诱导前后组织细胞差异表达的基因等研究领域也已得到广泛的应用。

（七）指数富集的配体系统进化（SELEX）

SELEX 技术首先是人工合成一个大容量的随机寡核苷酸文库，这种随机性决定了库中每条链自然形成的空间结构的多样性，也决定了核苷酸文库中潜在地存在着能与各种蛋白质和低分子靶分子具有亲和力的核酸适体。在一定的液相环境中，适体可折叠形成不同的三维空间结构，如发夹（hairpin）、假结（pseudoknot）、G-四分体（G-quartet）等，然后与靶分子识别和结合。理论上每个文库在适宜条件下，都会有一定数量的特定序列与靶分子以高亲和力结合。将结合序列与大量未结合序列通过一定方法分开后，再以 PCR 方式扩增结合序列从而得到富集后的次级文库，经反复结合、分离和扩增步骤，最终可实现与靶分子特异性结合序列的指数级富集，富集文库再经克隆测序后可得到明确序列的适体。核苷酸文库信息量越大，越有利于筛选鉴定出未知病原体的核酸。

总之，利用先进分子诊断技术鉴定未知病原体主要涉及两个步骤即筛选和扩增。先通过筛选剔除宿主细胞的背景核酸，再通过扩增手段获得未知病原体的核酸信息，或者先利用扩增手段放大未知病原体的核苷酸信息，再采用相应的筛选方法剔除宿主细胞的背景核酸，从而获得未知病原体核酸的信息，最终就可鉴定出新发传染病的病原。

三、临床意义

当不明原因的新发传染病暴发流行时，对传染源及时发现、有效鉴别、快速诊断和提出预警，是现代传染病防治体系的必要保证，也是公共卫生应急诊断的前沿技术。研究快速诊断方法，不仅要敏感、特异，还要全面快速，为此建立各种传染病病原体的菌种库、毒种库和血清库，同时建立起相应的基因信息库，开展相关传染病的分子流行病学研究，这对诊断与鉴别新发、输入、变异以及未知病原体有着十分重要的意义。这样才能快速正确地对不明原因的新发病原体做出正确诊断，并根据变异与基因毒力进行风险评估与预警，为政府部门提供决策依据，及时采取有效的预防与控制措施。

为了应对可能出现的原因不明的新发传染病的暴发，有必要建立未知病毒、细菌等病原体的快速基因鉴定体系。首先，以已知病原体及临床样本为对象，通过对其随机扩增、产物的分子克隆、筛选、测序及生物信息学比对等，验证未知病毒快速基因鉴定体系的可行性和准确性。其次，将该体系用于临床样本的检测，评价其敏感性、特异性和可行性。第三，建立相关哨点医院，对不明原因的传染性疾病样本，尤其是人兽共患疾病的样本，进行病原体的实验室检测与确认。只有这样才能有效防控新发传染病的疫情。

参考文献

[1] 孙艳霞，韩东，曲柳静. 现代医学检验技术进展 ［M］. 青岛：中国海洋大学出版社，2021. 12.

[2] 郭梦凡. 现代医学检验技术与临床诊断 ［M］. 北京：中国纺织出版社，2021. 08.

[3] 毛玲，杨雪芳，薛爱玲. 现代微生物检验技术 ［M］. 北京：科学技术文献出版社，2021. 08.

[4] 郭振华，杨录波，邹林. 现代医学检验诊断与临床应用 ［M］. 开封：河南大学出版社，2021. 12.

[5] 康维钧，毋福海，孙成均. 现代卫生化学第3版 ［M］. 北京：人民卫生出版社，2021. 03.

[6] 唐伟跃，潘志峰. 医用物理学第4版 ［M］. 北京：高等教育出版社，2021. 08.

[7] 秦静静. 现代医学检验技术 ［M］. 哈尔滨：黑龙江科学技术出版社，2020. 04.

[8] 王瑶. 现代医学检验技术新进展 ［M］. 哈尔滨：黑龙江科学技术出版社，2020. 01.

[9] 耿鑫金. 现代医学检验技术与临床应用 ［M］. 长春：吉林科学技术出版社，2020. 08.

[10] 梁淑慧. 现代医学检验技术与新进展 ［M］. 北京：科学技术文献出版社，2020. 05.

[11] 董瑞兰. 现代医学检验诊断技术 ［M］. 哈尔滨：黑龙江科学技术出版社，2020. 04.

[12] 马素莲. 临床检验与诊断 ［M］. 沈阳：沈阳出版社，2020. 07.

[13] 李明洁. 实用临床检验 ［M］. 沈阳：沈阳出版社，2020. 01.

[14] 曹文霞. 现代医学检验技术上 ［M］. 长春：吉林科学技术出版社，2019. 08.

[15] 安倍莹. 现代医学检验技术与临床应用 ［M］. 沈阳：沈阳出版社，2019. 01.

[16] 李金文等. 现代检验医学技术 ［M］. 长春：吉林科学技术出版社，2019. 08.

[17] 曹文霞. 现代医学检验技术下 ［M］. 长春：吉林科学技术出版社，2019.

[18] 王均梅. 现代医学检验技术与应用 ［M］. 北京：科学技术文献出版社，2019. 12.

[19] 袁成良. 现代医学检验技术与临床诊断 ［M］. 北京：科学技术文献出版社，2019. 08.

[20] 许新村. 现代检验医学与检验技术 ［M］. 北京：中国纺织出版社，2019. 07.

[21] 胡典明，张军. 现代实用临床检验医学 ［M］. 长春：吉林科学技术出版社，2019. 05.

[22] 佟威威. 医学检验的仪器与管理 ［M］. 长春：吉林科学技术出版社，2019. 05.

[23] 隋振国. 医学检验技术与临床应用 ［M］. 北京：中国纺织出版社，2019. 05.

[24] 曹毅等. 现代检验技术与应用 ［M］. 长春：吉林科学技术出版社，2019. 03.

[25] 赵秋梅. 现代医学检验学与临床应用 ［M］. 天津：天津科学技术出版社，2019. 04.

[26] 杨春霞. 临床检验技术 ［M］. 长春：吉林科学技术出版社，2019. 05.

[27] 别俊. 现代检验技术与应用 ［M］. 长春：吉林科学技术出版社，2019. 07.

[28] 樊代明. 整合医学 ［M］. 北京/西安：世界图书出版公司，2019. 03.

[29] 周璐. 检验学基础与应用 ［M］. 北京：科学技术文献出版社，2019. 06.

[30] 尚庆毅. 皮肤病与性病的检验诊断与临床 ［M］. 合肥：安徽科学技术出版社，2019. 04.

[31] 肖静，余道军，王新华. 现代医学检验技术 ［M］. 天津：天津科学技术出版社，2018. 01.

[32] 李林林. 现代医学检验技术与诊断基础 ［M］. 哈尔滨：黑龙江科学技术出版社，2018. 02.

[33] 张向晖. 现代检验医学技术与临床诊断 ［M］. 武汉：湖北科学技术出版社，2018. 02.

[34] 伦永志. 现代医学检验进展 ［M］. 厦门：厦门大学出版社，2018. 10.

[35] 王亚军，熊军，许敬钗. 临床医学检验技术分析 ［M］. 南昌：江西科学技术出版社，2018. 12.

[36] 徐燕等. 现代临床检验医学 ［M］. 北京：科学技术文献出版社，2018. 09.

[37] 孙巽华，董进郎，龙进. 现代药物学与医学检验 ［M］. 昆明：云南科技出版社，2018. 07.

[38] 殷立奎，刘建华，刘彩欣. 现代临床检验技术 ［M］. 江西科学技术出版社有限责任公司，2018. 08.

[39] 宋文刚. 医学免疫学第 2 版 ［M］. 南京：江苏科学技术出版社，2018. 07.

[40] 徐莉. 现代临床检验诊断技术 ［M］. 天津：天津科学技术出版社，2018. 09.

[41] 李梅. 现代检验学基础与临床 ［M］. 武汉：湖北科学技术出版社，2018. 01.

[42] 王波. 现代检验临床诊断应用 ［M］. 北京：科学技术文献出版社，2018. 04.

[43] 刘爱民等. 实用临床检验诊断学 ［M］. 长春：吉林科学技术出版社，2018. 03.